TRAITÉ

SUR

LE VICE SCROPHULEUX.

TRAITÉ

SUR

LE VICE SCROPHULEUX,

ET

SUR LES MALADIES QUI EN PROVIENNENT;

Précédé d'une discussion critique de quelques ouvrages qui ont quelque rapport avec ceux de l'Auteur.

PAR M. BAUMES,

Professeur de Pathologie et de Nosologie à l'Ecole de Médecine de Montpellier, et ci-devant Professeur de Médecine et de Clinique de l'Université de Médecine de Montpellier; ex-Président et Secrétaire perpétuel de la Société de Médecine-pratique de Montpellier; Associé des Sociétés de Médecine de Paris, Bordeaux, Marseille, Nancy; des Sociétés des Sciences ou Académiques de Montpellier, Dijon, Vaucluse, Gard; de la Société académique des Sciences, et de la Société galvanique de Paris, etc. etc.

SECONDE ÉDITION,

revue, corrigée et notablement augmentée.

A PARIS,

Chez MÉQUIGNON l'aîné, Libraire de l'Ecole et de la Société de Médecine, rue de l'Ecole de Médecine, n° 3.

L'Auteur, rue Montmartre, n° 102, en face de la rue du Croissant.

AN XIII — 1805.

A LA SOCIÉTÉ

DE MÉDECINE-PRATIQUE

DE MONTPELLIER.

MESSIEURS,

Une Société de Médecine, qui le dispute en
célébrité, et, ce qui est plus honorable pour
elle, en utilité, à tout ce que l'Europe éclai-
rée et savante possède en ce genre, méritoit
l'hommage que j'ai desiré lui faire.

Associé à ses travaux et en quelque sorte à
sa gloire, l'un de ses fondateurs, quelque temps
son chef, aujourd'hui son organe et le dépo-
sitaire de ses relations, je devois, plus que tout
autre peut-être, ambitionner de lui rendre un
témoignage public de considération et de dé-
vouement.

J'ai trouvé tout en vous, Messieurs; activité dans les travaux, franchise dans les communications, exemples et modèles dans le noble sacrifice que vous faites de votre temps au progrès de la Science et au lustre de la Société, je n'ai eu qu'un seul vœu à former, celui de me montrer toujours digne de votre choix et de l'estime dont vous m'avez toujours entouré.

Je suis avec considération,

Messieurs,

Votre dévoué serviteur et collègue,

BAUMES.

DISCOURS PRÉLIMINAIRE,

Contenant une analyse critique de quelques ouvrages qui ont quelque rapport avec ceux de l'Auteur.

L'OUVRAGE, dont je donne aujourd'hui une seconde édition, fut composé à l'occasion d'un programme publié par la Société royale de Médecine de Paris, en 1786, et conçu en ces termes :

Déterminer quelles sont les circonstances les plus favorables au développement du vice scrophuleux, et rechercher quels sont les moyens, soit diététiques, soit médicinaux, d'en retarder les progrès, d'en diminuer l'intensité, et de prévenir les maladies secondaires dont ce vice peut être la cause ?

La Société royale, dans sa séance publique du 12 février 1788, accorda le prix au Mémoire que j'avois envoyé au concours ; l'*accessit* fut décerné à M. Pujol, médecin français, et praticien de Castres. Un Mémoire du docteur Kortum, médecin allemand, reçut une mention honorable.

Etant sur le point de disputer, dans l'Université de Médecine de Montpellier, une chaire vacante par la mort de M. Sabatier,

et voulant me faire un titre des Mémoires
couronnés par diverses Académies et Sociétés
de Médecine, Mémoires qui étoient alors au
nombre de huit à dix, je fis imprimer mon
Traité sur le Vice scrophuleux, et il parut
sous le privilége de la Société royale de Médecine, avec un rapport fait à cette Société,
par MM. Coquereau et Caille, et dans lequel
on trouvoit ce passage :

« Le Public jouira plutôt de la lecture d'un
excellent ouvrage, dans lequel l'Auteur, en
réunissant les connoissances positives des
anciens à toutes celles que les modernes y ont
ajoutées par les progrès de l'anatomie, de la
chimie et de la médecine-pratique, en a su
déduire une théorie plus vraie du vice scrophuleux, et une méthode plus sûre d'en empêcher le développement et d'en accélérer la
guérison ».

L'ouvrage de M. Kortum, écrit en latin,
fut imprimé ensuite ; enfin, celui de M. Pujol
a paru dans le Recueil des œuvres diverses de
Médecine-pratique de ce médecin, imprimé à
Castres, tome III, an X — 1802.

Le travail de M. Pujol, publié sous le titre
d'*Essai sur le Vice scrophuleux*, est précédé
d'observations pour servir de préambule et
de supplément à cet Essai. Je ne releverai

point les erreurs de date qui s'y trouvent; mais je ferai observer que cet auteur, infidèle en ce qui concerne la question et le prix proposés par la Société royale de Médecine de Paris, sur le rachitis, est au moins inexact en ce qui concerne la manière dont je traite mon sujet. M. Pujol commençoit à être dans l'âge, et il donnoit dans la manie de certains vieillards, d'attacher une trop grande importance à leurs idées et aux fruits de leur expérience : aussi cet auteur, tout en faisant semblant de s'exagérer mon mérite, et en m'accordant des éloges extrêmement flatteurs, présente-t-il quelques-unes de mes opinions sous un jour peu favorable et le moins vrai; ce qui est un plus grand mal.

Selon M. Pujol, en reconnoissant un vice scrophuleux de son genre propre (*sui generis*), je ne suis pas de l'opinion de ceux qui attribuent une propriété essentiellement acide à ce qu'on appelle *âcre* ou *virus scrophuleux*; tandis que toute ma doctrine éthiologique, adoptée ultérieurement par le professeur Hufeland, par le docteur Salmade, &c., tend à établir l'existence d'un phosphate de chaux avec excès d'acide : aussi M. Pujol me voit-il, à tort, en contradiction avec moi-même, lorsque, m'expliquant plus ouvertement sur le caractère du vice scrophuleux, je montre qu'il tient à un âcre de nature acide.

J'avois dit que quelquefois le système, dans les scrophules, offre tous les symptômes de la dégénération putride des humeurs ; mais mon opinion, suffisamment établie, étoit que cet état alkalescent ne constituoit que la seconde période de la maladie, et que, lorsqu'il existoit dans les premiers temps des scrophules, c'étoit par une circonstance particulière, qui avoit abrégé la durée de la période acide, ou l'avoit rendue presque méconnoissable aux yeux de l'observateur, souvent peu attentif. M. Pujol n'a donc pas pu avancer avec exactitude, que j'ai dit que dans les sujets attaqués de scrophules, tantôt c'est la dégénération acide des humeurs qui domine, et tantôt l'alkalisation et la putridité.

M. Pujol est encore moins fondé à poser en fait, que je ne trouve dans ma manière de considérer les sujets attaqués de scrophules, qu'*une surabondance et un développement outré d'acide phosphorique, un excès de sel phosphatique.*

A l'époque où j'ai écrit mon ouvrage sur le vice scrophuleux, les applications de la chimie à la médecine étoient si neuves, qu'il y auroit eu de l'imprudence à ne pas présenter ses idées sous la forme modeste de doutes, de questions à résoudre, ou, tout au plus, des points de vue et des conjectures plus ou moins probables; et c'est ce que je fis. On lit, page 26: « Si la nature acide des humeurs est une fois reconnue et admise, &c. ». Page 28 : « Quoi qu'il en soit de nos conjectures sur la nature du vice scrophuleux, &c. ». Page 174 : « Si l'acide phosphorique abonde chez les écrouelleux, &c. ». Page 203 : « Les effets de ces médicamens (les alkalis) augmentent les présomptions qu'on peut avoir sur la nature de l'acrimonie qui est propre à ce vice (scrophuleux), &c. ». Page 307 : « Entraînés comme malgré nous, nous avons jeté quelques apperçus sur le siége du vice scrophuleux, sur la nature de son acrimonie, et même sur ses élémens, &c. &c. ».

Avec cette manière timide et circonspecte de s'annoncer, comment M. Pujol a-t-il pu voir une opinion tranchante, une théorie prononcée ? L'assentiment presqu'unanime des médecins, sur le caractère acide des humeurs frappées par le vice scrophuleux, m'invitoit à rendre cette doctrine plus probable, et même à faire pressentir quelle pouvoit être la nature de cet acide; et le reproche de M. Pujol n'est fondé que sur des suppositions qu'il paroît avoir pris plaisir à avancer, pour se réserver la satisfaction de les combattre.

Si M. Pujol y avoit pensé, il auroit pu rattacher à l'existence d'un acide agissant morbidement sur l'économie des scrophuleux, les phénomènes principaux qui s'observent dans les scrophules et dans le rachitis ; je veux parler de la foiblesse du système moteur, ou de l'atonie des forces motrices. Thouvenel paroît avoir prouvé qu'on trouve dans nos humeurs trois sortes de matières ou substances , produit immédiat de nos alimens. La première est la matière non concrescible, connue aujourd'hui sous le nom de *gélatine ;* la seconde est la matière concrescible, appelée actuellement *albumine ;* et la troisième est la matière plastique, désignée par la dénomination de *fibrine.* Thouvenel, soumettant ces trois substances, principales bases de nos parties, à l'action des acides, les a vu reversibles les unes dans les autres ; c'est à-dire, qu'il a vu la fibrine se changer en albumine, et celle-ci en gélatine. Or, si l'on considère que les muscles sont formés et réparés par la fibrine, et que l'organe musculaire bien conformé et alimenté, est le siége de la force physique ou matérielle des corps vivans , on sera forcé d'en conclure que, lorsque les acides prédominent morbidement dans l'économie des animaux, la foiblesse est inévitable, puisque ces acides empêcheront la formation de la fibrine, ou la détruiront en plus ou moins grande partie, une fois qu'elle aura été formée ; ou bien lui enlèveront la portion de matière salino-terreuse qui, entrant dans la composition des muscles, augmente sa densité et sa force de cohésion ; qu'alors l'organe moteur sera frappé d'inanition, et, par suite, de relâchement et de foiblesse.

Si M. Pujol n'a pas connu toutes les conséquences de la doctrine acide appliquée à l'éthiologie des scrophules et du rachitis, c'est parce qu'il n'a pas assez réfléchi sur les faits qui paroissent appuyer une pareille doctrine.

Dé tous les torts qu'un critique peut se donner, il n'en est point de plus condamnable que de supposer des erreurs et d'altérer la vérité, en défigurant le sens des passages les plus clairs. J'ai dit dans mon ouvrage sur le vice scrophuleux, page 172, que tous les observateurs ont accusé les eaux de neige et de glace, celle des sols crayeux et gypseux, de produire directement les scrophules ; que le vice de ces eaux tient à ce que, d'une part, elles sont privées d'air, et que, de l'autre, elles con-

tiennent des substances salines qui résultent
de la combinaison d'une matière terreuse avec
un acide : et M. Pujol me fait dire (page xvii)
qu'il existe dans la neige et les eaux glaciales
un acide ; afin de se donner le plaisir d'annoncer qu'il pense que les acides de la glace
lui paroissent une chimère. Il est très-aisé de
se donner un avantage, lorsqu'on pose soi-
même, avec infidélité, les argumens que l'on
veut renverser.

Ceci s'applique encore à l'espèce de contradiction que M. Pujol découvre entre la réfu-
tation que je fais de l'opinion de ceux qui
croient trouver dans la surabondance de la
matière seminale, la cause matérielle des scrophules, et le conseil que je donne de marier
de bonne heure les adultes scrophuleux. Ce
conseil, suivant M. Pujol, a pour but de dé-
pouiller plutôt ces adultes de la surabondance
de matière séminale. L'idée que cet auteur me
prête, ne sauroit être et plus gratuite et plus
déplacée. Ceux qui ont lu le §. 113 des pages
223 et 224 (1), ne m'attribueront point une

____

(1) M. Pujol a voulu, pour plus d'exactitude, citer
les pages de mon Traité sur lesquelles il a fait des observations ; et par une méprise inconcevable, il ne cite
presque jamais qu'à faux. D'abord il annonce que le
prix sur les scrophules fut adjugé par la Société royale

opinion aussi hypothétique, puisque je ne regarde, dans ce cas, le mariage précoce, que
comme un moyen d'assujettir le cours des
règles, chez les femmes, à des périodes régulières ; et de donner aux hommes une force
et une vigueur attachées au développement
des organes, et au contre-balancement qui
doit résulter de leur réaction et de leur exercice modéré. Cependant, ceux qui ont bien
étudié les effets de la castration, tel que
M. Mojon, médecin de Gênes, ont placé parmi
ces effets, une forte disposition des glandes
et des vaisseaux lymphatiques à s'engorger,
des capsules articulaires à s'abreuver, &c. ; ce
qui, en général, prête beaucoup à la réflexion.

En suivant la marche que j'ai suivie dans
mon ouvrage, et jugeant les détails dans lesquels je suis entré, M. Pujol trouve que mon
traitement anti-scrophuleux n'a été ni assez

de Médecine, dans la séance publique du 7 mars 1786 ;
et c'est à cette séance que le prix fut seulement proposé : cette Société ne le décerna que dans la séance
publique du 12 février 1788. M. Pujol avance que mon
ouvrage fut imprimé trois ans après, et il le fut l'année
suivante, c'est-à-dire, en 1789. Il fixe à la page 6 ce
que je dis sur les effets de l'acide phosphorique ; et on
doit le chercher à la page 26. Il met à la page 222,
ce qui est à la page 224, etc. etc. Cependant M. Pujol
a fait imprimer sous ses yeux.

simplifié, ni assez régulier. Il désapprouve,
en quelque manière, l'examen des vertus de
tous les remèdes qui ont été proposés contre
les scrophules. Le fameux critique Retz, qui,
dans ses Annales de Médecine, ne faisoit grace.
à aucune production médicale, ne l'avoit pas
néanmoins jugé ainsi ; mon ouvrage sur le
vice scrophuleux lui avoit paru digne de
passer jusqu'à la postérité. J'ai toujours pensé
qu'un auteur qui écrit, doit, autant qu'il est
en lui, donner l'état des connoissances sur la
matière qui l'occupe. Quand un remède est
proposé avec candeur, et dans la vue d'accroître la somme de nos ressources, on est
toujours comptable envers ceux qui l'ont
indiqué, et de leur zèle et de leur désintéres-
sement. Combien de médecins ne cherchent-
ils point, à la honte de l'art, de bâtir leur
réputation sur un remède secret ! Une riche
matière médicale sur une affection morbide
quelconque, offre à l'observation un juste.
épurement ; à l'expérience, le perfectionne-
ment de la méthode curative. On connoît la
richesse ou la pauvreté du traitement, et l'on
voit ce qui reste à faire pour arracher une
maladie à l'incurabilité, et pour donner à la
philantropie un triomphe de plus sur la douleur et sur la mort.

Telles sont les réflexions que j'ai cru devoir faire sur les allégations avancées par M. Pujol. Malheureusement j'en aurai de plus désagréables à faire lorsque je publierai mon travail sur le rachitis : cet auteur s'étant permis un exposé bien autrement infidèle, et une partialité qui mérite d'être remarquée. Cependant je ne me permettrai aucune critique du Mémoire donné par M. Pujol : ce médecin n'est plus ; sa mémoire est chère à tous ses amis, et son ouvrage est entre les mains de tous ceux qui ont quelque desir de le comparer au mien. Ce que je viens de dire, me suffit pour justifier mes opinions médicales sur les scrophules, et pour défendre une doctrine défigurée par inadvertance ou par prévention : le terme de *malignité* ne peut sûrement être appliqué aux intentions du médecin de Castres.

Cette seconde édition de mon *Traité sur le Vice scrophuleux*, diffère peu de la première ; cependant il y a quelques additions utiles. L'ouvrage a été revu avec soin, et au lieu d'être en un seul discours, forme qui étoit purement académique, je l'ai divisé en sections, pour isoler plus commodément les matières, et laisser reposer la pensée du lecteur. Un *Traité sur le Rachitis*, que je pu-

blierai bientôt, fera une suite presque naturelle de cet ouvrage sur les scrophules. Ces
maladies se rapprochent et s'éloignent : l'une
attaque directement les humeurs lymphatiques, qui deviennent et plus séreuses d'une
part, et plus épaisses de l'autre; le rachitis
affecte spécialement le système osseux, et la
lésion des solides n'est que secondaire : toutes
les deux se montrent particulièrement chez
les enfans, et ont une éthiologie aussi obscure
qu'une thérapeutique incertaine. Traiter avec
soin de pareils sujets, est donc chercher à
bien mériter de ses contemporains et de la
postérité.

Mais dans ces Traités, auxquels le Public-
médecin a donné une sanction très-honorable
pour l'Auteur, je fais à la pratique des maladies, et sur-tout à leur éthiologie, une application de ma doctrine philosophico-chimique;
et cette doctrine est en butte à la critique de
ceux qui de bonne foi, par prévention ou par
intérêt, rejettent ce qu'ils n'ont ni pensé, ni
dit, et veulent avoir une opinion, disons
même un système.

Sont critiques de bonne foi, ceux qui, fami-
liarisés avec des idées qu'ils ont puisées avec
l'instruction, pensent bonnement qu'il n'y a
de vrai que ce qu'on leur a appris. L'habi-

tude à fortifié en eux cette manière de penser; et l'âge, avec l'opiniâtreté qu'il donne ordinairement, vient mettre le sceau à des sentimens qui ont acquis le caractère indélébile de la vérité.

Sont critiques par prévention, ceux qui, par un respect en quelque sorte religieux pour les opinions admises, notamment pour celles que les temps ont consacrées, rejettent fermement les doctrines nouvelles, par la raison qu'elles sapent les opinions qui sont devenues les objets de leur culte. Ennemis en quelque manière des modernes, ils rapportent aux anciens toutes les vérités connues; et pour eux une assertion est démontrée dès qu'elle leur vient de ces anciens, dont ils vénèrent et les écrits et l'antique renommée.

Sont enfin critiques par intérêt, ceux qui, voulant faire secte, visent à la suprématie de l'opinion. Les doctrines contraires les alarment ; il n'est point de ton qu'ils ne prennent pour les renverser. S'ils conversent, s'ils professent, s'ils écrivent, leur principal soin est de signaler leurs adversaires, de rejeter leurs idées, de combattre leurs apperçus : semblables à ces empyriques, qui ne croiroïent pas pouvoir assurer le débit de leurs arcanes, s'ils ne commençoient par décrier ceux des

autres, et chercher à rassurer le Public sur
un mérite bien supérieur à celui de tous les
autres. De nombreux cliens les entourent,
les encensent, leur offrent presque les hon-
neurs de l'apothéose; et ils ne sont pas con-
tens. Un ver rongeur les fatigue : ne pouvant se mentir à eux-mêmes, ils sentent le
vide de leurs raisonnemens, l'incohérence de
leurs idées, la nullité des fondemens sur lesquels ils s'appuient. D'un autre côté, le mérite
de leurs antagonistes les confond ou les tourmente; et ils savent que si ces antagonistes
éprouvent l'injustice de leurs contemporains,
la postérité les vengera ; car elle sait punir les
écrivains d'avoir trompé leurs siècles.

Dans quelle classe de critiques mettrai-je
l'auteur de la *Nosographie philosophique*, ou
de la *Méthode de l'analyse appliquée à la
Médecine*? Je ne me permettrai point de l'assigner. Cet auteur a condamné ma doctrine
médicale, et même en des termes peu me-
surés (1) : en prononçant, mon jugement
pourroit avoir l'air d'une censure.

Mais un auteur ne peut-il donc penser et
écrire sur quelque partie de la médecine, sans
trouver dans la doctrine de celui qui s'occupe

____

(1) Tome 1, pages 50, 94, 118.

des mêmes objets, des apperçus vagues, un exemple dangereux à suivre (1), des abus de mots intolérables (2), des illusions et des erreurs de toute espèce, toutes les suggestions de l'imagination (3)? Pour oser s'expliquer sur ce ton, il faut sans doute avoir des droits bien incontestables; quels sont ceux de M. Pinel?

Docteur de la faculté de Toulouse, il se rend à Paris, et devient le successeur de M. Paulet, dans la rédaction de la *Gazette de Santé*; feuille tombée depuis long-temps, et entre ses mains. Il compose quelques mémoires de mécanique. La révolution éclate. M. Pinel est placé un instant, à titre de médecin, dans l'hospice national de Bicêtre, et passe de-là à celui de la Salpêtrière; il est nommé professeur de Pathologie et de Nosologie à l'Ecole de Médecine de Paris; il écrit sur les aliénés et sur l'histoire des maladies, sous le nom de *Nosographie*. Les circonstances ne font pas le talent; elles le développent, sans doute; et notre auteur a dû beaucoup à celles de la révolution française.

---

(1) Tome 1, page 50.
(2) Tome 1, page 94.
(3) Tome 1, page 118.

Un homme qui écrit du fond d'un hôpital, et, pour ne pas prendre le change à l'égard de M. Pinel, de l'infirmerie seulement de cet hôpital, et qui ne prend la plume que pour réformer et simplifier la médecine, pour la reporter au siècle d'Hippocrate, un peu plus loin peut-être : un homme qui accuse tous les Nosologistes, les plus grands praticiens même, d'erreurs, de vacillations et d'incertitudes ; qui mêle les accens de la modestie avec ceux de la prétention et de la vanité : un tel homme a en lui tout ce qu'il faut pour justifier, et la grandeur de ses vues et la hauteur de son élan. Il faut l'entendre.

Il seroit difficile d'exprimer la fluctuation d'opinions, l'incertitude et l'embarras (1) *extrême que j'éprouvai il y a environ douze ans* (2), *lorsque je fus appelé à exercer la médecine dans les hospices* (3).

On a déjà vu quels étoient ces hospices. Celui dans l'infirmerie duquel M. Pinel a

---

(1) L'expression de l'embarras de M. Pinel se rencontre assez souvent dans le cours de la Nosographie. (Voyez tome I, introd. page xvj, tome II, page 194.)

(2) On lit dix ans dans la Nosographie, 2ᵉ édition, tome I, introd. pages xv et xvij.

(3) La *Médecine clinique*, etc. 2ᵉ édit. Paris, an XII, introd. page j.

principalement

principalement fait la médecine, soit par lui,
soit par ses élèves (1), ne contient que *des
femmes paralytiques, des femmes d'un âge
très-avancé, des femmes aveugles* (2), *des
femmes condamnées à une vie sédentaire qui les
énerve, et à une inaction habituelle auprès de
leur lit et dans des lieux où l'air est corrompu
par des émanations nuisibles* (3); *des aliénées
entassées sans ordre, et livrées à la rapacité
et à l'ineptie des subalternes* (4), *et une foule
d'infortunées, attaquées de maladies chroniques qu'on ne traite point, étant incurables* (5).

(1) Je ne chercherai point la raison d'un enthousiasme, en quelque sorte fanatique, qu'un très-grand
nombre des élèves de l'Ecole de Paris ont pour M. Pinel; je craindrois que cela ne retombât en-partie sur
une École qui compte, parmi ses professeurs, des
hommes du plus grand mérite. Mais si M. Pinel est
encensé par ses élèves, il est sûr qu'il le leur rend
bien. Ce sont presque toujours ses élèves qui ont trouvé, qui ont observé, qui ont dit. Néanmoins comme
M. Pinel est l'ame, peut-être même l'inspirateur de
ses élèves, il pourroit en résulter que M. Pinel s'ap-
pliquât tout bonnement à lui-même les éloges qu'il
prodigue à ses élèves.

(2) *Médecine clinique, Introd.* pag. xv.

(3) *Ibid.* pag. xix.

(4) *Ibid.* pag. xxv.

(5) *Ibid.* pag. xxv et xxvj.

Voilà donc l'asyle, le théâtre unique de *l'expérience la plus répétée* (1) de M. Pinel! Voilà le lieu où, parmi des sujets dont le régime est si chétif qu'il excite même l'animadversion des ames sensibles (2), il trouvera presqu'à volonté, des maladies simples (3) et mixtes (4) extrêmement fréquentes, des fièvres angioténiques au plus haut degré (5), des fièvres bilieuses bien prononcées (6), des fièvres ataxiques exquises (7), des fièvres cérébrales (8), des exemples nombreux de goutte asthénique (9) ; en un mot, tout ce dont a besoin un auteur qui veut avoir l'air de ne parler que d'après l'observation. Je ne puis, ni ne veux me permettre aucune réflexion à ce sujet.

Mais puis-je me dispenser de faire remarquer que M. Pinel commence à faire la médecine dans les hospices, au milieu des incerti-

---

(1) Tom. 1, *Introd.* pag. xlviij.

(2) *Ibid.* pag. xviij.

(3) *Ibid.* pag. 16, 19, 39, 56, 73, etc.

(4) Tom. 1, pag. 279.

(5) Tom. 1, pag. 55.

(6) *Ibid.* pag. 116.

(7) *Ibid.* pag. 275.

(8) *Ibid.* pag. 307.

(9) *Ibid.*, tom. 11, pag. 253.

tudes et des embarras que donne l'inexpé-
rience, ce qui suppose un temps pour se
mettre au courant? Et à peine six années se
sont écoulées, qu'il publie sa *Nosographie
philosophique*. Cet ouvrage est-il bien le fruit
d'une lente observation? Son auteur ne manque point, à la vérité, de répéter assez souvent qu'il a fait une ample collection de faits
consignés dans sa *Médecine clinique*. Mais
ces faits n'ont été recueillis que par des
élèves (1); le formulaire même dans lequel
M. Pinel a puisé, est le travail d'un élève (2).
Cette *Médecine clinique*, objet de la vénération de son auteur, faite pour servir de fondement à la *Nosographie* (3), n'a paru qu'en
l'an x; c'est-à-dire, quatre années après la
Nosographie philosophique; et il est encore
digne de remarque que les histoires des maladies sur lesquelles la *Médecine clinique* a été
revisée (4), ont seulement été recueillies en
six ou quatre années, pendant les trimestres
du printemps et de l'automne; ce qui réduit
à moitié le temps consacré à l'observation, et

____

(1) *Médec. cliniq. Introd.* pag. viij.
(2) *Ibid.* pag. xxviij.
(3) *Ibid.* pag. vj.
(4) *Ibid.* pag. viij.

qui élague tout d'un coup les maladies de l'hiver et de l'été. Tout cela feroit la matière des plus sérieuses réflexions.

Est-ce pour les écarter, pour prévenir même un soupçon, bien naturel d'ailleurs, que l'auteur de la *Nosographie*, ayant son travail sous les yeux, nous a dit : *Il est facile de voir que ce n'est point un de ces jeux de l'imagination, qu'on se permet quelquefois dans le silence du cabinet, puisque ce plan a été mis à exécution dans mon ouvrage sur la clinique* (1) ?

Eh quoi ! le plan de la *Nosographie* a servi pour la *Médecine clinique*, et nous avons déjà vu que cette *Médecine clinique* a été faite pour servir de fondement à la *Nosographie !* Quelle conséquence peut-on tirer de tout cela ? Je ne prononcerai point, pour qu'on me sache au moins quelque gré de ma modération et du genre d'esprit qui me dirige dans cette discussion.

En la commençant, je ne chercherai pas à critiquer le titre de l'ouvrage : M. Castel (2) a prouvé, et d'une manière sans réplique,

(1) Tom. 1, *Introd.* pag. xxij.

(2) *Analyse critique et impartiale de la Nosographie philosophique de Ph. Pinel*, par L. Castel. Paris, an VII.

puisque M. Pinel, ni ses élèves (1), n'ont point répondu, que le mot *nosographie* n'exprime point tout ce que l'auteur a fait, et peut bien n'être qu'*une subtilité* ; tandis que le mot *philosophique* exprime au-delà de ce qu'il a voulu dire, et peut bien n'être qu'*une usurpation* (2). Ce Jugement fut porté sur la première édition ; le même titre a été donné à la seconde. M. Pinel persiste donc dans son opinion : mais avoir persisté, n'est pas s'être dégagé d'une juste critique.

La distribution méthodique des maladies internes (car la *Nosographie philosophique* ne s'occupe point des affections morbides externes) est fondée, 1°. sur les affinités de ces maladies ; 2°. sur la structure et les fonctions organiques des parties qui en sont le siége ; 3°. sur l'observation rigoureuse des symptômes, et leur rapprochement par la voie de l'analyse (3).

La loi des affinités est violée par M. Pinel,

-----

(1) Je ne puis séparer M. Pinel de ses élèves, parce que lui-même ne s'en sépare pas, et que, pour l'ordinaire, M. Pinel n'agit que par eux.

(2) *Analyse critique et impartiale*, etc. pag. 9, 10 et 11.

(3) Tom. iii, pag. 440.

puisque, dans le développement de ses idées,
il quitte tour-à-tour la structure des parties
pour les symptômes; et ceux-ci pour la structure; sur-tout puisqu'il met constamment
les maladies de nature sthénique ou actives,
à côté des maladies passives ou de nature atonique; un flux colliquatif après une fièvre;
une suppression avec un dévoiement: objets
essentiellement disparates, et formant un véritable contraste: Quelle est, en effet, l'affinité qui existe entre un état de foiblesse et
celui de force, entre un solide tendu et un
autre relâché, entre fortifier et affoiblir?
L'opposition qui existe entre la situation du
système vivant, en établit nécessairement
une dans les indications et dans les vues de
traitement: la confusion est par-tout, ou du
moins, il en résulte que le précepte sur les
affinités des maladies est de nulle valeur par
l'exécution.

La loi de la structure et des fonctions des
parties a été aussi violée par M. Pinel, puisque, sans parler de la classe des maladies indé-
terminées, cet auteur a pu à peine indiquer
le siége d'un très-petit nombre des maladies
internes (1); encore comment le fait-il? *avec*

____

(1) L'ouvrage en est la preuve : ouvrez et lisez.

probabilité (1), avec des *il paroît* (2), *on ne peut pas déterminer* (3), *tout semble indiquer* (4), et autres semblables versatilités. Veut-on connoître d'ailleurs l'embarras dans lequel se trouve M. Pinel lorsqu'il veut un peu discuter? lisez ces pages entières (5) de questions et de doutes dans lesquels les problêmes se succèdent pour obscurcir les solutions, et les difficultés s'enchaînent pour montrer le vide de l'art; mais souvent un vide factice. C'est-là qu'on en induit: *Qu'on ne peut rendre raison des phénomènes des maladies, et en retrouver le mécanisme dans la structure et la disposition des principales parties qui paroissent en être le siége, ou dans la nature des fonctions organiques de ces parties dans l'état de santé* (6) : phrase remarquable qui, rapprochée de celle-ci : *Mais ces parties si différentes entr'elles, quand on les compare pour le tissu, la structure, la sensibilité et les fonctions organiques, n'en ont pas moins certains rapports communs dans les lésions*

____

(1) Tom. I, pag. 10.
(2) Tom. I, pag. 11.
(3) Tom. II, pag. 284.
(4) Tom. I, pag. 101.
(5) Tom. I, pag. 101, etc. etc.
(6) *Ibid.*

b 4

qu'elles éprouvent par une cause irritante (1):
phrase, dis-je, qui montre jusqu'à l'évidence
qu'il n'y a rien de certain dans les idées fondamentales de M. Pinel, puisque, d'une part,
la structure et la fonction des parties établissent des affinités, desquelles on ne peut toutefois rien conclure; et que, d'autre part, les
parties qui diffèrent en structure et en fonctions sont susceptibles du même mode d'irritation et des mêmes résultats d'une cause
morbifique.

Enfin la loi de l'observation et du rapprochement des symptômes par la voie de l'analyse a été encore violée par M. Pinel, et même
sous divers rapports.

Premièrement l'analyse ne rapproche pas;
elle prescrit (M. Pinel l'a (2) dit lui-même)
d'observer dans un ordre successif les qualités
d'un objet, &c. Encore moins décompose-t-
elle les symptômes des maladies compliquées (3) pour aller, par ce moyen, du composé au simple : c'est le lot de la synthèse.

Quant aux symptômes, est-il convenable
d'en faire trop de cas, dès qu'on se décide,

---

(1) Tom. II, pag. 12.
(2) Tom. I, *Introd.* pag. xiij.
(3) Tom. II, pag. 151.

dans la considération des maladies, en faveur de leur siége, souvent inappréciable; par exemple, lorsqu'on désigne telle ou telle membrane interne pour être le siége de la fièvre inflammatoire (1), de la fièvre meningo-gastrique (2), &c. Consultons Selle, Gaubius, Hebeinstreit, Vanden-Bosch, M. Vachier, M. Maurice, auteurs dont j'ai présenté les opinions dans mes Fondemens de la science méthodique des maladies, et nous verrons que ce n'est ni dans la description graphique des maladies (3), ni dans la considération des organes que consiste la médecine, mais dans celle des causes et dans les indications curatives qu'elles établissent. Je parle des symptômes, et je ne peux que céder à mon étonnement, lorsque cherchant à pénétrer le mystère de la méthode nosographique, je lis ces mots : *En ne s'en tenant, dans l'explication des symptômes, qu'aux objets qui frappent nos sens* (4), *qu'aux symptômes marqués par des signes extérieurs* (5). Pour tout homme qui pense il n'y a pas plus, en effet, de symptômes sans

----

(1) Tom. I, pag. 54.
(2) Tom. I, *Introd.* pag. xxj, et pag. 10.
(3) Tom. I, pag. 167 - 173.
(4) Tom. I, *Introd.* pag. xviij.
(5) Tom. III, pag. 517.

objets qui frappent nos sens ou sans signes,
qu'il n'y a de maladies sans symptômes; et c'est
au moins une idée vide de sens que celle qui
sépare l'existence de ces symptômes de la nécessité de frapper les sens et d'être repré-
sentés par des signes.

Mais quel parti M. Pinel a-t-il tiré de
la considération ou de l'exploration de ces
mêmes symptômes? tout autre que celui qui
étoit convenable, puisque dans ses tableaux
des maladies, l'auteur s'est borné à quelques
symptômes qui établissent le caractère de ces
maladies, sans embrasser les phénomènes
historiques qui en complètent le diagnostic.
C'étoit néanmoins ce à quoi l'obligeoit le titre
même de l'ouvrage, l'objet indiqué par le
titre, et sur-tout l'objet de tout son travail (1). Décrire une maladie n'est point se
borner à la caractériser. Pour le caractère
d'une affection morbide, il suffit de quelques
symptômes saillans et bien expressifs; pour
la décrire, il faut un tableau exact, varié,
qui montre la maladie dans son ensemble,
et qui, à côté des phénomènes successifs qui
l'établissent, offre les traits de ressemblance
et de dissemblance avec les maladies analogues.

____

(1) Tom. iii, pag. 517.

Voilà ce que fait le nosographe, ce qu'ont fait Arétée, Lommius, Dreysig, &c. Qu'a substitué M. Pinel à de pareils tableaux ? des histoires abrégées et compilées çà et là (1) ; ce qui même n'a pas le mérite de l'érudition, et qui présente ce grand désavantage, qu'il expose à des redites perpétuelles (2) dans les choses comme dans les mots.

Je viens de montrer que les loix de nosographie philosophique que s'étoit données M. Pinel, ont été manifestement violées par lui-même ; et que son ouvrage pèche ainsi par ses propres bases. Je puis prouver la même vérité sous un autre rapport.

On ne peut, effectivement lire le livre de M. Pinel sans y voir aussi-tôt, et une aversion prononcée contre la doctrine des humeurs en faveur de la pathologie des solides, et un penchant décidé à exclure les opinions des solidistes en prédilection de celles qui reconnoissent l'action et la qualité des humeurs.

Dès les premières lignes, M. Pinel écarte par une suite d'abstractions (3) : *Ces connois-*

_____

(1) La preuve en sera bientôt offerte.

(2) On en trouvera des exemples dans la suite de ces discussions.

(3) On ne sauroit croire jusqu'à quelle satiété M. Pinel a transporté dans la Nosographie, cette formule

*sances vagues et superficiélles; ou plutôt ce
jargon scientifique de médecine humorale et*

---

des mathématiques ou de l'algèbre. C'est par une sorte
d'abstraction qu'il écarte d'abord de son ouvrage le
jargon scientifique de médecine humorale et populaire
(*Introd.* pag. j). Plusieurs observations sur les maladies simples, compliquées et décomposées étant faites,
on fait abstraction des affections particulières qui tiennent à l'âge, etc. (*Introd.* pag. xviij). Une suite d'observations sur la fièvre inflammatoire lui donne la facilité de s'élever, par une sorte d'abstraction, à une
description générale (tom. 1, pag. 41). C'est par une
sorte d'abstraction qu'on peut s'élever, d'une longue
série d'observations sur la fièvre gastrique, à une description générale (tom. 1, pag. 75). On distingue la
fièvre maligne ou ataxique, en faisant une sorte d'abstraction des symptômes nerveux (tom. 1, pag. 276).
L'espèce est une idée complexe qui réunit par abstraction les traits caractéristiques d'une maladie (*Introd.* pag. xviij). L'espèce simple se conçoit par l'abstraction de plusieurs symptômes particuliers (*Introd.*
pag. xxiv); comme elle provient de la formation d'une
nouvelle idée complexe et abstraite (*Introd.* pag. liv).
Une nouvelle abstraction élève aux caractères du
genre (*Introd.* pag. xxv). Les attributs génériques
sont formés par des abstractions des espèces, comme
les espèces indiquent des idées abstraites tirées de certaines séries d'observations analogues (tom. 1, pag. 12).
Ce n'est qu'en formant, par le rapprochement des caractères extérieurs de la fièvre éphémère inflamma-

populaire qui circule dans le commerce de la vie
civile (1). Cette phrase est répétée de cent façons
différentes : tantôt c'est un signe de réproba-
tion imprimé *aux théories vaines et dégoû-*
tantes sur les amas impurs des premières
voies ; sur la saburre, les saletés gastriques,
les humeurs putrides, le sang dissous (2) ;
tantôt on signale *ces objets dégoûtans de bile,*

---

toire et de la synoque simple, une idée complexe et
abstraite, qu'on saisit chacune des espèces (tom. 1,
pag. 60). C'est par une nouvelle abstraction qu'on
s'élève des caractères communs aux espèces, aux traits
distinctifs du genre, et que si les genres étoient multipliés, on déduiroit de même de leurs propriétés communes, celles de l'ordre (tom. 1, pag. 61.). On se tient,
dans les genres, à l'énumération de quelques symptômes distinctifs qui se tirent, par une sorte d'abstraction, du rapprochement de plusieurs espèces (*Introd.*
pag. liij). Les ordres se forment par une nouvelle abstraction des caractères communs à différens genres
(*Introd.* pag. xix). Attention constante à ne s'élever
à des vues générales que par des abstractions successives (*Introd.* pag. xlviij).

Certes ! il ne manque pas là d'abstractions et d'idées
abstraites ; encore un bon nombre m'a-t-il échappé.
On a observé que l'auteur s'élève souvent, mais on se
rappellera aussi qu'il parle souvent de l'horizon im-
mense de la science.

(1) *Introd.* pag. j.

(2) *Introd.* pag. xj.

*de saburre et de saletés gastriques tout-à-tour
mises en jeu* (1). On montre le dégoût et l'aversion
naturelle qu'inspirent à un esprit exact
certains mots pris d'une médecine humorale
(2), la dégoûtante saleté des matières humorales
(3). L'auteur ne s'est même déterminé
à innover dans la nomenclature des fièvres
que *pour faire proscrire les termes vagues
d'une médecine humorale* (4).

Malgré ces déclamations, bientôt M. Pinel
consent à faire pacte avec les humoristes pour
ce qui concerne la fièvre adénoméningée (5);
il croit que le développement de la chaleur
dans les phlegmasies, est l'effet d'un plus
grand afflux *de l'air oxigène* vers les poumons
(6). Dans tous les cas d'inflammation,
il remonte à un principe irritant, à un agent
chimique ou physique qui produit une plaie,
une déchirure, *une concentration* du calorique
(7).

Voilà notre solidiste tantôt mécanicien,

------

(1) Tom. 1, pag. 64.
(2) Tom. 11, pag. 3o3.
(3) Tom. 1, pag. 143.
(4) Tom. 1, *Introd.* pag. **xxij**.
(5) Tom. 1, pag. 170, 171.
(6) Tom. 11, pag. 5.
(7) Tom. 11, pag. 12.

tantôt à demi chimiste. Il l'est bien davantage quand il invoque la chimie pour nous
apprendre quelque chose sur le dépôt des
urines des fièvres muqueuses (1), sur le caractère des inflammations éruptives (2), sur
celui des affections calculeuses rénales liées
avec la surabondance de l'acide ourique (3),
sur la nature acide des calculs urinaires et
des concrétions arthritiques (4), sur les poisons corrosifs, qu'on peut neutraliser dans
l'estomac peu de temps après qu'ils ont été
avalés (5).

Notre auteur va plus loin. En parlant de
la plique, il voit comme phénomène prédominant la quantité de phosphate calcaire qui
se trouve morbidement dans les cheveux (6).
Dans mon ouvrage sur les Scrophules j'avois
présenté l'acide phosphorique et la décomposition du phosphate calcaire comme influant
sur la nature et sur l'action du vice scrophuleux ; et il présente ces faits comme propres à répandre quelques lumières sur ce

---

(1) Tom. 1, pag. 173.
(2) Tom. 11, pag. 22, 23.
(3) Tom. 11, pag. 141.
(4) Tom. 11, pag. 255.
(5) Tom. 11, pag. 371.
(6) Tom. 11, pag. 318-9.

vice (1). Stahl a parlé du cancer, et M. Pinel
trouve que ses connoissances n'ont été imparfaites , que parce que la chimie et l'anatomie
avoient fait peu de progrès de son temps (2).
Le rachitis s'explique, dans la Nosographie,
comme dans les ouvrages de chimie animale,
par une déviation du phosphate calcaire, qui,
au lieu de se déposer dans les os, se porte au-
dehors par les voies urinaires (3). La théorie
moderne du diabètes est chimique ; elle est
fondée sur la formation et la déviation de la
matière sucrée; notre auteur l'adopte, et pense
de plus que *cette matière sucrée, que nous
récevons avec le chyle, en se déposant avec
l'albumine, la gélatine et des sels neutres
dans toutes les parties, y contribue à l'assimilation et à la nutrition, suivant les proportions qu'exige l'état de santé* (4).

Voilà sans doute de la philosophie chimique, de la chimie animale, de la pathologie humorale, de la vraie doctrine des humeurs ! Cette doctrine est encore exprimée
dans celle des coctions, des crises, des déli-
tescences, des abcès, des hypostases des urines,

---

(1) Tom. iii, pag. 344.
(2) Tom. iii, pag. 374.
(3) Tom. iii, pag. 449.
(4) Tom. iii, pag. 448, 449, 450, 451.

émanée

émanée d'Hippocrate, adoptée par M. Pinel
dans ses diverses parties. Cet auteur est donc
en contradiction ouverte avec ses principes.
Il ne veut point de la pathologie des humeurs,
et ses explications ne peuvent s'en passer ;
la chimie appliquée à la médecine lui offre
un exemple dangereux à suivre, et il donne
lui-même cet exemple : *O cæcas hominum
gentes !*

La seconde réflexion que je dois faire, porte
sur le sens que l'auteur de la Nosographie a
donné à la méthode d'analyse. Lisons : *Comment rappeler à un petit nombre de bases
fondamentales de division des objets si diver-
sifiés, et qui ont cependant tant de points de
contact, si, à l'exemple des nosologistes, on
classifie* (1) *toujours les maladies considérées
dans leurs divers états de complication, et si on
ne s'élève par l'analyse aux affections primitives et pour ainsi dire élémentaires qui
concourent à les produire* (2).

Cette analyse se fait par l'abstraction : abstraire est ôter du composé pour parvenir au
simple ; on procède là synthétiquement, non

---

(1) Le mot *classifier* pour *classer* est-il français ?
c'est au moins un terme à proposer à l'Académie française.

(2) Tom. 1, *Introd.* pag. xij et xiij.

par l'observation, l'intuition ou la contemplation des objets, mais par une opération de l'esprit. On ne voit plus, on raisonne. Donc cette méthode d'analyse conduit à substituer à un acte des sens un acte de l'entendement; et si cet entendement pèche en perspicacité, étendue, justesse, que deviendra l'opération intellectuelle !

Cependant analyser n'est autre chose qu'observer dans un ordre successif les qualités d'un objet (1), &c. ; mais si cet objet est composé, l'analyse ne doit ni ne peut le montrer simple. Or, les maladies ne sont presque jamais simples, mais plus ou moins composées et compliquées. Qu'on les analyse, c'est-à-dire que dans l'esprit de Condillac, on observe dans un ordre successif leurs qualités, à la bonne heure ; mais les décomposer en esprit pour abstraire, ce n'est plus observer froidement leurs qualités. Condillac est le modèle, et ce modèle n'est pas suivi.

Je dis que presque toutes les maladies sont plus ou moins compliquées, et il n'est point de praticien qui ne voulût confirmer cette vérité. Mais que dis-je, M. Pinel la confirme aussi malgré lui. Lisez la plupart de ses his-

____

(1) Tom. 1, *Introd.* pag. xiij.

toires, réputées simples; on y voit d'abord plusieurs symptômes disparates, ce qui prouve que divers systêmes d'organes sont affectés. Il appellera à son aide la sympathie : quelle ressource! Allons plus loin, et considérons quelles sont les terminaisons de ses maladies simples : hémorragie, sueurs, vomissemens, diarrhée : or une fièvre angioténique qui se termine par une diarrhée, une fièvre méningo-gastrique qui ne cesse que par une large hémorragie, etc. constituent-elles des maladies simples? Est-ce d'ailleurs dans les hôpitaux tels que la Salpêtrière qu'on les trouve?

La nosographie de M. Pinel a néanmoins un cachet analytique particulier : le voici. Le thème est en deux façons (1). Il y a d'abord

---

(1) Telle est tonjours la marche de l'auteur : il s'élève et descend par l'analyse, ou remonte par la même voie aux deux extrêmes; témoins ces deux phrases. « Que sert de commencer d'abord par des notions abstraites on des points de vue généraux, si on ne remonte aux faits particuliers, etc. (tom. II, pag. 22)»? On peut donc commencer par des notions abstraites, pourvu qu'on remonte, etc. « Il est important de suivre une autre méthode dans un ouvrage où l'on doit apprendre à généraliser les faits (ce qui est une abstraction), et à s'élever par degrés à des vérités plus abstraites (tom. II, pag. 23)». Là, l'abstrait mène au fait; ici, le fait conduit à l'abstrait.

des généralités sur la classe, viennent ensuite,
sur les ordres, d'autres généralités qui exposent, pêle et mêle, réflexions philosophiques;
phrases sentencieuses (1) et en forme de som-

---

(1) Voici un échantillon de ces grands mots avec répétitions. Le premier chiffre indiquera le volume ; le
second., la page.

Méthode hippocratique, 1, *Introd.* ij. Étude appro-
fondie de la médecine grecque, 1, 4. Monumens antiques
ques de la médecine hippocratique, 1, 138. Monumens
les plus authentiques dans les épidémies d'Hippocrate,
1, 213. Monumens de la médecine antique; 1, 394.
Premiers temps de la médecine antique, 11, 45. Principes sains et lumineux de la médecine antique, 11, 5o5.

Marche philosophique, 1, *Introd.* x. Marche ferme
et imposante, 1, *Introd.* xlviij. Marche rigoureuse de
l'observation, 1, *Introd.* ij. Vrai talent de l'observation, 1, *Introd.* xj, xxv. Résultats immédiats de l'observation, 1, 333, 38o.

Théorie vaine, 1, *Introd.* x. Théories vaines et dé-
goûtantes, 1, *Introd.* xj, xxv. Les théories les plus
vaines et les plus frivoles, 11, 67. Explications vaines
et frivoles, 1, 251. Explication frivole, 1, *Introd.* x.
Recherches utiles et frivoles sur des objets ténébreux,
1, 2 et 3. Science plus ténébreuse, 1, 96. Frivolités des
explications théoriques, 111, 369. Prétendues indications vagues et frivoles, 111, 447. Jeux frivoles de
l'imagination, 1, *Introd.* xj, xxv. Essor vain et dangereux de l'imagination, 1, *Introd.* lvj. Jeux simples
de l'imagination, 1, 225.

Raisonnemens frivoles et disputes interminables, 1,

maire ; caractères ; histoires simples et compliquées, ou primitives, essentielles et secondaires, mais en très - petit nombre ; critique
des nosologistes et des humoristes ; vues cura-

tives et conseils thérapeutiques généraux,
sans néanmoins s'étendre jusqu'aux conseils
préservatifs : jusque-là on ne peut presque
jamais distinguer cette marche de celle de la
synthèse. Quand le chapitre est fini, l'auteur se
souvient qu'il a voulu écrire d'après la méthode

---

variété des moyens, III, 233. Stérile redondance des
termes, III, 504. Vaine redondance d'explications,
I, 64.

Immensité d'écrits, I, 1. Encombrés par une immensité d'écrits, I, 30. Immensité d'écrits remplis d'o-
pinions et de théories versatiles, I, 2 et 3. Déluge
d'écrits et de théories, I, 225. Connoissance la plus
complète des savantes divagations, I, 225. Savantes
divagations ou prolixes commentaires sur quelques
faits épars, I, 2 et 3. Savantes puérilités, II, 38.
Fausses combinaisons et divagations superflues, II, 452.
Explications scientifiques, *ibid.* Explications scientifiques des gardes-malades, II, 303. Rare modèle de confusion et de savante obscurité, I, 64.

Incertitude et opinions versatiles, I, *Intr.* xiij. Théories versatiles, écrits hérissés de vaines formules, I, 2 et
3. Etalage spécieux de formules, I, 50. Usage vain des
formules, I, 65. Interprétation oblique, II, 45. Longue
vacillation d'opinions ou d'erreurs, II, 304. Longue
vacillation d'opinions, III, 88. Vacillation d'opinions,
III, 306. Empire de l'habitude sur l'usage automatique
de certaines expressions vides de sens, I, 67. Incertitude et perplexités par la variation inextricable des
symptômes, I, 148. Obscurité impénétrable d'une ma-

de l'analyse ; et il fait une récapitulation dans laquelle on voit, par échelons, l'espèce, le genre, l'ordre et la classe. On ne saurait se méprendre sur cette confusion ou alliance bizarre des méthodes et synthétique et ana-

lytique : elle est dans l'esprit ou dans l'intention de l'auteur. *Il a fallu*, dit-il, en parlant des
maladies à disposer dans un ordre simple et
lumineux, *commencer par celles qui sont les
plus simples et qui affectent plus particulièrement certains systémes de l'économie animale, s'élever ensuite à celles qui sont compliquées, en ayant soin de les décomposer par
la méthode analytique* (1), *&c.* C'est ce qui
s'appelle, en bon français, proclamer la synthèse et l'analyse. M. Pinel pouvoit s'épargner
la peine de parler si clairement.

Au reste, de deux choses l'une : ou les généralités de chacune des divisions de la nosographie sont inutiles, ou les récapitulations qui
les terminent sont déplacées. Ce sont des doubles emplois et des longueurs très-fastidieuses.
En donnant les généralités, l'auteur a prouvé
que l'ordre synthétique étoit le plus naturel
dans une discussion relative aux maladies : ses
récapitulations sont un tribut payé à l'esprit
innovateur ; elles seules portent la condam-
nation de la méthode analytique appliquée
à la médecine, telle que l'a employée M. Pinel.

____

(1) *Nosogr. philos.* tom. 1, *Introd.* pag. xvij, xviij.

CLASSE PREMIÈRE. *Fièvres.*

Il faut se garder d'attribuer de la réalité à la fièvre en général, de la considérer comme existante par elle - même, de vouloir la dé-finir (1), &c. M. Pinel crée donc une classe de fièvres, et il commence par contester son existence, c'est déjà, détruire son propre ouvrage. Cependant l'auteur se trompe et relativement à l'existence des fièvres comme classe, et relativement à la non - existence de la fièvre comme espèce.

Et d'abord rien n'est plus réel que la fièvre. On donne pour certain, en pathologie, que la maladie n'est autre chose que la lésion des fonctions. La dyspnée, par exemple, est une lésion de la respiration, comme la dyspepsie est une lésion de la digestion, &c. Il est donc très - conséquent de dire en bonne logique philosophico-médicale, que *la fièvre est une lésion du mouvement progressif du sang* ou *de la circulation.* A la vérité cette idée ne se lie point aux grandes règles de la méthode ana-lytique; mais elle n'en est pas moins naturelle, moins exacte, elle n'en fait pas moins tomber

____

(1) *Introd.* pag. **xxij**.

sous les sens l'existence matérielle de la fièvre;
et le caractère essentiel de ce désordre pathologique n'en est pas moins fortement prononcé. La fièvre ne peut donc pas être un
terme purement abstrait (1), comme l'a dit
M. Pinel, puisqu'il ne l'est pas plus que ne
sont abstraits les termes de dyspnée, de dyspepsie : la fièvre devenant réellement le signe
représentatif de la lésion d'une grande fonction.

Mais il n'en est pas de même si on veut
faire de la fièvre un nom collectif, un terme
de classe nosologique ou nosographique.

Quelle que soit la manière d'envisager la
question, elle se réduit à ceci. Ou la fièvre est
essentielle, ou elle est symptomatique : dans
le premier cas elle est le résultat nécessaire
de la cause matérielle; dans le second, elle
n'en est que l'accident.

Pour les vrais praticiens, il n'y a aucune
circonstance morbide dans laquelle la fièvre
soit la compagne inséparable du principe matériel, puisqu'il est de toute vérité que le
même principe existe tantôt avec la lésion du
mouvement progressif du sang, c'est-à-dire,
avec la fièvre, et tantôt il existe sans lui.

____

(1) *Introd.* pag. xxij.

L'auteur de la Nosographie en a fait l'aveu pour ce qui concerne la fièvre bilieuse ou gastrique (1), pour les fièvres nerveuses (2), pour les phlegmasies (3). La chose est manifeste pour les névroses, pour les hémorragies; elle l'est même pour les inflammations, parmi lesquelles il s'en trouve de lentes ou chroniques, de latentes, de *gangréniques*, qui parcourent leurs périodes sans fièvre réelle ou sensible.

La fièvre n'étant point essentielle au principe matériel d'un mal quelconque, n'est donc qu'un accident. La fièvre s'alliant aux autres symptômes émanés de la cause matérielle, ne change rien aux indications qui doivent être tirées de cette cause et non des symptômes. Je ne veux, dans ce moment ci, d'autre preuve que ce que M. Pinel dit contre ceux qui admettent les types intermittent et remittent des fièvres, comme un indice sur lequel repose une indication. Donc la fièvre ne méritant point une considération majeure, mais seulement secondaire, dans l'étude des maladies, ne peut pas servir de point de ralliement. De

_____

(1) Tom. 1, pag. 67, §. XLI.
(2) Tom. 1, pag. 277.
(3) Tom. 11, pag. 14.

symptôme en symptôme ou d'accident morbide à accident, pourquoi obtiendroit-elle la préférence? Ainsi un nosologiste, un nosographe même n'est pas fondé à faire une classe de fièvres ; et s'il le fait, il doit être condamné d'après ces axiomes mêmes de la Nosographie philosophique: *Classification arbitraire et vacillante, affections symptomatiques prises pour des maladies primitives*, etc. etc. (1).

Non-seulement M. Pinel s'est égaré sur l'objet même de la fièvre, mais il a donné aux fièvres des dénominations systématiques, et, ce qui est plus grave, il a calqué ses traitemens sur ces dénominations.

Dès que les fondemens d'une opinion sont contestés, que les faits qui tendent à les appuyer n'ont pas le caractère de vérité qui les rend précieux et authentiques, et que malgré cela on élève sur ces fondemens une doctrine générale, à coup sûr on fait un système. Quoique j'aie montré la versatilité de celui de M. Pinel, il n'en est pas moins vrai que c'est pour proscrire la pathologie humorale qu'il a donné à ses ordres de fièvres des noms tirés de l'état incertain ou supposé des solides.

En effet, c'est au moins un problème mé-

_____

(1) *Introd.* pag. vj.

dical à résoudre, pour examiner la chose sans
esprit de parti, laquelle de la pathologie des
humeurs ou de la pathologie des solides est la
seule vraie. Jusqu'à sa solution, un nosographe, improbateur de tous les nosologistes,
ne doit pas commencer à se trouver en défaut. Je l'ai déjà dit, dans la Nosographie philosophique, les noms de fièvres portent sur
un objet en contestation, sur un point systé-
matique, puisque ces noms tirent leur source
du siége d'un mal que M. Pinel met idéalement dans les solides ; tandis que d'autres,
aussi idéalement peut-être „ mettent ce siége
dans les humeurs.

Cependant puisqu'il faut à la médecine des
bases solides ; aux histoires de maladies, des
symptômes frappans, est-il plus analytique
d'associer le nom d'une fièvre à celui d'une
partie qu'on croit être le foyer de son action,
que de l'unir à celui d'une humeur ou d'une
matière dont on apprécie la dépravation, et
qui est évidemment l'objet d'un travail dépuratoire et critique, tandis que les solides n'ont
qu'à perdre l'impression que cette cause humorale a faite à leur sensibilité ou à leur irritabilité?

. Galien a été accusé par M. Pinel lui-même(1),

____

(1) Tom. I, pag. 4 et suiv.

après tant d'autres écrivains, d'avoir jeté la plus
grande confusion dans les fièvres, en prenant,
pour les désigner, le nom d'un symptôme. Ce
vice n'est-il pas reproduit par l'auteur de la
Nosographie, puisqu'il donne l'exemple d'assigner aux fièvres une épithète prise du nom
de l'organe affecté ou cru affecté : car ici on
a du moins à craindre les méprises qui viennent de ce qu'on appelle en médecine effets
sympathiques. M. Pinel admet une fièvre cérébrale. Lorsqu'un panaris allumera une fièvre intense, on sera donc fondé à la nommer
fièvre digitale ; l'affection du rein donnera
une fièvre rénale (1), &c. En fait d'organes ou
de nomenclateurs, le cerveau ni M. Pinel ne
peuvent avoir un privilége exclusif ; et voilà
la médecine ramenée vers la barbarie, parce
qu'il aura plu à un nosographe de nous re-
plonger dans l'enfance de l'art, quand tant de
vrais observateurs ont déjà fait et font tant
d'efforts pour nous en éloigner.

Qu'on ne l'oublie pas, M. Pinel déclare que

---

(1) M. Castel (*Analyse crit. et impart.*, pag. 25) a
fait le même reproche à M. Pinel, en lui démontrant
que, sous le point de vue métaphysique ou médical,
son innovation en nomenclature étoit très-contraire à
la méthode de l'analyse, et que sa prétendue invention étoit aussi ancienne que la Pathologie.

la nomenclature, en médecine comme en his -
toire naturelle, doit porter sur les caractères
extérieurs des objets et non sur les produits
arbitraires de l'imagination (1); eh bien ! l'état
des solides internes, le mode de structure de
ces solides, le siége du mal sont-ils des objets
extérieurs? et l'auteur ne va-t-il pas ouvertement contre ses principes?....

Encore si les dénominations dont il vient
d'être question répondoient à l'idée juste que
l'on veut présenter à l'esprit, le système qui
les adopte, ou pour lequel on les crée, satisfe-
roit l'imagination : la Nosographie philosophique n'a pas même ce mérite.

Ordre premier. Fièvres angioténiques.

La dénomination des fièvres de cet ordre
est composé de deux mots grecs, d'*aggeion*,
vaisseau, et de *teinó*, tendre: leur caractère
est une irritation fixée *principalement* sur les
tuniques des vaisseaux sanguins (2), ou plus
généralement une affection particulière du
système vasculaire sanguin (3).

Mais est-ce l'irritation ou la cause de l'irritation qu'il faut considérer dans cet ordre de
fièvres? Si c'est la cause de l'irritation, la

______

(1) Tom. 11, pag. 20.
(2) Tom. 1, pag. 11.
(3) Tom. 1, *Introd.* pag. xxj.

fièvre n'a point son essence dans les tuniques,
même des vaisseaux sanguins. Si c'est l'irritation elle - même, quels sont les caractères
non hypothétiques, où sont les qualités manifestes qui la démontrent, en justifiant la dénomination d'angioténiques? On ne voit point
l'irritation primitivement fixée sur les vaisseaux sanguins; on ne s'élève même pas jusqu'à elle par l'analyse des symptômes, ainsi
que j'aurai occasion de le faire voir. Existe-t-
elle? on peut dire avec vérité que cette irritation n'est que consécutive, sympathique,
un effet secondaire de la cause distendante
et irritante, le résultat de la réaction: et l'objection reste dans toute sa force.

Cette objection est d'autant plus grave, que,
avec les principes contenus dans la Nosographie philosophique, il est impossible de distinguer les cas où, dans les angioténiques,
l'irritation vient d'un serum âcre qui crispe
et tend les vaisseaux, qui enflamme même
leur tunique intérieure, d'après ce qu'a dit
M. Pinel lui - même; ou d'un cruor épais et
abondant qui remplit le système vasculaire
sanguin et qui le dilate.

Si le mot *principalement* qui a été mis dans
la phrase exprimant le caractère des angioténiques pouvoit servir de subterfuge, on cite-
roit

roit à M. Pinel cette autre phrase de son livre : *Peut-être que la fièvre dite inflammatoire consiste dans une irritation singulière de la membrane interne des artères* (1). On a d'abord dit que l'irritation est dans les tuniques des vaisseaux sanguins (2); on dit actuellement que cette irritation est dans la membrane interne, et de plus que cette irritation est singulière.... Ailleurs on remarque qu'il se produit dans quelques circonstances un état inflammatoire de la tunique interne des vaisseaux (3), on avoue enfin que l'affection pathologique du système vasculaire qui constitue la fièvre inflammatoire semble résider particulièrement dans une lésion des forces toniques , et non dans un état inflammatoire de quelqu'une des tuniques artérielles (4). Telle est la marche ferme et analytique qui conduit M. Pinel !

Cette irritation , bien à propos imaginée pour étayer la doctrine du solidisme, exclut toute idée de diathèse inflammatoire (5), d'é-

____

(1) Tom. I, pag. 54.
(2) Tom. I, pag. 11.
(3) Tom. I, pag. 54.
(4) Tom. I, pag. 45.
(5) Voici un échantillon des phrases et des répétitions de l'auteur : *un esprit exact doit donc repousser ces mots vides de sens , épaississement phlogistique du*

paississement de sang, de croûte inflammatoire, qui sont des impuretés de la médecine-
humorale: eton croit le prouver par la diversité
de l'état du sang, que procure la saignée; par
la dénomination de fièvre putride, que Forestus a donnée à la fièvre inflammatoire ; par les
idées que l'on doit se former de la fièvre
ardente ; par l'identité de nature du sang
que fournissent des sujets attaqués d'affections inflammatoire et scorbutique, enfin
par l'extension donnée au traitement anti-
phlogistique.

I. Qu'on ait fait une sérieuse objection contre la doctrine humorale de l'inflammation,
d'après l'état divers du sang fourni par la saignée, dans un temps où toutes les vues se tour-
noient contre la théorie mécanicienne de
l'école de Leyde, et où on ne connoissoit des
principes constitutifs du sang que le cruor et
l'eau ou serum; cela se conçoit. Mais qu'on
renouvelle de pareilles idées, lorsqu'on est

---

sang, sang facile à s'enflammer, croûte inflammatoire
(tom. I, pag. 15). — *Expressions vagues et insigni-*
fiantes d'épaississement inflammatoire ou morbifique du
sang, d'état phlogistique du sang, etc. (tom. I, pag. 19).
— *Ceux qui nous parlent de diathèse inflammatoire,*
d'épaississement et d'état phlogistique du sang, etc.
(tom. I, pag. 34, 45).

convaincu que le sang est un fluide très-com-
posé ; que sa qualité inflammatoire dépend
moins d'une couche de matière albumineuse
répandue sur la surface d'un sang tiré pár la
saignée , ce qui constitue la couenne, que de
la consistance et de la fermeté du caillot, d'où
il ne se sépare que peu ou point de sérum :
c'est ce qu'on a peine à imaginer. Ce sang qui
a moins de sérosité, qui a un caïllot solide et
plus ferme ; ce sang dont la partie séreuse est
d'un jaune clair ardent, ce sang qui se refroidit
et qui se fige moins vîte que dans les circonstances ordinaires, et qui néanmoins prend
ensuite plus de consistance et se coagule plus
fortement ; ce sang enfin, plus noir en sortant
de la veine, qui jaillit avec une sorte d'impé-
tuosité, qui est très-chaud au sentiment même
de celui à qui on le tire, qui, dans le plus grand
nombre des cas, se recouvre d'une couenne
épaisse, et qui abonde d'après cela en calorique et en matières albumineuse et fibrineuse:
un pareil sang n'a-t-il donc pas les qualités
propres à caractériser cette diathèse qu'on a
eu et qu'on a raison d'appeler inflammatoire ?

Mais, dit M. Pinel, *Que signifient les termes
enflammer, prendre flamme, appliqués au
sang qui circule dans nos vaisseaux ? un fluide*

peut-il s'échauffer par son mouvement et le frottement qu'il éprouve dans des conduits quelconques. (1)?

M. Pinel répond lui - même à ses objections.

Dans tous les cas (d'inflammation) ne faut-il pas remonter à un principe irritant , à un agent chimique ou physique qui produit une plaie , une déchirure , une concentration du calorique ou qui exerce un frottement prolongé sur quelque nerf ou fibrille nerveuse(2)?... Si au contraire l'irritation exerce un frotte-ment (5) soutenu sur une partie sensible , &c., alors il survient un accroissement de cha-leur (4), &c.

Dira-t-il qu'il n'est question dans ces passages que d'une inflammation locale ? Mais la réponse est encore donnée.

Qu'une cause irrite les nerfs ou les fibrilles ner-veuses de certaines parties internes ou externes, si cette irritation est vive et prolongée au point

---

(1) Tom. i, pag. 15; voyez aussi pag. 10.

(2) Tom. ii, pag. 12.

(3) M. Pinel expliquera quelque jour comment un principe irritant, comment une irritation peuvent exer-cer un frottement.

(4) Tom. ii, pag. 13.

de produire la fièvre (1), *&c.* Ainsi l'inflammation et la fièvre d'inflammation viennent de la même cause, de l'irritation ; celle-ci, du frottement ; de celui-ci, la chaleur, même l'accumulation du calorique. Si un corpuscule interposé entre la paupière et l'œil (2) fait naître une *ophtalmitis*, il n'y a point de pareil corpuscule dans la formation d'une *pneumonitis*, d'une *hepatitis*. L'inflammation locale appelle la fièvre (3), comme la fièvre inflammatoire, l'inflammation (4) ; et quoique M. Pinel réprouve cette association (5), en l'admettant par la force irrésistible de la vérité, il ne fait que mieux ressortir le vide de sa doctrine par les contradictions puissantes qui la combattent.

Voyons actuellement si le sang peut s'enflammer en prenant ce mot au propre et au figuré.

La chose est prouvée au propre par la maladie surprenante connue sous le nom de combustion humaine ; elle est également prouvée au figuré, si, par inflammation du sang,

(1) Tom. ii, pag. 13.
(2) Tome ii, pag. 13.
(3) Tom. ii, pag. 13, 14.
(4) Tom. i, pag. 45.
(5) Tom. i, pag. 24.

on entend une accumulation de calorique dans ce fluide qui augmente sa température, son expansion et son mouvement circulatoire. M. Pinel sait très-certainement que plus la circulation est animée, plus il y a de chaleur; c'est un effet inévitable de la conversion du sang artériel en sang veineux, et on ne tend, par la saignée ou par ce qu'on appelle anti-phlogistiques, qu'à modérer la circulation pour en obtenir la diminution de la chaleur. Le calorique est le plus puissant stimulant de la fibre sensible et irritable; et soit qu'il se dégage du sang lui-même lorsque cette humeur animale change de nature, soit que ce calorique sorte des parois des vaisseaux par le frottement que le sang fait sur elles, il n'y aura pas moins dégagement de calorique, concentration de chaleur dans le sang, &c. Mais ce raisonnement, qui est lui-même une preuve, est inutile. M. Pinel avoue que le calorique vient de l'air de l'atmosphère; qu'il se dégage dans l'acte de la respiration, qu'il se combine avec le sang (1); il avoue encore qu'au moyen de la saignée, on calme l'effervescence fébrile (2); donc ce fluide est plus

____

(1) Tom. ii, pag. 5.
(2) Tom. ii, pag. 55.

inflammable que les autres humeurs, que les solides mêmes : sa capacité pour le calorique est plus grande ; il est donc rigoureusement vrai que le sang est de toutes les parties des animaux celle qui peut, le mieux et rigoureusement *s'enflammer, prendre flamme.*

II. Ou M. Pinel sait que dans l'opinion médicale des anciens, la nature putride du sang étoit constatée, à leurs yeux, par l'apparence particulière à laquelle on a donné le nom de couenne, ou M. Pinel l'ignore. Dans ce dernier cas, il n'est comptable que d'un défaut d'instruction ; dans le premier, il y a un reproche plus grave à lui faire, parce qu'on n'altère pas le vrai sens d'une doctrine pour lui trouver des défauts qui deviennent alors l'ouvrage d'une critique au moins injuste. Qu'on lise les anciens, et sur-tout Quesnay qui les avoit bien médités, et on verra que, conformément aux idées du temps sur la putridité, toutes les maladies fébriles, dans lesquelles le sang tiré par la saignée offroit cette couenne, étoient déclarées putrides. Il y a plus ; toute la doctrine des coctions, des hypostases, des crises, admise par les anciens, n'est applicable qu'à ces fièvres putrides. Il n'y avoit nulle erreur dans les choses : alors les mots étant rigoureusement de convention ou de pure relation. Les modernes ont changé les idées sur cette doctrine de la putridité sans porter atteinte ni à son existence ni à sa nature; et c'est bien gratuitement que M. Pinel accuse Forestus sur une opinion qui, étant celle de l'antiquité, est vénérée par notre Nosographe, dans la personne sacrée d'Hippocrate.

III. M. Pinel oppose ensuite la nature de la fièvre ardente. Je ne lui rapporterai point la discussion philologique de M. Le Roy, professeur à l'université de Montpellier, qui a cherché à prouver que les fièvres ardentes des anciens loin d'être des noms de genre ou d'espèce de maladies, n'étoient qu'une qualification donnée généralement aux maladies graves et malignes: mais je lui observerai que tout ce qu'il avance sur cette fièvre n'est que problématiquement (1). Cela ne l'empêche pas néanmoins de dire que la fièvre ardente a son essence *dans l'irritation du systéme nerveux, la réaction vive et générale du systéme vasculaire et la turgescence générale du systéme vasculaire sanguin* (2). Cette explication n'est-elle pas de la pure métaphysique ; ou, comme il le dit lui-même, de *ce jargon scientifique*

____

(1) Tom. 1, pag. 30, 131.
(2) Tom. 1, pag. 47.

qui circule dans le commerce de la vie civile (1)?
Vaut-elle celle qui, relativement à la fièvre
ardente, montreroit les effets d'une matière
séreuse, âcre, agissant sur les membranes
vasculaires, et déterminant une affection érythématique, ou au moins un spasme général
de ces tissus membraneux.

Comment, dans l'explication de M. Pinel,
l'irritation du système nerveux, ne faisant
pas le moindre effet sur l'organe musculaire,
va-t-il borner son action au système vasculaire, dont il provoque la turgescence, l'effervescence même (2)? et comment les vaisseaux sanguins, considérés solides, entrent-ils
en turgescence, en effervescence? Ce qui
pourra jeter quelque lumière sur l'objet principal, est que, suivant M. Pinel, la fièvre
ardente se termine par une moiteur générale,
des sueurs critiques, une hémorragie (3); il
auroit pu ajouter, et Piquer qu'il cite le lui
a appris, par une jaunisse.

IV. Dans la quatrième prétendue preuve,
on objecte la nature identique du sang dans
l'inflammation et dans le scorbut; cherchons

---

(1) Tom. i, *Introd.* pag. j.
(2) Tom. ii, pag. 55.
(3) Tom. i, pag. 47.

des raisonnemens et des faits pour combattre M. Pinel. Où? Dans M. Pinel lui-même.

Ces raisonnemens et ces faits peuvent se prendre dans l'état du systême exprimé par les symptômes, dans les fièvres angioténiques ou inflammatoires, et dans les fièvres ady‑namiques ou putrides ; parce qu'il y a tou‑jours un rapport extrême entre les solides et les fluides. Les tableaux respectifs de ces fièvres, consultés dans la *Nosographie*, four‑niront la première réponse.

Nulle part M. Pinel ne s'explique sur les qualités apparentes du sang tiré par la sai‑gnée, ou fourni par une hémorragie, soit dans la fièvre angioténique, soit dans une phlegmasie. Mais il lui est échappé de dire, au sujet de ces qualités apparentes du sang dans les fièvres adynamiques, *couleur verdâtre du sang tiré des veines, ce qui semble l'assimiler à la viande gâtée* (1). Est-ce-là le sang, je ne dirai pas d'un malade atteint de fièvre inflam‑matoire ou d'inflammation, mais même d'une personne en santé ?

Après tout, et qu'on réponde de bonne foi, quel est le scorbut qui offre l'indication d'une ou de plusieurs saignées ? où est le praticien

____

(1) Tom. 1, pag. 194.

qui ose tirer du sang à de vrais scorbutiques?
quel est, enfin, le chimiste qui a eu à analyser, comparativement, le sang d'un sujet
attaqué d'une fièvre inflammatoire ét celui
d'un sujet attaqué véritablement de scorbut?
M. Pinel, véridique, ne l'affirmera point. Il
s'agit donc des sujets qui auront été saignés,
les uns dans les premières périodes d'une maladie inflammatoire, les autres dans les premières périodes d'une maladie qui est devénue
putride, scorbutique même; et les principes
de leur sang auront été les mêmes. Cela peut
être vrai : mais y a-t-il eu quantité des mêmes
principes? et tel est le véritable objet de la
question. Dans les maladies de nature différente, le sang peut avoir les mêmes apparences; les principes sont les mêmes, mais les
proportions de ces principes ont changé; et
ce changement notable dans les proportions,
constitue le mode pathologique. Cette assertion n'a nul besoin d'être développée.

V. Enfin, M. Pinel se fait un titre de l'extension du régime anti-phlogistique; mais s'en-
tend-il bien sur la nature de la fièvre qui en
est susceptible? On a vu que cet auteur la
met dans une irritation dans les vaisseaux.
Mais, s'il n'y a qu'une irritation, pourquoi
les fièvres inflammatoires ont-elles des pé-

riodes? pourquoi le précepte de circonscrire la saignée dans un certain nombre de jours? pourquoi attend-on, dans ces maladies, des urines hypostatiques? pourquoi ces fièvres se terminent-elles quelquefois par des abcès? &c.

Pressé par ces faits, l'auteur de la *Nosographie philosophique* dira qu'il y a dans la fièvre angioténique, une distension de plénitude ou de surabondance de sang; mais il reconnoîtra, en outre, pour éviter une trop forte contradiction, une excitation primitive des forces organiques du système vasculaire (1).

Est-ce l'irritation qui a fait la surabondance du sang? ou cette surabondance a-t-elle fait naître l'irritation par une distension de plénitude? L'auteur a lui-même fourni la réponse. L'excitation primitive n'existe point avant l'action des causes prédisposantes; et ces causes (2) sont la saison *rigoureuse du froid*, un tempérament sanguin, le passage d'une vie laborieuse à une vie sédentaire, la suppression de quelqu'évacuation sanguine, &c. En faut-il davantage? La disten-

____

(1) Tom. 1, pag. 22.
(2) Tom. 1, pag. 20 et 21.

sion arrive par plénitude; l'irritation vient
de la distension : la cause primitive est donc
humorale, et non organique du système vasculaire. On saigne abondamment, jusqu'à défaillance, comme chez le malade de Galien (1),
et la fièvre finit sur-le-champ par un sommeil. La saignée a-t-elle emporté l'irritation,
ou la cause distensive et irritante?

Le traitement est toujours le point capital
en médecine-pratique. M. Pinel, après avoir
blâmé les rapports que les auteurs ont faits
entre la fièvre inflammatoire, en général, et
les phlegmasies (2) : rapports naturels, s'il est
vrai qu'une phlegmasie ne soit que l'union
d'un phlegmon interne avec une fièvre inflammatoire; M. Pinel, dis-je, fait lui-même un
rapprochement un peu singulier, sans doute,
des cas de fièvre inflammatoire guérie, et par
une saignée jusqu'à défaillance, et par une
méthode d'expectation. Mais quel précepte
clinique ce rapprochement fournit-il? Le
voici : c'est qu'il ne faut point saigner du tout
dans la vraie fièvre inflammatoire, ou ne
pratiquer qu'une, tout au plus deux saignées
modérées, dans quelques cas extrêmes, où

____

(1) Tom. 1, pag. 27.
(2) Tom. 1, pag. 49.

l'affection inflammatoire se dirige vers la tête ou la poitrine, et produit quelque symptôme grave et dangereux (1)..

Le précepte est assez important pour mé-riter une courte discussion.

On sait que M. Pinel n'a fait la médecine-pratique que dans les hospices nationaux de Bicêtre et de la Salpêtrière; mais ce qu'il faut rappeler, est que le régime de ces maisons de secours est généralement mauvais, au moins peu substantiel; la viande n'entre dans ce régime, que deux fois par dix jours (2): aussi la fièvre gastrique est comme endé-mique, et règne sous toutes les formes (3); une diarrhée habituelle y existe avec un état de débilité (4).

On sait encore que M. Pinel reconnoît pour caractère de la fièvre inflammatoire, une irritation des tuniques des vaisseaux sanguins.

D'après cela, suivons son raisonnement, et les conséquences que l'auteur en tire.

____

(1) Tom. 1, pag. 56.
(2) *Médec. cliniq. Introd.* pag. xvij, xviij.
(3) *Nosogr. philos.* tom. 1, pag. 116.
(4) *Médec. cliniq. Introd.* pag. xv.

J'ai, dit-il, *observé la fièvre inflammatoire au plus haut degré, sur-tout dans les infirmeries des prisons de Bicêtre, où les détenus, soit par ennui, soit pour s'étourdir sur leur malheureux sort, se livroient à des excès habituels* (1). Des excès habituels chez les prisonniers de Bicêtre ! chez les détenues à la Salpêtrière ! Cela s'entend, de reste..

Disposition à contracter la fièvre inflammatoire : un tempérament sanguin, l'adolescence ou l'âge adulte, l'état pléthorique, la bonne chère (2), excès d'intempérance, vie oisive, jointe à une nourriture succulente (3)... La conséquence est manifeste ; tout cela se rencontre à Bicêtre, à la Salpétrière ! Et parce que les saignées ne pourront point être libéralement pratiquées à de vieilles femmes, à des prisonniers rongés de peines et de chagrins, on en fera un précepte applicable aux riches du siècle, aux hommes à *embonpoint succculent,* aux sujets robustes, jeunes et réellement sanguins ! Voilà en quoi la pratique hématophobe de M. Pinel, sa médecine expectante et méticuleuse, est dangereuse et

______

(1) *Nosogr. philos.* tom. 1, pag. 55.
(2) Tom. 1, pag. 42.
(3) Tom. 1, pag. 61, 62.

fatale. Mais l'idée de l'irritation n'exige pas qu'on verse beaucoup de sang! Vous ne saignez donc que pour les idées que vous vous êtes faites de l'état inflammatoire, et non pour l'état inflammatoire lui-même? vos histoires de maladies, votre méthode analytique, ne tendent donc qu'à défigurer l'art de guérir? et vos élèves (1) jugent et agissent sur la parole de leur maître !....

______

(1) Pour faire connoître la bonne-foi des élèves de M. Pinel, qui n'osent s'écarter des préceptes qu'il leur inculque, je dois citer cette observation (tom. 1, p. 39). Une jeune personne de vingt-quatre ans, d'un tempérament sanguin, mais délicat et sensible, éprouva une vive frayeur au moment de l'éruption des menstrues qui furent supprimées; deux jours après, *hémorragie du nez abondante*, et ensuite santé chancelante pendant quelques jours; course d'une lieue durant la chaleur du jour, et dès le soir lassitude dans tous les membres, céphalalgie intense, battement des artères temporales. Les prémiers jours, face animée, toux sans expectoration, diarrhée, yeux larmoyans, douleur des lombes, urines rouges, alternatives de chaleur et de moiteur, pouls plein, fort et développé; insomnie, point de paroxisme sensible. Le deuxième jour, légère surdité, soubresauts des tendons. Quatorzième jour, *somnolence, délire plus intense, face bouffie avec érysipèle*. Quinzième jour, *hémorragie copieuse du nez*. Seizième jour, sueur générale, sommeil paisible. Dix-septième jour, *sang pur rendu par les selles*. Dix-huitième jour, léger frisson

II.

II. Le second ordre des fièvres donne les méningo-gastriques (bilieuses); de *menigx*, membrane, et *gastér*, ventre ou estomac. Quel est leur siége ? Il paroît correspondre à la région épigastrique, et être dans les membranes de l'estomac, du duodenum ou de leurs dépendances (1). Quel est leur objet ? Une irritation spéciale de l'estomac, du duodenum ou des parties adjacentes (2). Quelles sont les causes prédisposantes ? Usage des alimens difficiles à digérer, écarts du régime, excès de table (3). Quelles sont leurs solutions critiques ? Un vomissement spontané,

---

avec tremblement, chaleur sans sueur. Dix-neuvième jour, fonctions des sens pleinement rétablies. Vingt-unième jour, *hémorroïdes* et terminaison de la fièvre.

Cette observation a été faite pendant le cours d'une fièvre angioténique épidémique, dans une petite commune près de Mantes, par un ancien élève de M. Pinel. Cet élève faisoit une ou deux saignées, et quand la maladie étoit bien dégénérée, il présumoit que c'étoit par l'effet d'une complication avec la fièvre adynamique. Et ce sont là des praticiens chargés de la vie des citoyens ! La jeune personne citée ci-dessus eut quatre hémorragies, en comptant les hémorroïdes. *O bienfaisante nature !*

(1) *Nosogr. philos.* tom. 1, pag. 10.
(2) *Ibid. Introd.* pag. xxj.
(3) *Ibid.* tom. 1, pag. 127.

e

ou procuré par l'action d'un émétique(1), un flux abdominal ou des laxatifs (2); quelquefois une hémorragie copieuse (3).

Ce court exposé suffit pour résoudre pleinement la question. Un siége indéterminé, une irritation inconnue, des abus de régime pour cause, des évacuans pour remèdes, des flux humoraux pour crises. Que veut-on de plus? Qu'un auteur nosographe, qui assure avoir une marche ferme et imposante, et guidé par le flambeau de l'analyse, parle d'une manière plus décidée? Mais il vous a dit, en s'expliquant sur le siége primitif des fièvres, qu'on ne peut le déterminer qu'avec probabilité (4); il vous a dit qu'on ne peut pas déterminer les symptômes d'inflammation des couches musculaires qui entrent dans la composition du conduit alimentaire(5). S'il ne vous suffit pas de savoir que le mal, dans les fièvres bilieuses, est dans l'estomac ou dans le duodenum, c'est-à-dire dans leurs tuniques; n'avez-vous pas les dépendances et les parties adjacentes, c'est-à-dire le foie, les

----

(1) *Nosogr. philos.* tom. 1, pag. 69, 70.
(2) *Ibid.* pag. 109, 114, 116, 117.
(3) *Ibid.* pag. 76, 86.
(4) *Ibid.* pag. 10.
(5) *Ibid.* tom. 11, pag. 284.

intestins, le mésentère, tout ce que renferme la capacité abdominale, sur-tout les organes sécréteurs de la bile et du suc pancréatique (1)? La latitude est assez forte pour contenter même les esprits difficiles.

Aussi peut-on nier, s'écrie subitement M. Pinel, *qu'il existe un ordre naturel de fièvres dont le siége est dans les membranes du conduit alimentaire, sur-tout de l'estomac et du duodenum, et que j'appelle* méningo-gastriques (2)? On le niera, quant au siége, si vous ne savez pas nous dire où est ce siége, en quoi consiste l'affection de ce siége, et si vous êtes forcé, comme vous le faites, d'avouer qu'il existe des amas abdominaux, un embarras gastrique ou stomachal, et un embarras intestinal (3), et d'en venir aux remèdes qui chassent les mauvais sucs, qui fatiguent vos membranes et lèsent leurs fonctions.

Mais dans l'affection de ces membranes, M. Pinel englobe-t-il la membrane muqueuse, la plus intérieure, la plus accessible aux agens de l'irritation? Il n'en dit rien.

____

(1) *Nosogr. philos.* tom. 1, pag. 102.

(2) *Ibid.* pag. 104.

(3) *Ibid.* pag. 68, 69, dans le texte et dans la note. Cet embarras gastrique est encore plus clairement adopté pour les adénoméningées, tom. 1, pag. 170, 171.

Mais, s'il est pour l'affirmative, voilà les
fièvres méningo-gastriques transformées en
adénoméningées ; c'est-à-dire, qu'il y a confusion du second et du troisième ordre des
fièvres ; s'il est pour la négative, par quel
étrange moyen garantira-t-il la membrane
muqueuse, de l'affection qui attaque les deux
autres membranes de l'estomac, quand cette
membrane muqueuse est la plus intime, et
a un usage plus important encore que les
autres ?....

Mais la bile ou l'humeur biliforme que la
pathologie humorale indique comme la cause
matérielle des polycholies et des fièvres bilieuses, ne prédomine point dans le sang
d'après les résultats de l'analyse chimique (1).
M. Pinel fait donc semblant d'ignorer que
cette bile, dont il adopte l'existence, l'action
et la dépravation, quoique secondaires (2),
n'a pas besoin d'être dans le sang pour causer
la fièvre bilieuse, mais seulement inonder
les premières voies, comme la mucosité les
engoue dans les fièvres adénoméningées. Il

____

(1) *Nosogr. philos.* tom. 1, p. 104.

(2) *Ibid.* pag. 106, 107. Savez-vous pourquoi M. Pinel le dit ainsi, parce qu'un de ses élèves l'a dit *ibid.*
ou plutôt lui-même, pag. 89.

ne faut pour cela qu'une bile altérée dans ses principes constitutifs, devenue acide, âcre, ammoniacale par la combinaison de quelques nouveaux principes; et on ne niera pas que la bile ne devienne assez souvent telle qu'on vient de l'indiquer. Cette bile, ainsi dénaturée, l'est indépendamment de l'altération de l'organe qui l'a sécrétée, et; influant sur l'embarras gastrique, elle devient la cause matérielle de l'irritation fébrile (1). La cause matérielle est tout en médecine pratique : il est inutile de s'expliquer plus clairement.

Le sang d'un malade affecté de la jaunisse ou ictère, et dont l'urine paroissoit avoir une teinte de bile, a été reconnu pour ne différer nullement de celui d'un sujet sain; et le sérum, qui étoit aussi coloré qu'une forte infusion de safran, ne contenoit qu'une matière colorante jaune, sans offrir aucun des élémens constitutifs de la bile (2).

D'après ce passage, il résulte que le *sérum* de tout homme sain est aussi coloré qu'une forte infusion de safran; si cela n'est point

----

(1) *Nosogr. philos.* tom. 1, pag. 107.
(2) *Ibid.* tom. 1, pag. 105.

e 5

vrai, tout *sérum* qui sera aussi coloré qu'une forte infusion de safran, n'appartiendra pas à un homme sain. Le dilemme est pressant. Mais la matière colorante jaune n'est nullement un des principes nécessaires de la bile(1): peut-on en dire autant de la matière colorante, abstraction faite du jaune ? Que les couleurs tiennent, ou à la réflexion des rayons solaires colorés, ou à la séparation et l'appropriation de ces rayons, ou au degré d'oxigénation de la substance colorée, il en résultera toujours que la substance qui se colore existe indépendamment de la quantité du principe qui donne la couleur. Ainsi la matière colorée est un principe essentiel de la bile ; et peu importe que la couleur soit différemment nuancée depuis le jaune jusqu'au noir, en passant par le vert. Cette altération de couleur tient à une altération de la couleur primitive de la bile, qui est la jaune. On a donc dit, avec aussi peu de raison que de vérité, que cette matière colorante jaune n'est point un des principes nécessaires de la bile, puisque la bile est de son naturel essentiellement colorée et jaune.

Dernière objection. La substance résineuse

____

(1) *Nosogr. philos.* tom. i, pag. 105.

de la bile n'a pas été trouvée dans le sang (1).
Mais a-t-on jamais prétendu que la bile fût en
masse dans les humeurs qu'elle déprave par
sa présence; qu'elle ne se décompose pas; que
ses principes constitutifs n'entrent point dans
de nouvelles combinaisons; que, de-là même,
ne provienne essentiellement l'altération des
humeurs? Quand une diarrhée véritablement
bilieuse, bien reconnue telle par les praticiens, évacue les matières intestinales; qui a
jamais pensé que la bile fût, en nature, in-
décomposée dans les déjections? Et parce que
la bile aura été décomposée, pourra-t-on dire
qu'elle ne joue aucun rôle dans les flux intes-
tinaux biliformes?

Deux réflexions; car il est impossible de
poursuivre M. Pinel pied à pied, il faudroit
s'arrêter à toutes les phrases. Trois réflexions
suffiront pour présenter ce qu'il y a encore
de plus digne de remarque.

La première réflexion porte sur l'exclu-
sion que M. Pinel donne aux types intermittent et et rémittent, pour déterminer les différences fondamentales des maladies (2), quoique ce type et la succession des accès soient

---

(1) *Nosogr. philos.* tom. 1, pag. 105.
(2) *Ibid.* pag. 94.

ce qui tombe le mieux sous les sens *dans l'exploration des symptômes* (1), quoique lui-même n'ait pas d'autre fondement pour la distinction du genre (2), quoique ce type lui serve évidemment d'indication pour l'usage du quinquina (3). Il faut que l'amour que M. Pinel a pour la considération de la structure des parties que les fièvres affectent, l'emporte bien loin, puisqu'il lui fait perdre de vue et ses principes, et ses raisonnemens, et ses suppositions.

La seconde réflexion aura pour objet la critique du conseil donné de combattre, par la saignée, l'éréthisme et la phlogose, qu'excitent des sucs âcres et bilieux (4) ; et la pratique de l'auteur de la *Nosographie*, d'opposer la méthode expectante au traitement des fièvres intermittentes (5) et rémittentes : genre de fièvres que lui, M. Pinel, et son élève Desains (6), ont, seuls, bien exposé.

Combattre un éréthisme, une phlogose, de quelque cause qu'elle provienne, par la sai-

____

(1) *Nosogr. philos.* tom. 1 ; *Introd.* pag. xviij.

(2) *Ibid.* tom. 1, pag. 95.

(3) *Ibid.* pag. 285, 289, 296.

(4) *Ibid.* pag. 118.

(5) *Ibid.* pag. 120 et suiv.

(6) *Ibid.* pag. 118.

gnée, est sans doute une pratique généralement admise. M. Pinel a reconnu des amas
abdominaux (1), et, qui plus est, il parle
d'une dangereuse variété de l'embarras gastrique, dans lequel la marche de la maladie et
l'ouverture des corps ont prouvé d'une manière manifeste , que l'irritation gastrique
peut être portée au point de déterminer une
phlegmasie promptement suivie de la gan-
grène (2). J'espère qu'en voilà assez pour permettre de décider si M. Pinel a eu raison de
condamner le conseil de saigner pour combattre les effets des sucs âcres et bilieux. Il
donne, à la vérité, des histoires de fièvres
bilieuses, dans lesquelles on n'a pas saigné :
mais qu'est-il survenu ? Le quatorzième jour,
*hémorragie du nez copieuse, et dès-lors ter-
minaison de la maladie* (3). Aussi Finke,
adopté par M. Pinel, nous dit : *Heureux présage, si une hémorragie du nez avoit lieu du
quatrième au septième jour* (4), &c. &c.

Je ne dirai qu'un mot pour mettre à sa véritable place le conseil que donne M. Pinel,

----

(1) *Nosogr. philos.* tom. 1, pag. 68; note 1, pag. 109.
(2) *Ibid.* pag. 73, 84.
(3) *Ibid.* pag. 75, 86, 87, 88, 117.
(4) *Ibid.* pag. 78, 79.

d'attendre dans les maladies, et notamment dans les fièvres intermittentes, et ce sera pour interpeller les médecins judicieux qui pratiquent leur art sur les bords des marais de la Hollande, de l'Italie, de la Bresse, du Bas-Languedoc, &c.; c'est là qu'on apprend à connoître et à traiter les fièvres intermittentes; c'est là que l'on est convaincu du danger de l'expectation dans ces maladies; c'est là, enfin, que l'on sent tout le ridicule que se donne un auteur qui se propose de fonder la doctrine de ces fièvres sur des histoires particulières, recueillies dans les hôpitaux (1). N'est-ce pas dans ces asyles, où tous les maux dégénèrent et se compliquent (2)? Le théâtre de l'observation de ces maladies est les pays marécageux, et non les hôpitaux, dont la plupart ne sont qu'un gouffre de l'espèce humaine.

III. Les fièvres adénoméningées constituent le troisième ordre.

Si l'on pouvoit trouver quelque raison dans la dénomination de méningo-gastriques, parce que *menigx* et *gastér* font encore pressentir qu'il s'agit de membranes abdominales, quelle raison y auroit-il pour croire qu'adénoménin-

______

(1) *Nosogr. philos.* tom. III, pag. 326, note.
(2) *Ibid.* tom. II, pag. 223.

gée, d'*adén*, glande, et de *menigx*, membrane, exprime un ordre de fièvres, indiquant une irritation qui s'exerce sur-tout sur les membranes muqueuses du conduit alimentaire (1)? Presque toutes les parties du corps ont des glandes et des membranes; aussi un élève de M. Pinel a-t-il poussé le ridicule jusqu'à proposer de nommer le cancer, *adénoméningite* (2).

Il n'y a rien de plus remarquable et de plus singulier, en même temps, que la création de deux ordres de fièvres (les méningo-gastriques et les adénoméningées) ayant, toutes les deux, leur siége dans les membranes intestinales, leur essence dans une irritation; et ne différant, d'après les résultats de la méthode de l'analyse, qu'en ce que l'irritation se fixe à la première, à la seconde, à la troisième membrane des intestins. Et pourquoi? par quel prestige? Quel œil de lynx a pénétré ces jeux de l'imagination? quel pouvoir a commandé à l'irritation, dans les adénoméningées, de n'occuper que la membrane mu-

______

(1) *Nosogr. philos.* tom. 1, *Introd.* pag. xxj, et pag. 11.

(2) Propositions sur l'adénoméningite ou le cancer, par M. Lacombe, Paris, an XIII. Thèse soutenue à l'Ecole de Paris, sous le n° 445.

queuse ; dans-les méningo-gastriques, de se
porter sur d'autres membranes extrêmement
contiguës, et que leur structure n'isole point?...
Mais, parce que M. Pinel a dit que la nature
des fièvres adénoméningées est dans l'irritation, on va le croire ? Point du tout. Les
adénoméningées ne reconnoissent qu'un état
de débilité (1); leurs symptômes sont ceux de
la fièvre adynamique (2) ; leurs causes sont
celles de l'affoiblissement (3) : il y a des
vers (4); les crises sont des sueurs acides, des
vomissemens muqueux, des urines sédimen-
teuses, des aphtes (5) : ce sont des quantités
énormes de matières stercorales très-vis-
queuses ; des pétéchies (6), des engorgemens
muqueux (7). Les remèdes sont tous évacuans, incisifs (8) : l'émétique, la rhubarbe,
le jalap, le muriate ammoniacal (9), l'émé-

____

(1) *Nosogr. philos.* tom. 1, p. 136, 176.
(2) *Ibid.* p. 137.
(3) *Ibid.* p. 142, 143, 159.
(4) *Ibid.* p. 148.
(5) *Ibid.* p. 146.
(6) *Ibid.* p. 154.
(7) *Ibid.* p. 169.
(8) *Ibid.* p. 176.
(9) *Ibid.* p. 176.

tique en lavage, les doux laxatifs (1), le muriate de mercure doux (2), &c. &c.

Quelle est donc la valeur d'un ouvrage, d'un système, dans lequel on trouve tant de contradictions? M. Pinel ne dira point que les adénoméningées sont essentiellement adynamiques ; il a placé ces adénoméningées dans la première section de ses fièvres, contenant trois ordres, dont l'excitation est le caractère commun (3). Mais alors, comment son diagnostic, son éthiologie et ses vues de traitement, se rapportent-ils à une fièvre adynamique? Peut-il y avoir en même temps excitation et insensibilité, irritation et foiblesse? et cette excitation, enfin, cette irritation, demandent-elles pour remèdes directs, des émétiques qui chassent les matières intestinales, les laxatifs qui évacuent les matières intestinales, l'émétique en lavage qui expulse les matières intestinales ; en un mot, les médicamens qui, en incisant, en délayant, en détachant, préparent la sortie des matières intestinales ?

A ces réflexions, toutes immédiatement

____

(1) *Nosogr. philos.* p. 178.
(2) *Ibid.* p. 140.
(3) *Ibid.* p. 402.

fournies par la *Nosographie philosophique*, on pourroit en ajouter une foule d'autres. On ne peut néanmoins s'empêcher de remarquer que l'auteur y donne des inquiétudes, et rassure sur l'emploi du quinquina (1) ; qu'il y reconnoît en même temps, et la lésion des solides et le vice des humeurs, d'une manière primitive et secondaire ; enfin, que s'il a placé parmi les fièvres avec irritation, les adéno-méningées qui sont avec foiblesse, nous le verrons placer parmi les fièvres avec débilité et inertie, des ataxiques avec irritation.

IV. Le quatrième ordre est destiné aux fièvres adynamiques ; d'*a*, préposition privative, et *dynamis*, force, puissance. Son objet est *d'ajouter à la considération des changemens produits sur le canal alimentaire, celle d'une impression de débilité ou d'atonie dirigée sur l'irritabilité des muscles* (2) ; ou bien, par une modification de ce caractère, les fièvres adynamiques consistent *dans une diminution de la sensibilité géné-*

______

(1) *Médecine clinique, passim ; Nosog. philos.* tom. 1, pag. 182, 285, 289, 296, 306, 310, 315 : notez que M. Pinel, qui ne veut pas faire attention aux types des fièvres, est toujours ramené à ce type relativement à l'usage du quinquina.

(2) *Introd.* pag. xxj.

rale, et un état d'atonie dont semblent frap-
pées les fibres musculaires.

Ainsi, cet ordre de fièvres reçoit son nom d'un symptôme, tandis que les trois premiers ordres n'avoient été nommés que d'après la structure des parties. Où donc est l'unité des principes ? Toutefois, en adoptant cette dénomination, l'auteur entend proscrire celle de putridité, de fièvres putrides. Il convient qu'il y a odeur fétide des déjections, des sueurs et de l'urine ; prompte décomposition des corps de ceux qui ont succombé ; couleur verdâtre du sang tiré des veines (1) ; pétéchies, hémorragies passives ou d'un sang dissous (2) ; dégénération gangréneuse des plaies faites par les vésicatoires (3) ; engorgement des parotides (4), &c.

Il reste à savoir si ces phénomènes expressifs et nombreux proviennent de la décomposition des humeurs, ou de l'affoiblissement des fibres musculaires. A cet effet, que l'on me dise si ces muscles dont parle M. Pinel, sont nourris et abreuvés par le sang, la lymphe,

---

(1) *Nosogr. philos.* tom. 1, pag. 194.
(2) *Ibid.* pag. 196, 202, 327.
(3) *Ibid.* pag. 204.
(4) *Ibid.* pag. 294, 210

ou si ces humeurs animales reçoivent d'eux
la vie et la force ? qu'on m'apprenne avec
quels agens, autres que la lymphe et le
sang , les muscles et leurs fibres reçoivent la chaleur et le principe vivifiant ?
Les vaisseaux lymphatiques absorbent les
humeurs exhalées , le chyle , jusqu'aux
miasmes septiques et autres ; la lymphe s'en
imprègne ; la lymphe est versée dans les vaisseaux sanguins ; le sang s'en imprègne encore.
Que des miasmes ainsi confondus avec la
lymphe et le sang parviennent jusqu'aux
muscles, cela se conçoit ; mais que ces miasmes aient laissé la lymphe et le sang sans
altérations, cela ne se conçoit point. Plusieurs poisons ne sont poisons que lorsqu'ils
sont délayés dans le sang, ou mêlés avec le
sang. On les avale impunément, on en humecte sans risque les solides. Ainsi ces poisons n'ont d'action que sur le sang, parce
que ce fluide en est le seul menstrue, ou le
seul foyer dans lequel ils puissent se développer et former assimilation.

Avançons : le sang épanché dans une capacité fermée au contact de l'air, dans le tissu
cellulaire , ainsi qu'on le voit dans l'ec-
chymose, ne se décompose pas, quoiqu'il ne
se trouve plus sous l'influence des fibres
motrices.

motrices. Dans la cachexie, dans la paralysie avec mollesse des chairs, l'affoiblissement est porté bien loin, et il n'y a aucun des symptômes des fièvres putrides. Le poison du crotale tue en quelques minutes, en détruisant les forces; mais au même instant le sang est décomposé : le poison de la vipère anéantit l'irritabilité, mais il survient une jaunisse. On dit que la morsure de l'hémorrhoïs tue en déterminant des hémorragies générales ; expliquera-t-on ce phénomène par l'agrandissement des pores, par la chute des forces toniques?... Mais ce sang ne se coagulera point; la fétidité sera manifeste; ce sang sera noir....

Et vous dites qu'il ne sauroit acquérir aucun degré de putridité, parce que l'analyse chimique ne trouve point de différence entre un sang putride et un autre qui ne l'est point (1)? Effacez alors des pages de votre livre : *Couleur verdâtre du sang tiré des veines, ce qui semble l'assimiler à la viande gâtée* (2); *odeur fétide des excrétions*, &c. &c. *Le malade périt en répandant l'odeur la plus fétide* (3); etc.

____

(1) *Nosogr. philos.* tom. 1, pag. 195.
(2) *Ibid.* pag. 194.
(3) *Ibid.* tom. ii, pag. 29.

f.

Cette fétidité, qui imprime le cachet de la putridité à tout ce qui sort du corps, au corps lui-même, à ce corps dès l'instant qu'il est réduit en cadavre; les hémorragies , les éruptions , les gangrènes (1) , n'établissent point le caractère putride des fièvres : et vous le faites dépendre, d'où ? D'une subordination à l'état des forces de la vie (2) ; d'une sorte de *collapsus* antérieur (3).... Sont-ce-là les caractères extérieurs et sensibles, auxquels vous voulez que nous soyons bornés (4) ?

C'est fort bien. Quels sont vos remèdes ? Tisanes d'orge ou d'avoine , décoction des fruits, limonade, orangeade (5), suspension du vin et des cordiaux, oxicrat, fomentations chaudes, acide sulfurique, mucilagineux, opium (6), sangsues (7) : les stimulans actifs, selon vous, ne produisent que des effets passagers (8).

____

(1) *Nosogr. phil.* tom. 1, pag. 237; tom. 11, pag. 365.
(2) *Ibid.* tom. 1, pag. 258.
(3) *Ibid.* pag. 239.
(4) *Ibid.* tom. 1, pag. 195.
(5) *Ibid.* pag. 242.
(6) *Ibid.* pag. 243.
(7) *Ibid.* pag. 244.
(8) *Ibid.* pag. 301.

Quels humilians résultats, dès qu'on vient à comparer les phénomènes aux conséquences, l'état morbide au traitement ! M. Pinel parle des propriétés excitantes du vin, du camphre, du quinquina, et il détruit la confiance qu'on doit avoir dans les stimulans. Il en coûteroit trop d'avouer que ces substances agissent bien mieux en qualité d'anti-septiques ; et comme ces substances portent leur action d'une manière plus sensible sur les organes locomoteurs et les forces toniques, que sur les humeurs, les théoriciens peuvent en tirer avantage, et les solidistes ne manquent pas de s'en prévaloir. Cependant les faits concluans, je ne dirai pas seulement des expérimentateurs, mais encore des praticiens, parlent assez hautement en faveur des vertus anti-septiques de certains médicamens, pour que ces vertus ne puissent point être révoquées en doute.

Je ne quitterai point l'ordre des fièvres adynamiques, sans faire remarquer que M. Pinel a presque nié que la fièvre putride essentielle s'allie avec la fièvre inflammatoire (1) ; ce qui est très-vrai : mais qu'il tient ensuite un autre langage en parlant des

____

(1) *Nosogr. philos.* tom. 1, pag. 208, 209.

f 2

formes insidieuses de cette complication (1).

Terminons par cette remarque. Pour montrer que la putridité n'existe pas dans les fièvres putrides, M. Pinel nous dit : *Toutes les fausses apparences de cette prétendue putridité, ne disparoissent-elles point à l'époque de la convalescence, ou plutôt lors d'une terminaison favorable de la maladie* (2)? Peut-on faire sérieusement une telle objection? Quelle est la convalescence, quelle est la terminaison favorable d'une maladie, à l'époque de laquelle l'état morbide n'ait point disparu? Sans cela, y auroit-il convalescence et guérison?

V. L'objet du cinquième ordre est *une lésion profonde, portée sur l'irritabilité et la sensibilité, et marquée par des symptômes nerveux du plus funeste présage* (3): autrement, les fièvres ataxiques sont *celles qui manifestent des symptômes nerveux ou spasmodiques dans une sorte de désordre, par une atteinte dirigée sur l'origine des nerfs* (4).

Ataxique est l'adjectif d'ataxie qui vient

---

(1) *Nosogr. philos.*, tome 1, pag. 241, note.
(2) Tome 1, page 195.
(3) Tom. 1, *Introd.* pag. xxj.
(4) Tom. 1, pag. 11.

d'*a* privatif, et de *taxis*, ordre. Sydenham et Sellé ont adopté le mot *ataxie* pour exprimer l'irrégularité, l'anomalie dans les symptômes.

M. Pinel rapporte les ataxiques à des fièvres essentiellement adynamiques. Si elles le sont, une irrégularité dans la marche et dans la succession des symptômes doit - elle suffire pour constituer un ordre? Si elles sont adynamiques, pourquoi cette grande excitation (1) qui est assez souvent la compagne des fièvres ataxiques.

Il blâme le docteur Chambon d'avoir mis la cause des fièvres malignes dans les vices du fluide nerveux (2). Cette opinion est blâmable si elle est plus qu'une conjecture; mais ne vaut-elle pas autant que celle de M. Pinel, qui consiste dans une atteinte dirigée sur l'origine des nerfs (3), dans une lésion du principe de la vie qui réside dans les nerfs et dans les muscles (4). Qu'est - ce que cette atteinte et cette direction? qu'entend - on par cette lésion et cette résidence? Si le premier sen-

______

(1) *Nosogr. philos.* tom. 1, pag. 254.
(2) *Ibid.* pag. 251.
(3) *Ibid.* pag. 11.
(4) *Ibid.* pag. 254.

timent, celui de M. Chambon, est gratuit ; le second, celui de M. Pinel, ne l'est-il pas autant ?

Veut-on passer de ces idées hypothétiques à l'examen des fièvres adynamiques considérées dans leur marche afin de la comparer à celle des fièvres ataxiques ; on est soudain frappé de cette vérité, que les phénomènes nerveux sont aussi communs dans les unes que dans les autres. Il s'agit de le prouver.

Symptômes des adynamiques.	*Symptômes des ataxiques.*
Stupeur, vertiges et comme état d'ivresse, diminution des fonctions des organes de la vue et de l'ouïe, sorte d'anéantissement des facultés de l'entendement et rêvasserie légère, bégaiement ou difficulté d'articuler les sons. Tom. 1, pag. 196.	Perte de la voix, stupeur, altération des fonctions de l'entendement, délire taciturne, vue égarée, langue tremblante. Tom. 1, pag. 255, 282.
Les fièvres adynamiques se dirigent sur l'irritabilité des muscles. Tom. 1, *Intr.* pag. xxj.	Les fièvres ataxiques attaquent le principe de la vie dans les muscles. Tom. 1, pag. 254.
Elles diminuent la sensibilité générale. Tom. 1, pag. 11.	Elles portent sur l'irritabilité et la sensibilité. Tom. 1, *Introd.* pag. xxj, 300.

La parité est par-tout ; les symptômes fon-

damentaux sont les mêmes : où se trouve donc
encore une fois la différence ? dans la marche
tumultueuse (1) ? mais quand le centre commun des sensations est affecté, l'irrégularité
et la confusion sont inévitables (2) ; dans les
causes ? elles sont adynamiques (3) ; dans les
effets (4) ? on ne désigne que la fièvre cérébrale : affection morbide dont la dénomination est aussi contraire aux lois de la méthode
analytique, que son éthiologie paroît s'éloigner du véritable point de vue médical.

VI. Enfin l'ordre sixième des fièvres est
consacré à la fièvre adénonerveuse, d'*adén*,
glande, et de *nevron*, nerf.

L'objet de cet ordre, consacré à la peste, est
d'ajouter aux traits caractéristiques du cinquième ordre comprenant les ataxiques, des
circonstances particulières de mortalité, de
contagion et d'une affection simultanée des
glandes (5) ; ou bien les fièvres adénonerveuses
sont une sorte de fièvres ataxiques avec affection simultanée des glandes (6).

____

(1) *Nosogr. philos.* tom. 1, pag. 258.
(2) *Ibid.* pag. 307.
(3) *Ibid.* pag. 279.
(4) *Ibid.* pag. 307.
(5) *Ibid.* tom. 1, *Introd.* pag. xxij.
(6) *Ibid.* pag. 11.

De manière qu'une sorte qui, en histoire naturelle, équivaut à une espèce, et, en nosologie, à une variété, est, dans la Nosographie philosophique et en vertu de la méthode d'analyse, transformée en un ordre. La nomenclature peut avoir ses abus ; mais ceux - ci passent peut - être ceux que l'on peut se permettre.

Cependant M. Pinel n'a jamais vu la peste ; les infirmeries de Bicêtre et de la Salpêtrière sont muettes pour lui, et sa ressource n'est que dans les opinions des auteurs qu'il adopte; en y apportant toutefois sa versatilité, ses incertitudes : peuvent-elles être plus manifestes? La peste est, d'après M. Pinel, une fièvre adénonerveuse, et lorsque l'auteur trace son vrai caractère, il offre comme traits principaux la mortalité et la contagion, qui ne sont que des accidens. S'occupe-t-il de la faculté contagieuse? elle est ici un problême (1); là elle est incontestable (2). Il y a plus. *Le principe contagieux de la peste*, dit M. Pinel, *après avoir pénétré par le systéme lymphatique ou absorbant,* semble se diriger plus particulièrement sur les glandes, le tissu de la peau ; et très-rare-

______

(1) *Nosogr. philos.* tom. 1, pag. 405.
(2) *Ibid.* pag. 343.

ment sur un viscère (1). A peine est-il question de son action sur le système nerveux (2).
Enfin soit que l'on fasse attention à la pratique sudorifique des docteurs Samoïlowitz(3)
et de Mertens (4), approuvées par notre auteur, soit qu'on s'arrête à la qualité des
crises salutaires (5); on voit clairement qu'il
n'est question, dans le fait, que d'humeurs
directement altérées par le miasme pestilen-
tiel : autre argument de plus en faveur de la
doctrine humorale.

Les considérations sur les fièvres sont terminées par un appendix, dans lequel M. Pinel
examine *quelle est la méthode qu'on doit suivre
pour fixer avec précision le caractère d'une
fièvre épidémique* (6).

Voici quelle en est la solution; elle peut être
prévue, car l'auteur n'a absolument qu'une
marche. Ramasser un certain nombre d'histoires particulières sans donner des remèdes;
noter mois par mois les maladies et les symptômes : les observations recueillies serviront

---

(1) *Nosogr. philos.* tom. I, pag. 343.
(2) *Ibid.* pag. 382.
(3) *Ibid.* pag. 381.
(4) *Ibid.* pag. 382.
(5) *Ibid.* pag. 390.
(6) *Ibid.* pag. 393.

de base fondamentale pour des abstractions ultérieures (1).

«Que feront les malades, pendant le cours d'une épidémie plus ou moins désastreuse, soumis à la méthode d'expectation ? ils mourront; que fait cela ? il restera *des histoires* et *des autopsies cadavériques. Discite omnes.*

J'allois finir mon examen du premier volume lorsque je lis : *On a successivement perfectionné ces méthodes* (météorologiques), *et on a fait entrer en considération les époques de la germination, de la floraison des végétaux employés à des usages alimentaires, de la production de certains insectes nuisibles, des maladies des animaux domestiques, &c., ce qui n'a fait que compléter cette belle partie de la médecine* (2); je me transporte à quelques pages auparavant, et je lis encore : *Il étoit naturel, dans des siècles peu éclairés, d'associer l'idée de la peste avec un ordre d'événemens extraordinaires ou des présages de mauvais augure ; d'imaginer qu'elle étoit tantôt précédée de l'apparition d'une comète ou de quelque météore usité, tantôt annoncée par des nuées d'insectes volans, une production inépuisable*

____

(1) *Nosogr. philos.* tom. 1, pag. 395 - 7.
(2) *Ibid.* tom. 1, p. 400.

de scarabées, de sauterelles, &c., une fré-
quence extréme d'autres maladies les plus
graves. On doit étre peu surpris de trouver
des traces plus ou moins frappantes de cette
crédulité (1). Telles sont les contradictions
dont M. Pinel donne de si fréquens exemples.

Cet auteur a reproché à tous les nosologistes,
une extréme surcharge du tableau ; une clas-
sification arbitraire et vacillante, des affections
symptomatiques prises pour des maladies pri-
mitives ; une multiplication excessive des unes et
des autres par des compilations sans nombre des
maladies ; une sorte d'impossibilité avouée d'ob-
tenir un ensemble régulier (2). Voit-on autre
chose dans la Nosographie philosophique ? n'y
trouve-t-on pas, de plus, des détails physiologi-
ques et anatomiques (3) très-déplacés dans un
ouvrage consacré à la description des maladies;
une quantité de phrases (4) très-longues qui ne

---

(1) *Nosogr. Philos.* tom. 1, p. 332.

(2) Tom. 1, *Introd.* pag. vj.

(3) Voyez sur-tout tom. 11, pages 18, 102, 166, 233,
304, 544; tom. 111, 391.

(4) Voyez principalement tom. 1, pag. 309, 401;
tom. 11, pag. 416, 452, sans compter les portraits d'A-
lexandre le Grand et de Jules-César, tom. 1, pag. 82,
note ; du caractère des habitans du nouveau Monde,
tom. 1, pag. 150, note ; de Mirabeau, tom. 11, pag. 203;

tiennent en rien à un traité de médecine,
enfin un ton de prétention qui dépare toujours le vrai savoir.

Je n'analyserai point, avec autant de suite,
les autres classes de cet ouvrage. Je trouverois
par-tout que le diagnostic est incomplet ; que
les signes qui apprennent à distinguer les
maladies de leurs analogues, manquent ; qu'il
n'est nullement question du pronostic ni des
grands préceptes de la thérapeutique ; que la
confusion est dans les idées comme l'ambi-
guïté dans les mots : cependant je vais rapidement parcourir ces classes, et indiquer
quelques-uns des vices qui les rendent inexac-
tes ou mal disposées.

CLASSE II. *Phlegmasies.*

La seconde classe est occupée par les phlegmasies. Elles n'ont certainement aucune affinité avec les trois derniers ordres de la classe
des fièvres. D'ailleurs si les phlegmasies, dont
la plupart n'ont que des symptômes obscurs,
et qu'il est difficile de caractériser, doivent
former une classe de maladies ; pourquoi les

---

de Tibère et de Louis XI, tom. III, pag. 24 ; de Frédéric
II, tom. III, p. 411 ; les petits soupers de Néron, tom. III,
p. 135 ; et même tome, p. 150: c'étoit bon à dire deux fois.

douleurs, les essoufflemens, les flux, qui sont
des symptômés bien autrement expressifs, ne
constitueroient-ils point d'autres classes, et
avec plus de vérité ou autant de raison que
M. Pinel l'a fait pour les inflammations ?

Ordre I. Phlegmasies cutanées.

La pustule maligne (1) qu'on ne sépare point
de l'anthrax, dont on ne montre point l'analogie avec le charbon, et qui n'est qu'une
tumeur gangréneuse, est-elle donc une phlegmasie qu'on puisse mettre à côté de l'érysipèle (2), &c., dont on soit fondé à placer le
siége dans le réseau capillaire extérieur (3)?
Cette pustule maligne est-elle une phlegmasie
cutanée? Si elle étoit une tumeur inflammatoire, différeroit-elle du phlegmon?

A l'article de l'érysipèle n'y a-t-il pas lieu
d'être étonné que, confondant l'érysipèle *maladie*, avec l'érysipèle *symptôme*, l'auteur ait
cru devoir mettre au rang des érysipèles la
fièvre érysipélateuse d'Hoffman qui est une
fièvre grave et éminemment dangereuse. Qu'il
lise, en effet, ce qu'il dit tom. II, pag. 313, au
sujet de l'ophtalmie *symptôme*, pag. 520, au

---

(1) *Nosogr. Philos.* tom. II, p. 23.
(2) *Ibid.* p. 36.
(3) *Ibid.* p. 101.

sujet de l'hémoptysie *symptôme*; et il se trouvera jugé par lui-même.

Ordre II. N'est-ce point trop vague que d'appeler phlegmasies du tissu cellulaire et des glandes, l'inflammation du foie, du rein, de la rate et sur-tout du poumon? On doit noter qu'en parlant du pus, qui est une substance remarquable par sa ténuité et l'absolue incohérence de ses parties constituves, M. Pinel prétend que l'albumine y est dans un état de concrétion (1).

Ordre III. Phlegmasies des membranes diaphanes ou séreuses. Dans les généralités de cet ordre on trouve que les terminaisons (2) de ces phlegmasies, sont celles du phlegmon; et c'est une grande erreur de doctrine : les membranes séreuses enflammées ne suppurent pas; elles s'épaississent, transsudent, font des fausses membranes, et ne donnent point du pus. M. Pinel l'a vu lui-même (3) sans s'instruire.

Cet auteur commence par la phrénésie, et il nous apprend qu'on ne peut pas distinguer

____

(1) *Nosogr. Philos.* tom. ii, p. 113.
(2) Tom. ii, p. 177.
(3) *Ibid.* p. 189.

l'inflammation des méninges (1) de celle du cerveau (2); que les observations ne suffisent pas encore pour prononcer sur le vrai siége de la phrénésie (3). Pourquoi ose-t-il trancher la difficulté par la seule classification qu'il en fait ? Il y a cependant une différence très-grande entre l'inflammation d'un organe dont la phlegmasie peut finir par la suppuration ; et celle d'une membrane, qui, de sa nature, ne peut point fournir du vrai pus. Il semble que Fischer, que Richter, ont parfaitement appris à distinguer l'inflammation seule des membranes du cerveau.

La péritonite appartient véritablement au troisième ordre ; mais la fameuse fièvre puerpérale est-elle une péritonite ? M. Pinel le décide ainsi, par ce que ses élèves l'ont dit. Mais si la chose est vraie, pourquoi toutes les phlegmasies des membranes séreuses ne présentent-elles point le caractère de la fièvre

---

(1) Il doit paroître très-étonnant que M. Pinel conserve le mot de méninges aux enveloppes membraneuses du cerveau, lorsqu'il a créé les termes *méningo*-gastriques, adéno-*méningées*. Comment n'a-t-il pas craint l'erreur et la confusion qui naissent des mots *méninges*, *méningo*, *méningées* ?

(2) *Nosogr. philos.* p. 179.

(3) *Ibid.* tom. ii, pag. 181.

puerpérale? L'arachnoïde (dont il a plu à
M. Pinel de méconnoître l'inflammation pour
créer sa fièvre cérébrale), la plèvre, le péricarde, le péritoine, la tunique vaginale, sont
des membranes séreuses ; leur inflammation,
constituant la phrénésie (et bien mieux l'arach-
noïdésie), la pleurésie, la péricardésie, &c.
conduit-elle aux mêmes phénomènes qui res-
sortent, dans les fièvres puerpérales, de la présence du lait. Quoi ! cette humeur sécrétée,
ce lait si abondant après l'accouchement, ce
lait dont la dépravation peut être si prompte
et si funeste, ne mérite aucune considération?
Peu importe qu'il se dévie, qu'il se dénature?
Mais où le faites-vous passer, que devient-il?
Ainsi vous renversez les lois de la nature,
théoricien nosographe? plutôt que de récon-
noître une humeur animale pour la cause de
la vraie fièvre puerpérale, vous créez une inflammation imaginaire; ou d'une phlegmasie
accidentelle vous faites un caractère primitif?
Mais, je le répète, montrez une vraie pleurésie, et que le cadavre de celui qui y aura
succombé donne les mêmes désordres et sur-
tout le même épanchèment, et l'éthiologie humorale de la fièvre puerpérale sera anéantie ;
et pour lors vous aurez consigné une vérité
sur les pages du code médical. Les membranes
séreuses

séreuses ayant la même structure, doivent donner les mêmes résultats dans les mêmes affections pathologiques ; et l'inflammation du péritoine étant de même nature que l'inflammation de la plèvre, il faut que ces deux inflammations se ressemblent par les conséquences (1).

Quelqu'assuré que soit M. Pinel que la fièvre puerpérale est une péritonite, il n'a pu s'empêcher de dire *le plus souvent* (2) ; il y a donc, selon lui, des fièvres puerpérales qui ne sont pas des inflammations du péritoine. Que sont-elles ?

Ordre IV. Phlegmasies des articulations et des muscles.

La goutte, le rhumatisme appartiennent à cet ordre ; mais ces deux maladies, auxquelles on peut joindre l'érysipèle, sous presque tous les rapports, dont le siége se déplace quelquefois si facilement pour se transporter presqu'instantanément d'une partie sur une autre, forment-elles donc une affection des solides ou des humeurs ? Les tophus d'urate

______

(1) C'est ce dont on convient tacitement, tom. II, pag. 170.

(2) *Nosogr. philos.* tom. I, pag. 411.

de soude dont parle M. Pinel (1) sont-ils des produits de la vitalité organique?

Sont-ce des phlegmasies, ces maladies qu'on traite avec la teinture volatile de gayac (2), les fleurs de soufre (soufre sublimé), l'antimoine, la bardane, la salsepareille (3)?.

Quel est le prototype de la métrite? est-ce l'inflammation qui donne naissance au squirre (4)? est-ce le squirre qui provoque l'inflammation? et sous l'un et l'autre aspect quelle est la raison qui a fait classer la métrite parmi les phlegmasies des articulations et des muscles (5)?

Ordre V. Phlegmasies des membranes muqueuses.

Cet ordre étoit le plus facile à statuer, et avec cela il n'est exempt ni de confusion, ni d'équivoques.

Pour le prouver, citons l'angine des amygdales, placée parmi les phlegmasies des membranes muqueuses, quoique les amygdales soient des glandes (6), et que leur inflammation soit de nature phlegmoneuse. Citons aussi

---

(1) *Nosogr. philos.* tom. ii, pag. 255, 256, 257.
(2) *Ibid.* p. 269.
(3) *Ibid.* p. 270.
(4) *Ibid.* p. 290.
(5) *Ibid.* pag. 284.
(6) *Ibid.* p. 329.

la diarrhée, mise parmi les mêmes phlegmasies (1), assimilée avec l'entérite (2), et
présentée enfin comme une simple irritation
de la membrane muqueuse, qu'occasionnent,
soit des matières âcres, soit une sorte de métastase de la matière d'une autre sécrétion
supprimée ou diminuée (3) : aveu remarquable
d'un solidiste !

Que veut dire M. Pinel, lorsque, au rang
des symptômes qui caractérisent la première
période de la dysenterie, il place une sorte
de commotion dans l'arcade du colon (4) ?

Le catarrhe vésical déterminé par la présence d'un calcul (5) ; la leucorrhée par débilité (6) devoient-ils trouver place parmi les
phlegmasies ?

Je n'ai point attaqué les bases de l'opinion
de M. Pinel sur la théorie de l'inflammation,
cependant je ne puis m'empêcher de faire remarquer cette phrase : *c'est par les seules
forces de la nature, et par une suite de ses*

---

(1) *Nosogr. philos.* tom. ii, p. 378.
(2) *Ibid.* p. 383.
(3) *Ibid.* p. 380.
(4) *Ibid.* pag. 396-7.
(5) *Ibid.* p. 408-9.
(6) *Ibid.* p. 425.

efforts conservateurs, que le phlegmon par-
court en général ses périodes (1), comment
peut-on parler d'efforts conservateurs dans
une maladie qui détruit la partie par la suppuration.

CLASSE III. *Hémorragies internes.*

Hémorragies internes ! On ne conçoit
pas pourquoi on donne l'épithète d'interne
à des hémorragies dans lesquelles le sang sort
toujours au-dehors ; pourquoi, en créant
une classe de flux, on n'a eu égard qu'aux
flux sanguins, et pourquoi on a considéré
comme des flux, non-seulement les suppres-
sions de ces flux, mais encore leur cessation
naturelle. Etoit-il conséquent de confondre les
hémorragies actives qui appartiennent bien
mieux aux fièvres, aux phlegmasies, aux névroses ; avec les hémorragies passives qui se
rapprochent beaucoup plus naturéllement
des genres adynamiques des fièvres et des
névroses ?

Et qu'importe au praticien, lorsqu'il y a
adynamie, qu'il ait à combattre une fièvre,
un état nerveux, une hémorragie? N'est-ce

____

(1) *Nosogr. philos.* tom. II, p. 118.

point de la foiblesse générale et profonde qu'il
tire son indication ? Cette vérité met en évidence que c'est moins du nom d'une maladie
qu'il faut s'occuper en médecine que de l'état
réel du système. Hippocrate décrivoit les maladies, ne les nommoit guère, et son traitement n'étoit calqué que sur la qualité des
humeurs et l'état des forces de la nature :
voilà le médecin.

Quant à ceux qui font les traitemens pour
les noms, et qui disposent les genres des maladies d'après les rapports de structure ou de
symptômes, dans quels écarts ne tombent-
ils point? Cherchons nos exemples dans la
Nosographie philosophique.

Ordre I. Défaut ou excès de menstruation (1). L'amenorrhée ou le défaut du flux
menstruel (2) et la cessation de la période
menstruelle (3); des hémorragies ! Une pareille classification est au-dessous de la critique.

Ordre II. Hémorragies communes aux deux
sexes. M. Pinel les distingue en actives et en
passives, blâmant Sauvages d'avoir reconnu

____

(1) *Nosogr. philos.* tom. ii, pag. 466.
(2) *Ibid.* tom. ii, p. 483.
(3) *Ibid.* p. 488.

des hémorragies symptomatiques (1) ; tandis
que les trois quarts des hémorragies passives
le sont ; et lorsqu'il s'occupe de ces derniers,
il a déjà parlé de l'hématemèse (2) et de l'hé-
maturie (3). Il fait plus : arrivé aux hémorragies passives, il reprend l'hématemèse pour
dire qu'elle offre souvent les signes d'une hémorragie active ou critique. Tel est l'ordre
des discussions analytiques qu'on trouve dans
la Nosographie philosophique.

Mais il étoit réservé à cet ordre d'offrir
l'exemple le plus bizarre en anomalie. La
classification du scorbut embarrassoit fortement un solidiste ; que fait-il ? Dans le tableau
des symptômes qui constituent la troisième
période de cette affection morbide, il trouve
des flux sanguins ; et vîte il consigne tous
les scorbuts dans la classe des hémorragies.
C'est avoir des principes ; mais il y a des con-
tractures (4) dans le sorbut, pourquoi donc
cette maladie n'appartiendroit-elle point aux
névroses : y a-t-il là de l'analyse ?

Ordre III. Hémorragies internes par dila-

----

(1) *Nosogr. philos.* tom. II, p. 520.
(2) *Ibid.* p. 527.
(3) *Ibid.* p. 533.
(4) *Ibid.* tom. IV, p. 139.

tation des vaisseaux. Y a-t-il hémorragie tant qu'il n'y a que dilatation ; et quand la déchirure arrive, ce qui ne survient que dans quelques cas, l'hémorragie le plus ordinairement mortelle, constitue-t-elle la maladie ? Tout cela n'a pas empêché M. Pinel de mettre les hémorroïdes, qui si souvent ne sont que des tumeurs sans le moindre écoulement de sang, parmi les hémorragies, &c. &c.

CLASSE IV. *Névroses.*

Cette classe a quatre ordres : les vésanies, les spasmes, les *anomalies de l'influence nerveuse*, les affections soporeuses.

En parcourant cette classe, la plus nombreuse de toutes par l'accumulation des genres qui la constituent, on trouve, comme dans les autres, les rassemblemens les plus disparates, les rapprochemens les plus bizarres, en un mot des anomalies. Mais présumeroit-on que parmi les névroses on eût pu classer la (1) strangulation (la mort des pendus une névrose !), l'asphyxie (2) qui n'est due qu'à la privation de l'air vital, et qui en conséquence n'est que le défaut absolu de respiration, la nyctalopie

____

(1) *Nosogr. philos.* tom. iii, p. 249.
(2) *Ibid.* p. 248.

par cataracte (1)? &c. Vainement M. Pinel
reconnoît qu'une classe de névroses ne com-
porte qu'une disposition artificielle, et que
les maladies nerveuses sont loin de se plier
aussi facilement que les maladies aiguës aux
lois d'une distribution méthodique (2). Pourquoi, quand une classe a contre elle les plus
grands vices d'une méthode, s'obstine-t-on à
la créer, à l'établir? n'est-ce pas montrer qu'on
ne travaille que par système et non d'après
un plan sage et raisonné?

Après l'extension que M. Pinel a donnée à
ses névroses : lésions du sentiment et du mouvement (3), on a droit de se demander pourquoi toutes les maladies ne sont point de névroses? Mais une fois que sa classe est adoptée,
est-il facile de juger la concordance de ses
genres et la justesse de ses idées ? La chose est
impossible. En effet, des maladies graves et
qui empruntent les formes les plus variées,
sont exposées en une, deux ou trois pages, et
il paroît que l'auteur n'a souvent vu qu'un
malade attaqué des affections qu'il cherche à
faire connoître. Mais ce qui pourra paroître

---

(1) *Nosogr. philos.* Tom. iii, p. 176.
(2) Tom. i, *Introd.* p. xlij-iv.
(3) Tom. iii, p. 1.

étonnant est l'aveu que fait M. Pinel que son
Traité médico-philosophique sur l'aliénation
mentale ou la manie, n'est le fruit que de deux
ans d'expérience (1). Que chacun en tire la
conséquence convenable. Peut-être avec un
peu plus de justice ce médecin auroit fait au
directeur des aliénés de son hospice, un hommage plus solemnel d'un travail (2) dont il a
l'honneur. Quoi qu'il en soit, il fait un rapprochement de la mélancolie, de l'hypochondrie
et de la manie dont les accès arrivent de l'épigastre comme par une espèce d'irradiation (3),
ce qui est clair; et il renvoie aux spasmes l'hystérie, qui ne diffère dans le vrai de l'hypochondrie que par la différence introduite par le siége,
c'est-à-dire, par quelques symptômes identiques
par leur nature, et tenant à l'affection propre de
l'utérus. Que l'on jette les yeux sur les symptômes qui se font observer dans un accès d'hypochondrie (4) ou de manie (5), et ceux qui
éclatent dans un accès d'hystérie (6), et on

______

(1) *Nosogr. philos.* tom. III, p. 32.

(2) *Sic vos non vobis*, etc. Cela n'arrive que trop
souvent.

(3) *Ibid.* p. 33.

(4) *Ibid.* p. 19.

(5) *Ibid.* p. 34.

(6) *Ibid.* p. 100.

jugera si l'hypochondrie et l'hystérie méritent une séparation dans le cadre nosographique ; et si un tel isolement ne blesse pas les lois de la méthode d'analyse.

M. Pinel, toujours prêt à fronder les autres, et sur tout les nosologistes, sans doute pour élever le mérite de son travail en proportion de la critique qu'il fait de celui des autres, a tracé pour la vingtième fois, tom. III, pag. 121, la phrase qui suit : *Les nosologistes, livrés à leurs rapprochemens forcés et laborieusement méthodiques, ont uni dans la même classe des objets entièrement disparates, tels que anhélations, foiblesses, douleurs, folies, sans faire attention que la nature se refuse à ces distributions arbitraires, &c.*

On croiroit, d'après ce reproche grave, que M. Pinel n'a pas fait entrer dans sa classe des névroses *les anhélations, les foiblesses, les douleurs et les folies :* c'est tout le contraire. Le premier ordre est pour les vésanies, et comprend *les folies ;* le second est pour les spasmes, que M. Pinel ne définit pas ; le troisième ordre, anomalies nerveuses, portant la phrase anathématique qui vient d'être citée, offre précisément *les anhélations,* dans les convulsions des muscles du larynx, l'angine pectorale, l'asthme convulsif, genr.

55 (1) ; *les foiblesses*, dans l'asthénie musculaire, genr. 54 ; et *les douleurs*, dans la névralgie, genr. 60.

Il y a de plus dans les névroses de M. Pinel,
que cette classe est le réceptacle de toutes les
maladies les plus éloignées en affinité, et les plus
disparates en nature. On pourroit en dresser
un tableau piquant, et trouver la manie avec
l'idiotisme, le somnambulisme avec l'hydrophobie, le tétanos avec la paralysie, le saty-
riase avec l'anaphrodisie, le narcotisme (2)
avec la névralgie, l'asthme avec l'asphyxie,
l'asthénie avec la catalepsie, la démence avec
les convulsions, la colique des peintres avec la
perversion de l'appétit, &c. &c. Mais l'auteur a
créé un ordre pour les anomalies de l'influence
nerveuse ; et certes ! rien n'est plus commode
que les anomalies dans une nosographie philosophique. C'est une espèce de talisman qui
vous sauve de bien d'embarras. Avec des anomalies on peut faire les encadremens les plus

---

(1) On notera que ce genre porte pour titre : Névroses des organes de la voix ; et que sur cinq espèces, il n'y
en a que deux qui s'y rapportent, tom. III, p. 198 à 201.

(2) Très-accoutumé aux doubles emplois, M. Pinel
traite, tom. III, p. 219, de l'effet des liqueurs alcooli-
ques, et p. 245, de l'ivresse par excès des liqueurs spiri-
tueuses.

extraordinaires, et donner les plus rudes entorses à la nature et à ses méthodes.

CLASSE V. *Maladies du systéme lymphatique.*

Suivant M. Pinel on ne peut point régulariser la classification des névroses; mais il en est autrement des maladies du système lymphatique, et cependant ce systéme est *loin d'être lui-même dans un état passif* (1), ses vaisseaux sont *dans une complication inextricable* (2). Les maladies qui les *affectent* semblent seulement les *affecter* (3), &c.

Si le système lymphatique est assez important pour mériter l'honneur de donner son nom à une classe, pourquoi le systéme sanguin, le système osseux n'ont-ils pas joui de là même prérogative? La lymphe, ou pour mieux s'exprimer, le fluide qui circule dans les vaisseaux lymphatiques, que bien à tort M. Pinel donne comme un fluide connu (4), l'est cependant bien moins que le sang, que le phosphate calcaire. Conçoit-on les raisons d'une pareille préférence?

______

(1) *Nosogr. philos.* tom. iii; p. 273.
(2) *Ibid.*
(3) *Ibid.* p. 390.
(4) *Ibid.* p. 272.

Ordre I. *Maladies cutanées. Dans la recherche des causes des maladies cutanées, il faut éviter ces expressions vagues et triviales de bile, de la lymphe, d'humeur alcalescente, puisque très-souvent les affections de la peau sont sympathiques, et ont un caractère nerveux* (1).

La lymphe ne doit donc pas entrer dans le caractère des maladies cutanées, et ces maladies font partie de la classe lymphatique? Beaucoup d'affections morbides de la peau ont un caractère nerveux et ne se trouvent point parmi les névroses? *Dans les cas d'ailleurs où il y a un écoulement d'une matière âcre et corrosive, n'est-ce point par une dégénération morbifique de la partie elle-même, devenue un organe sécréteur de cette matière, sans que la masse totale des fluides soit infectée* (2)?

C'est pour la première fois sans doute qu'on avance qu'une partie, dénaturée dans sa structure et dans ses fonctions, soit, par l'effet même de la maladie, changée *en un organe sécréteur* (3), qui exige l'intégrité absolue de

---

(1) *Nosogr. philos.* tom. III, p. 287.

(2) *Ibid.* p. 287. Voy. tom. II, p. 111, 112.

(3) M. Pinel transporte la même fonction aux membranes séreuses; mais avec un peu plus de contradiction,

structure et de fonctions. On peut concevoir
que des fluides exhalés se combinant, à la surface du corps et dans l'atmosphère particulière
qui l'entoure immédiatement, avec le gaz oxigène ou autres fluides gazeux contenus dans
l'air, deviennent plus ou moins âcres, et que,
en cette qualité, ils attaquent l'organe cutané
sans l'intervention de quelques fluides venus
de l'intérieur, et doués d'une propriété corrosive. Mais peut-on transformer la peau, et une
peau frappée de maladie, en *un organe sécréteur*, sans commettre la plus grande erreur et
en physiologie et en pathologie? Et puisqu'un
cautère, par exemple, est un organe sécréteur, par quelle raison cesse-t-il sa sécrétion,
si on fait cesser la compression qu'on détermine à l'aide d'un pois?

Cependant l'assertion fondamentale de M. Pinel qui veut affranchir les fluides d'un vice qui
leur soit propre est démentie par lui - même.
Par-tout il parle de ce vice interne (1), de l'utilité de l'usage alternatif des laxatifs, des amers,

---

puisque ces membranes sont considérées, tom. II, pag.
172, comme un réservoir, comme un organe élabora-
teur; p. 176, comme un organe exhalant, comme un
organe sécréteur; tom. III, p. 273, comme organe absorbant.

(1) Tom. III, p. 288, 304.

des eaux minérales (1), des sudorifiques, des
cautères (2) et de toute la cohorte des remèdes
délayans, fondans, savoneux, dépuratifs (3), &c.
C'est savoir parfaitement plaider sa cause.

L'ordre premier de la classe lymphatique
offre d'abord la lèpre, ensuite le yaws, la
dartre, la teigne, la plique et la gale. Cependant d'après M. Pinel, la gale est une maladie
vermineuse (4); pouvoit-il la rapprocher de
la lèpre ? La plique est liée avec une sécrétion
vicieuse de phosphate calcaire (5). Comment
n'a-t-il pas vu que les croûtes épaisses des
achores, de la teigne (6) contiennent aussi en
très-grande proportion de ce phosphate calcaire ? Ne peut-on lui objecter encore qu'un
assez grand nombre de maladies comprises
dans la classe des lymphatiques appartient bien
moins à la lymphe qu'à la graisse, à une combinaison de la graisse et de la bile, ainsi que
M. Lorry l'a mis en évidence, et que tout cela
jette une bien grande confusion dans les idées
que l'auteur admet sur ses maladies du sys-

---

(1) Tom. III, p. 288, 289.
(2) *Ibid.* p. 293.
(3) *Ibid.* p. 295, 308.
(4) *Ibid.* p. 320.
(5) *Ibid.* p. 318-9.
(6) *Ibid.* p. 305.

tême lymphatique, ou du moins sur les explications qu'il en donne.

Ordre II. Maladies des glandes lymphatiques.

M. Pinel commence par les scrophules (1),
et présente les principales idées (2) que j'ai
émises sur la nature de cette maladie. *Ne pa-
rôît-il point*, dit-il, *que dans cette maladie,
l'acide phosphorique est trop abondant, trop
développé pour l'économie animale, qu'il se
porte sur la substance des os pour en dissoudre
le phosphate calcaire, qui, absorbé par les vaisseaux lymphatiques, est ensuite diversement
déposé ou disséminé dans diverses parties ?*

Cette éthiologie adoptée par M. Pinel n'est
assurément pas celle d'un solidiste. Quant au
traitement, il y en a une partie essentielle qui
devroit trouver bien naturellement sa place
dans un article destiné à faire connoître une
maladie; et il faut le chercher dans les généralités de la classe (3). Y a-t-il là de la méthode !

---

(1) Est-ce par faute d'impression, est-ce par persif-
flage que, rendant compte des remèdes proposés pour les
scrophules, et voulant parler d'une recette donnée par
M. Mareschal de Rougères, M. Pinel dit : *Recette du
Maréchal de Fougères*; tom. III, pag. 346 ?

(2) *Nosogr. philos.* tom. III, pag. 344.

(3) *Ibid.* pag. 337, 338.

Le

Le carreau ou l'étisie mésentérique vient
après les scrophules, et la phthisie tuberculeuse suit le carreau. M. Pinel croit donc, ou
que toute phthisie tuberculeuse vient des
scrophules, ce qui n'est nullement vrai (1),
ou que cette phthisie est essentiellement glanduleuse, ce qui est encore bien peu conforme à la vérité. Qu'il y a loin d'une maladie
des glandes à une affection morbide dans laquelle la substance d'un organe se change en
tubercules. Mais en ce cas, la phthisie est
mal classée, et il faut la renvoyer dans le systême nosographe; mais où?..... Au reste, pour
avoir le droit, injustement acquis, de condamner ceux qui cherchent à prémunir le sang
contre l'infection purulente, M. Pinel s'écrie:
Que peuvent produire encore dans le premier
degré les sudorifiques si vantés, la décoction de gayac, le sassafras, &c. (2)? Mais
n'est-ce point vouloir paroître étranger à
l'exercice de la médecine, en faisant semblant
de croire qu'on n'ordonne des diaphorétiques
dans le premier degré de la phthisie, que pour

---

(1) Voyez mon ouvrage sur la *Phthisie pulmonaire*,
seconde édition, tome I, pag. 3o5 et suiv.; voyez aussi
mon *Traité sur les Scrophules*, pag. 70 et suiv.

(2) *Nosogr. philos.* tom. III, pag. 361.

h

se mettre en garde contre les effets de l'infection purulente? Exciter toutes les excrétions,
est le plus souvent ce qu'on a de mieux à faire
pour arrêter les progrès des maladies chroniques ; et les diaphorétiques tempérés, sont
alors aussi nécessaires que tout autre remède
propre à faire une révulsion salutaire.

La maladie syphilitique trouve-t-elle rigoureusement sa place parmi les lésions du systême lymphatique? Lisez le tableau des
symptômes, mis à la page 366, et vous ne
verrez rien qui le prouve. N'est-il pas reconnu
que le virus syphilitique a une très-grande
action sur les membranes muqueuses? Mais
écoutez M. Pinel, expliquant l'affinité de ce
virus pour les glandes. *Le virus ne circule
qu'un certain temps dans la masse générale
des liquides , ordinairement cinq ou six semaines ; et alors il se porte sur certaines
glandes par une sorte d'affinité inconnue ,
sans que le sang, les autres fluides, ou les
organes sécrétoires puissent être dits affectés,
quand on veut parler d'une manière exacte* (1).
Quoi! le virus est absorbé par les vaisseaux
lymphatiques, il traverse les glandes qui en
font partie; il se propage par ces mêmes vais-

____

(1) Tom. iii, pag. 366.

seaux, et est porté dans le sang, avec lequel il circule *pendant cinq ou six semaines*, sans altérer cette lymphe avec laquelle il se mêle, ce sang avec lequel il se confond ; et ce n'est qu'au bout d'un long terme qu'il se reporte *sur certaines glandes*.... De pareilles explications se réfutent d'elles-mêmes.

Enfin, le cancer et le rachitis terminent les maladies lymphatiques ; et voici ce que dit M. Pinel du premier : *Il paroît maintenant, d'après les faits observés, que la peau, le tissu cellulaire, les membranes muqueuses, les organes glanduleux, sécrétoires, et peut-être les glandes lymphatiques, sont les seules parties de notre organisation susceptibles d'être primitivement affectées du cancer* (1). Et peut-être les glandes lymphatiques ! Le cancer fait partie intégrante des maladies du système lymphatique ; et il n'y a de respecté que les glandes qui lui appartiennent !...

Quant au rachitis, M. Pinel avoue qu'il est mal classé si on ne le considère point comme une maladie symptomatique. Mais qui peut penser que les désordres rachitiques, ou l'ostéomalaxie, soient un symptôme ?

Ordre III. Lésions dans les fonctions des

______

(1) Tom. III, pag. 572.

vaisseaux lymphatiques, ou de l'hydropisie.

Certainement l'hydropisie tient à un vice et à une lésion des fonctions de ces vaisseaux; mais cette maladie n'est-elle pas plus souvent l'effet des obstructions des glandes, des tumeurs internes; et alors dépend-elle du système lymphatique? C'est à l'occasion des hydropisies, et la remarque est curieuse, que M. Pinel, qui n'avoit rien dit des inflammations chroniques dans la classe des phlegmasies, parle de ces inflammations (1); mais, comme il le fait de tout en peu de mots, et pour accuser les auteurs de médecine d'un silence dont ils ne sont nullement coupables. A entendre M. Pinel, on diroit qu'il est venu réparer cette omission; tandis que rien n'est plus connu, et n'a été mieux traité par les auteurs, que les inflammations chroniques.

Classe indéterminée.

Enfin, vient cette classe indéterminée, dans laquelle se trouvent, 1°. l'ictère, parce qu'apparemment cette maladie n'offre point de symptômes qui tombent sous les sens; 2°. le diabètes, dont sans doute le diagnostic est si

---

(1) Tom. III, pag. 398.

obscur, parce que le malade pisse toujours, et rend une urine d'un goût douceâtre ; 3°. les morsures du scorpion et de la vipère, accidens qu'il est probablement impossible d'apprécier autant que ceux qui proviennent de la morsure d'un animal enragé, donnant lieu à l'hydrophobie, classée par M. Pinel, parmi les névroses ; 4°. la fièvre hectique, dont la chaleur soutenue consume les fluides, et dessèche les solides au point de réduire les malades à une sorte de momification.

Mais soyons vrais, et qu'une fausse retenue ne nous empêche pas de dire la vérité. Les maladies omises (1), mal classées ; les répétitions, les confusions, et, pour employer les termes de M. Pinel, les vacillations : tout ne condamne-t-il pas le système de l'action primitive et prédominante des solides, auquel l'auteur s'est asservi ? Il a voulu restreindre ses classes, et il a tronqué le grand tableau des maladies internes : il l'a rendu incomplet, inexact et confus. Ne semble-t-il pas que les chefs de ses classes ont été pris au hasard ? Où est l'affinité des fièvres et des

––––––––––––

(1) Il est digne de remarque que ces maladies omises forment un nombre presque égal à celles dont M. Pinel a fait mention.

h 3

phleniasies, quand M. Pinel accuse le professeur Cullen de les avoir réunies sous une
division primitive, par une suite de rapports
que ce nosologiste leur avoit trouvés? Qu'ont
de commun ces deux classes avec celle des
hémorragies? Comment descend-on des hémorragies aux névroses? comment des nerfs
passe-t-on à la lymphe, et de la lymphe à des
objets indéterminables? Une méthode analytique sévère admet-elle tant de disparates,
des sauts étranges, des séries de maladies que
rien ne coordonne; et dans laquelle on ne se
soumet point aux règles de la nature, mais
dans laquelle on plie cette nature au caprice
de ses conceptions?

Que des esprits prévenus, que des élèves
dont l'ame neuve est prête à s'ouvrir aux
accens d'une spécieuse raison, vantent la
Nosographie philosophique; que, sans examen, et sur la foi d'une vaine renommée, des
savans attachent à cet ouvrage le prix respec-
table de l'opinion; je n'en suis pas surpris:
combien l'esprit humain n'est-il pas souvent
la dupe de lui-même! Mais quand on recher-
chera, dans la *Nosographie* même, les motifs
d'une semblable prévention, ne sera-t-on pas
étonné de les trouver aussi peu fondés qu'ils
le sont en effet? Aura-t-on égard à la doc-

trine générale ? Elle est appuyée sur des idées systématiques, puisqu'elles sont contre-balancées par des opinions aussi probables, et combattues par des faits du plus grand poids ?

Fera-t-on cas de la description des maladies ? Elle est presque nulle. Ce sont des tableaux empruntés de divers (1) auteurs, ame-

____

(1) Rien ne doit être allégué sans preuves; d'après cela, je citerai les principaux auteurs mis à forte contribution par M. Pinel. Tels sont Forestus, tome 1, pages 24, 25, 28, 29, 78, 85, 157, 158. Hoffmann, 1, 28, 29, 72, 159. M. Navières, 1, 39, 41. Piquer, 1, 42. Tissot, 1, 51. Finke, 1, 76, 273. Stahl, 1, 79; 11, 136, 338, 517, 522. Hippocrate, 1, 24, 138, 212, 256, 283; 11, 184. Rœderer et Wagler, 1, 140 à 147, 168. Selle, 1, 149, 167. Fracastor, 1, 201. Stoll, 1, 207, 274. Bang, 1, 110, 243, 244. Jackson, 1, 214, 262, 264, 275. Smith, 1, 235, 303. Baldinger, 1, 252. Lettsom, 1, 261, 275. Dehaen, 1, 272. Torti, 1, 285, 294. Senac, 1, 286. Lautier, 1, 288, 289, 290. Alibert, 1, 310, 313. Diemerbroeck, 1, 331. L'ordre entier de la peste n'est qu'une compilation. Enaux et Chaussier, 11, 24. Sydenham, 11, 46. Desoteux et Valentin, 11, 57, 70. Husson, 11, 61. Fothergill, 11, 83. Swilquié, 11, 113. Chaussier, 11, 187. Cabanis, 11, 202. White, 11, 219. Desaguiliers, 11, 247. Baillou, 11, 266. Scarpa, 11, 304. Home, 11, 347. Lepecq de la Clôture, 111, 359. Tartra, 11, 369. Milman, 11, 347 et suiv. Hallé, 111, 252. Murray, 111, 305. Gallot, 111, 307. Baumes, 111, 344, 441, etc. etc. Ce n'est

nés les uns presqu'à la suite des autres , avec
quelques phrases de déclamations (1) écrites
en style de sommaires , pour transitions. Les
deux tiers des maladies , rangées dans des
classes et des ordres irréguliers et mal dispo-
-sés, n'y sont pas décrites ; et les détails qui
les concernent , consistent , ici , dans une
seule observation , le plus souvent d'em-
prunt ; là , dans quelques réflexions générales : le tout renfermé en quatre, trois et
deux pages.

Mettra-t-on du prix au jugement porté sur
les maladies, d'après la discussion sévère des
causes qui les ont produites , et celle des
symptômes qui les ont caractérisées : partie si
importante et si lumineusement tracée dans
les écrits d'Hippocrate? Mais il n'y a rien ,
dans la *Nosographie* , sur le pronostic ; il n'y

---

pas un tort d'être érudit ; mais lorsqu'on veut l'être , il
ne faut pas déclamer comme un rhéteur contre l'érudition : ce n'est pas encore un tort de compiler ; mais quand
on compile , il ne faut pas blâmer les compilateurs ,
sur-tout quand ces compilateurs sont les premiers nosologistes. Tel a été le grand Sauvages, que M. Pinel cherche à humilier, en qualité de nosologiste et de compila-
teur. Voy. tom. II , p. 281 ; tom. III, pag. 18.

(1) Voyez ci-devant la longue note placée aux
pages xxxvj à xxxix.

a presque rien sur l'éthiologie. Ce qui distingue le grand maître de l'art, est parfaitement oublié; ce qui caractérise l'écrivain ver-
beux, déclamateur, présomptueux (1) même,
y abonde.

Enfin, rendra-t-on hommage aux grandes
vues du traitement, aux richesses d'une matière médicale épurée par l'observation, et
rectifiée par l'expérience? Mais cette partie,
qui fait elle seule le vrai praticien, n'est
qu'une vaine ébauche. C'est l'expectation que
l'on oppose aux ravages du mal; et l'expectation, quelquefois prudence, n'est souvent
l'effet malheureux que du demi - savoir.
Qu'Hippocrate, dans une foule de maladies
graves et dangereuses, ait livré les malades
aux efforts imprévus de la nature, on le croira
sans peine. Hippocrate n'avoit, par exemple,
pour purger, que le lait d'ânesse ou l'hellé-
bore, les graines de gnidium et autres dras-
tiques, dont l'effet pouvoit être mortel : mais
que dans le dix-neuvième siècle, où la multiplicité des ressources en médicamens permet
de varier la méthode curative à l'infini; où le
médecin instruit et fort de ses principes, peut

----

(1) Voyez tom. 1, *Introd.* pag. xiv, xv, xlviij,
xlix, etc. etc. Il faudroit faire vingt pages de citations.

faire un choix qui décèle le génie, tantôt restreignant ses moyens, tantôt les multipliant, toujours les adaptant savamment aux cas divers, aux différentes circonstances; que dans le dix-neuvième siècle, dis-je, faute de savoir agir, on conseille d'attendre ou de n'avoir recours qu'à des demi-mesures, c'est-là ce qu'on a droit d'appeler une méthode qui fait faire un grand pas rétrograde à la médecine, qui la reporte bien avant l'âge d'Hippocrate : cet âge où l'expérience étoit à son aurore ; l'observation, un art à créer; et le sophisme, l'argument avec lequel l'ignorance prétendoit arrêter l'élan du savoir.

J'ai promis de mettre mes travaux nosologiques en opposition avec la *Nosographie* de M. Pinel, et au moment de l'entreprendre, j'ai balancé, parce que j'avois à parler de moi même : mais j'ai bientôt senti qu'il le falloit ; et, sous ce rapport, je dois avoir des droits à l'indulgence de quiconque lira les lignes que je vais tracer.

Après avoir pris le bonnet de docteur dans l'Université de Médecine de Montpellier, il y a environ trente ans, je commençai à me livrer à la pratique de l'art de guérir dans Saint-Gilles, petite ville bien peuplée, du département du Gard, et bâtie à très-peu

de distance du Rhône, et d'une vaste étendue de marais. Je passai de cette résidence
à celle de Lunel; et enfin, je fixai mon séjour à Nismes, ville principale du département du Gard, où j'ai pratiqué la médecine
pendant vingt ans, et où j'ai été chargé des
malades de l'hospice de la Charité. Une chaire
de médecine est vacante dans l'ancienne Université de Médecine de Montpellier, par la
mort de M. Sabatier; elle est mise au concours, je la dispute et je l'obtiens. Dans la
nouvelle Ecole, je deviens professeur de pathologie et de nosologie. Déjà j'avois été médecin du grand hôpital civil et militaire,
nommé *Saint-Éloi*, de Montpellier, et dans cet
hôpital, j'avois enseigné la clinique, sur l'in-
vitation des autorités constituées du département de l'Hérault, avant que les écoles na-
tionales et les institutions cliniques qui en
dépendent, fussent créées; déjà j'avois con-
couru seize fois pour des prix proposés par
la Faculté de Médecine et par la Société
royale de Médecine de Paris, &c., et j'avois
remporté seize couronnes académiques; déjà,
enfin, j'avois publié quatorze volumes *in* 8°.
sur divers sujets (1) de médecine, et un vo-

-----

(1) L'ictère des nouveaux nés; le carreau ou maladie
du mésentère; les convulsions dans l'enfance; la phthisie

lume *in-*4°. sur un sujet de physique médicale (1), sans faire mention d'un très-grand
nombre d'Observations et de Mémoires publiés dans plusieurs ouvrages périodiques (2)
du temps : lorsque l'autorité supérieure me
contraignit à faire ma résidence ordinaire à
Montpellier, afin de me dévouer tout entier
à l'enseignement.

C'est après vingt-cinq années passées dans
un très-grand exercice de la médecine-pratique, c'est après quinze années consacrées
à l'enseignement public dans la célèbre Ecole
de Montpellier, que j'esquisse le tableau général des maladies, dans un ouvrage en quatre
volumes *in-*8°., portant pour titre : *Fonde-*
mens de la Science méthodique des Mala-

pulmonaire; les effets de l'air marécageux; l'action du
quinquina dans les fièvres rémittentes; les scrophules
ou écrouelles; les maladies populaires dans l'hôpital St.-
Eloy, le système chimique; les fondemens de la science
méthodique des maladies.

(1) Topographie physique et médicale de Nismes et
de sa banlieue, faite et rédigée en commun avec M. Viu-
cens.

(2) L'ancien journal de médecine; le journal de médecine militaire; le journal d'histoire naturelle du Gard;
l'ancienne gazette de santé; l'ancien journal de médecine
de Montpellier; les annales de la société de médecine-
pratique de Montpellier.

dies (1); et que j'aurois pu, avec raison, intituler : *Nosologie éthiologique.*

Dans cet ouvrage nosologique, la doctrine entière des maladies repose sur l'action des humeurs, la réaction des solides et la lésion des fonctions qui en dérivent. Toutes les affections morbides, soit internes, soit externes, y sont classées ; et la méthode qui les rassemble est d'autant plus naturelle,

---

(1) Cet ouvrage ne contient que la classification des maladies ; l'étymologie des noms proposés et adoptés ; la synonymie des noms donnés aux maladies ; la bibliographie ou la liste des auteurs qui ont écrit *ex professo* sur chaque maladie ; le caractère des genres, des espèces, des variétés ; le tableau des formes que prend une même maladie, ou la même cause de maladie ; enfin, quelques apperçus sur le mode morbide, ou sur les causes probables des maladies dérivées des changemens survenus dans la constitution organique des corps vivans. Il ne renferme, ni le diagnostic, ni le pronostic, ni le traitement : comment donc M. Pinel a-t-il pu en inférer qu'il offre un exemple dangereux à suivre dans une science qui doit s'imposer la marche la plus sévère, puisqu'elle a pour objet la vie de l'homme (tom. 1, pag. 5o)? Quel reproche fondé peut-on faire à une classification, même arbitraire, quand elle n'influe pas sur le traitement, mais seulement sur l'explication des phénomènes et des causes ? Si on ne peut pas en dire autant de la Nosographie de M. Pinel, son opinion doit paroître suggérée, ou par la prévention, ou par l'injustice.

qu'on peut établir une série très-bien coor-
donnée dans les genres qui constituent l'ouvrage, sous le rapport fondamental d'état
dominant des corps vivans., d'indications
générales et particulières, et de méthode
curative.

Les classes ne sont effectivement qu'une
collection de maladies divisées ordinairement
en deux séries, quelquefois réunies en une
seule ; mais chaque série est tellement disposée, qu'une théorie générale et un traitement
général sont facilement applicables à tous les
genres.

D'après cela, il est rigoureusement vrai
de dire qu'aucun travail nosologique n'est
mieux adapté à la considération des maladies
simples, c'est-à-dire, des affections morbides
vues dans leur plus grand état de simplicité,
soit par rapport aux maladies elles-mêmes,
soit eu égard au degré ou à l'état de la
science.

Mais une fois qu'une maladie est donnée,
on rattache au genre et à l'espèce toutes les
affections, quel que soit leur siége, qui, dé-
pendant de la même cause matérielle, exigent
le même traitement. Ainsi, le praticien est
sans cesse ramené à l'examen et à la considération de la cause matérielle : la première

chose dont la connoissance importe essentiellement au malade et à celui à qui il importe
de redonner la santé.

Mes *Fondemens de la Science méthodique
des Maladies* sont donc dirigés d'après l'objet
le plus important en médecine , les causes ,
appréciées par le concours de tout ce qui peut
les faire connoître , et exprimées dans un
ensemble de symptômes qui les constituent
dans leurs types et dans leurs formes. Les
genres sont des noms collectifs réunis sous.
une classe ; les espèces constituent les maladies simples, et les suites rassemblées sous
les formes , font les maladies compliquées.

Les noms des classes, les noms mêmes de
quelques genres, offrent des néologismes (1) ;
mais ceux-ci sont dans un rapport exact avec
les idées , et celles-ci répondent à des états
très-connus, et contre lesquels on ne peut

____

(1) Ce néologisme n'est que dans les noms des classes
qui sont des titres de convention, des dénominations
arbitraires ; les noms des espèces qui sont les individus
où les maladies sont conservés : il n'y a eu des changemens que pour les maladie que l'on ne connoissoit qu'avec
une périphrase , ou pour quelques maladies dont les
noms nosologiques créés par d'autres ont paru plus expressifs. On a vu que les néologismes de M. Piftel sont
bien d'une autre manière.

faire aucune objection, si l'on veut remplacer les termes *classique* ou *générique*, par une périphrase.

La première classe est occupée par *les calorinèses*, et a deux sous-classes ; *les surcalorinèses* et *les descalorinèses* ; parce qu'on y considère la manière générale d'agir du calorique sur les corps vivans, dans les rapports en excès ou en défaut du principe, ou substance réputée élémentaire, qui donne la température aux animaux. Si j'avois intitulé cette classe : *Maladies dans lesquelles il y a trop ou trop peu de chaleur dans l'économie animale*, la critique n'auroit point trouvé à s'exercer, et la proposition eût été adoptée sans examen. La chaleur est un phénomène très-sensible, appréciable thermométriquement, et beaucoup mieux encore par les sens, par l'état de la peau et la nature des matières sécrétées et excrétées ; elle indique la nécessité de l'augmenter par l'usage des échauffans, ou de la diminuer par celui des raffraîchissans : elle mérite donc de devenir un chef de division, autour duquel se rattachent plusieurs affections morbides, parfaitement liées, avec un changement notable dans la température des corps animés.

La seconde classe a pour objet *les oxigénèses,*

nèses, et a deux sous-divisions, *les suroxigé-*
nèses et *les désoxigénèses.* Ici, l'oxigène est
considéré comme le principal agent de la
cohésion des molécules fluides ou solides : la
consistance des uns et la force des autres en
dérivent essentiellement. Ainsi la dénomination d'*oxigénèses*, avec celle des sous-divisions de la classe, équivaut à cette périphrase:
des Maladies dans lesquelles il y a trop de
force ou trop de foiblesse dans les corps vivans.
C'est le *strictum* et le *laxum* des anciens mé-
thodistes ; le spasme et l'adynamie des patho-
logistes ; la sthénie et l'asthénie des sectateurs
de Brown. Des symptômes très-manifestes
sont propres à ces deux états de force et de
foiblesse ; et les deux grandes indications
qu'ils offrent, sont de relâcher ou d'affoiblir,
et de fortifier ou de resserrer.

La fièvre inflammatoire, sous le nom de
phlegmose, genre LVI de la *Nosologie géné-*
rale, et LIV de la classe II, fait partie de cette
classe ; et M. Pinel appelle cette suroxigéna-
tion du système, *un jeu de l'imagination et*
un exemple dangereux à suivre (1). D'après
ce que je viens de dire, je pourrois m'empêcher de demander qu'est donc cette suroxigé-

____

(1) Tom. 1, pag. 50.

i

nation? Une plus grande densité dans les solides et dans les humeurs ; un excès de forces, ou une disposition à parvenir à cet excès ; une augmentation de sucs de nature albumineuse, qu'on retrouve jusque dans les urines des malades ; un surcroît de vie, d'action, lié avec une plus grande chaleur; une quantité augmentée de sang, &c. Cet état offre pour indication urgente, de désemplir les vaisseaux, de modérer l'énergie des forces vitales et organiques : ce qu'on obtient par la saignée, les acides bien délayés, le repos et tous les tempérans. Une doctrine qui constate l'état de l'économie animale, pour opposer à ses dérangemens une méthode curative, appuyée sur l'expérience et épurée par la réflexion, est-elle donc si dangereuse et si contraire aux vrais préceptes de la médecine? Et M. Pinel a-t-il eu raison de jeter sur elle de la défaveur, lorsque, dans toutes les occasions où il a pu en tirer quelques lumières, il les a empruntées pour rendre l'éthiologie plus instructive et plus à portée des sens ?

La troisième classe a été réservée aux hidrogénèses ; parce que l'hydrogène, qui se rencontre ordinairement associé ou combiné avec le carbone, passe aujourd'hui pour fournir les bases de la bile, de la graisse et

du lait. En donnant à cette classe le titre de:
*Maladies occasionnées par une abondance,
une dépravation ou une déviation de la bile,
de la graisse et du lait*, je tombois exactement dans la pathologie vulgaire. C'est ce
qu'on feint de ne pas voir. Les indications
des maladies de cette classe sont de réprimer,
de corriger et de fixer, sur leurs couloirs
respectifs, les matières animales qui déran-
gent l'action des solides. Ces vues, celles de
tous les vrais médecins, sont claires et essentiellement médicales; et la dénomination allé-
gorique d'une classe, ne peut jamais les faire
méconnoître.

Dans la quatrième classe, il est question
des azotenèses; parce que l'azote étant le plus
grand principe de l'alkalisation ou ammoniacation, il étoit fort simple de le faire servir
pour désigner des maladies remarquables par
la putridité, par une tendance à la putridité,
ou, si l'on veut, à la décomposition absolue
de l'organisation. Avec une périphrase exprimant des idées ordinaires, j'aurois dit:
Maladies putrides et gangréneuses; et l'énoncé
devenoit à l'abri de toute contestation.

Enfin, la cinquième classe renferme les
phosphorénèses, parce que le phosphore est
le radical d'un acide bien connu, qui, combiné

avec la chaux, même avec la soude, l'ammo-niaque, &c., fournit une matière salino-ter-reuse, qu'on rencontre du plus au moins dans toutes les parties organiques des animaux, et qui constitue la solidité de tous les os. Les variations dans la qualité et dans la quantité de cette terre particulière, méritent, sans doute, d'être prises en considération dans l'histoire des maladies; mais, pour ne pas dépasser les idées ordinaires, il falloit les faire connoître avec cette désignation : *Maladies qui attaquent la contexture des os, et qui déterminent une lésion quelconque dans les parties des animaux qui leur sont analogues.*

Je ne dis rien de l'appendix ajouté à mon ouvrage, comme une réunion des accidens fortuits, et des violences passagères auxquelles le corps peut être exposé. Les effets de ces accidens échappent aux combinaisons de toute méthode naturelle.

Toute réflexion est actuellement inutile; aussi me hâte-je de finir ces préliminaires, que j'ai peut-être trop prolongés : il n'y a que moi qui sache combien ils m'ont coûté, et c'est un aveu qui me restoit à faire. Mais, en butte à d'injustes critiques, ai-je pu garder le silence, lorsque j'ai vu la médecine livrée à l'incertitude et au système, sous les appa-

r:nces trompeuses de la candeur et de l'amour
de la vérité? Tous les jours, les hommes,
même des mieux intentionnés, se laissent
prendre à de tels dehors; la science s'infecte
de fausses doctrines et de préjugés; et le pire
est que les discussions nécessaires pour les
signaler, ne tournent malheureusement que
trop à son détriment. Ainsi la critique, qui,
dans toutes les sciences, en épure ou en fortifie l'esprit (1), ne fait le plus souvent, en

(1) Ce mot est-il un abus d'application, comme celui
de *génie* en parlant d'une maladie, ainsi que le veut
M. Pinel, tom. 1, pag. 94, note 1? M. Pinel, se plaindre
d'abus de mots! lui qui, pour ne pas s'écarter du mot
esprit, l'applique à tout, à Hippocrate, à la méthode,
aux recherches, aux conjectures, 1, 231; à l'observation
qui a des premiers élans, tom. 11, pag. 260. Il ne s'en
plaint pas moins que, lorsqu'on dit *génie d'une maladie*,
on détourne le mot *génie* de sa signification primitive.
Il prend son autorité dans Jean-Jacques, et cite son dictionnaire de musique : l'autorité est grave en médecine.
Les praticiens n'en estimeront pas moins qu'on est très-
fondé à dire qu'il y a une différence réelle entre *la nature* et *le génie* d'une maladie; qu'une maladie est *de
nature* inflammatoire quand l'inflammation existe réellement, est bien formée et constitue l'objet de la guérison, tandis que cette maladie a *un génie* inflammatoire
quand elle tend seulement à l'inflammation et qu'il n'y
a qu'à la prévenir. Tout le monde sait que la langue

médecine, que faire jeter des racines plus
profondes à l'entêtement et à l'erreur.

Pour peu que les hommes sages, éclairés
et impartiaux, fassent attention à la route
qu'il faut suivre pour perfectionner la théorie et la pratique de l'art de guérir, balance-
ront-ils entre celle qui ne conduit qu'à l'examen mécanique des symptômes, et celle qui
tend à distinguer l'état véritable de l'économie
des animaux, subordonné lui-même à l'action
des causes qui l'ont dénaturé, au moins modifié? Selle avoit coutume de répéter que ce
grand nombre de genres de maladies, qui est
disposé par la ressemblance des symptômes,
sans égard pour la cause ou pour la nature
de la maladie, ne sert pas au progrès de l'art;
et que toutes les divisions fondées sur les phénomènes externes, sans considérer la nature
de l'affection morbide, ne sont d'aucune utilité (1). La Nosographie de M. Pinel n'est basée
que sur la ressemblance des symptômes; mes

française, peu riche en mots, permet fréquemment de
semblables déviations de leur sens primitif, lorsque
cette déviation est faite avec justesse et avec sens : des
déviations valent toujours mieux que des barba-
rismes.

(1) *Fondemens de la Science méthodique des maladies*, tom. 1, pag. 172.

Fondemens de la Science méthodique des maladies ne portent que sur la considération de leur cause ou de leur nature. Van den Bosch veut qu'on ne puisse se faire une idée juste de la maladie, qu'en raisonnant de l'ensemble des phénomènes à la cause, et sur-tout en ne s'arrêtant pas seulement à chercher le nom de la maladie, mais bien ce qui peut en faire connoître le principe (1). La Nosographie de M. Pinel fait abstraction des causes et du principe du mal ; mes Fondemens de la Science méthodique des maladies n'ont que les causes et le principe du mal pour véritable point de vue. M. Maurice a dit très-énergiquement, que la considération des organes en nosologie, n'est bonne que pour l'empyrisme, mais que le vrai médecin s'arrête à la considération des causes (2). Dans mes Fondemens de la Science méthodique des maladies, tout est rattaché à la considération des causes ; dans la Nosographie de M. Pinel, l'auteur se fait une loi de la considération des organes.

M. Pinel est-il suffisamment jugé d'après les autorités respectables de Selle, de Van den Bosch, de M. Maurice ?

---

(1) *Fondemens de la Science méthodique des maladies*, tom. 1, pag. 168.

(2) *Ibid.* pag. 167.

Quant à mes Fondemens de la Science méthodique des maladies, quelque titre qu'ils puissent me mériter, ainsi que les autres ouvrages de médecine-pratique que j'ai publiés et réédités, je puis en dire avec vérité, que quand on en retrancheroit les noms des classes, tirés des principes généraux des lésions du système ; quand on en écarteroit la théorie fondée sur les explications prudentes de la chimie animale, il resteroit un corps de doctrine nosologique applicable aux diverses manières de considérer et d'étudier les maladies, et immuable comme les faits qui lui servent de base (1).

____

(1) *Fondemens de la Science méthodique des maladies*, tom. 1, pag. 178.

____

Faute à corriger.

Page xxv, ligne 19, explication, *lisez* exploration.

TRAITÉ

TRAITÉ

DU

VICE SCROPHULEUX,

ET DES MALADIES

QUI EN PROVIENNENT.

§. 1. Les scrophules constituent le huitième genre de mes *Fondemens de la Science méthodique des Maladies* (1), et forment un genre de maladies que l'on connoît également sous le nom d'écrouelles et d'humeurs froides. Les nosologistes l'ont généralement classée parmi les cachexies ; ce qui est trop vague. Il en est qui l'ont rangée parmi les tumeurs, d'après la forme qu'emprunte cette affection morbide. D'autres enfin l'ont placée parmi les maladies dont le siége est dans le système lymphatique ; ce qui n'est point une classification nosologique. La considération de l'état albumineux des sucs lympha-

____

(1) Tome 1, page 287.

A

tiques, et d'un défaut suffisant des principes calorique et lumineux, m'ont déterminé à placer
les scrophules parmi les maux dans lesquels
on observe une diminution morbide de la chaleur propre aux corps vivans; c'est-à-dire parmi
les *descalorinèses*.

2. La difficulté de guérir les scrophules doit
engager les médecins à faire des recherches suivies sur la nature du vice qui les occasionne, et
sur les maladies primitives ou secondaires auxquelles ce vice donne naissance. Pour exposer
avec ordre celles que j'ai faites sur le vice scrophuleux et sur les scrophules, je les diviserai en
deux parties, et chacune de ces parties en plusieurs sections.

3. La première partie sera consacrée à des
recherches sur le vice scrophuleux, considéré
dans sa nature et dans ses effets. Dans la seconde
partie, il sera question des moyens soit généraux, soit particuliers, de détruire ce vice, et
conséquemment de guérir les maladies qui en
proviennent.

PREMIÈRE PARTIE.

*Du vice scrophuleux, considéré dans sa
nature et dans ses effets.*

4. Je dois traiter, dans cette première partie,
que je partagerai en plusieurs sections, de tout
ce qui concerne la nature et les effets du vice
scrophuleux, dans l'ordre que je vais indiquer.

Dans la première section, je m'occuperai
essentiellement de ce vice et de la constitution
scrophuleuse qui en dérive d'une manière immédiate.

Dans la seconde, je décrirai les effets du vice
scrophuleux ; c'est-à-dire les affections morbides
que ce vice détermine directement ou secondairement.

Dans la troisième, je traiterai des associations
de ce vice avec des virus de nature différente,
et des maladies compliquées qui en sont l'effet.

Les circonstances et les causes propres à
développer le vice scrophuleux, et à accélérer
ses progrès, seront l'objet de la quatrième section.

Enfin, la cinquième section offrira les derniers traits de l'histoire du vice scrophuleux,

A 2

les effets des déplacemens de ce vice, et le pronostic des maladies qu'il occasionne.

SECTION PREMIÈRE.

*Du vice scrophuleux, et de la constitution
particulière qui en dérive immédiatement.*

5. On chercheroit en vain à faire un rapprochement d'idées cliniques sur les effets du vice
scrophuleux, et sur les moyens de les combattre,
si on n'étoit préalablement au fait de la manière
dont l'économie animale est affectée par ce principe destructeur ; c'est aussi par des notions sur
cet objet important, que je crois devoir commencer ce travail. Nous savons, par expérience,
que le vice scrophuleux, quel que soit l'endroit
de sa formation, se manifeste dans le système
lymphatique, et de préférence, dans les glandes
conglobées, dont la structure et les fonctions
sont extrêmement favorables au développement
et à l'action du vice scrophuleux. Ainsi, après
avoir donné quelques détails sur la constitution
qui est propre aux scrophules, et sur les signes
qui l'annoncent, je poursuivrai successivement
le vice qui les occasionne dans les effets qu'il
produit sur les glandes, et sur les diverses parties du système.

6. Par constitution scrophuleuse, je n'entends pas seulement cette disposition particulière qui prépare et aboutit, pour l'ordinaire, aux scrophules, mais plus généralement encore cette influence du vice scrophuleux sur le corps vivant; influence qui donne à l'individu une tournure spécifique, et se fait reconnoître plus ou moins clairement dans les principaux développemens de la machine.

En effet, si l'on suit attentivement un sujet disposé aux scrophules, on verra que l'organisation est, chez lui, maîtrisée par l'action d'un vice contraire aux loix de l'économie animale. L'habitude du corps, l'exercice des facultés, la crue, la dentition, la puberté, tout annonce l'existence d'un hétérogène, qui nuit et pervertit l'ordre et la succession habituelle des fonctions. Si cette constitution scrophuleuse ne se transforme point en scrophules proprement dites, c'est-à-dire, en cette espèce d'affection qui occasionne l'épaississement de la lèvre supérieure, l'ophtalmie opiniâtre et récidivante, l'endurcissement des glandes de la mâchoire et du cou, l'obstruction du mésentère, la toux sèche et fatigante, les gonflemens glaireux des poignets et des chevilles des pieds, l'épaississement des ligamens des articulations, l'élargissement et la carie des os, &c., elle donne cependant à l'individu le pouvoir de transmettre les scrophules à ses rejetons ; car cette maladie est souvent héréditaire, et peut, à la longue, lui procurer quelque affection, dont les symptômes équivoques, ou trop isolés, ne sont pas toujours mis sur le compte du vice scrophuleux, et des maux secondaires qu'il occasionne.

. 7. Quoi qu'il en soit, les signes de la constitution scrophuleuse sont assez remarquables pour n'être pas bien difficiles à saisir ; mais il faut se défier des apparences, et suspecter le vice scrophuleux, même sous les dehors d'une complexion heureuse. Dans les enfans qui sont entachés de ce vice, on trouve effectivement un certain fond de blancheur de la peau, qui con-traste avec une rougeur assez vive des joues et la pâleur des lèvres. La peau est en général d'un poli et d'une douceur remarquables, quoique l'épiderme ait quelque fermeté. Tous les membres paroissent arrondis ; mais on s'apperçoit, quand on a le tact exercé, que cette forme est due à la plénitude des vaisseaux lymphatiques, et aux sucs abondant dans le tissu cellulaire. La fibre paroît bien nourrie, à cause de la grosseur apparente des muscles ; cependant, le tissu des chairs est mou et relâché. Le visage est plein, presque bouffi, les yeux ont en quelque sorte quelque chose de hagard, le regard est cepen-

dant doux, la couleur de la cornée transparente
est bleuâtre, et la pupille est grande ; la tête est
ornée de cheveux souples, et dont la couleur
est ordinairement châtain-doré ou d'un blond
particulier. Le cou est court et gros; la mâchoire
inférieure est plus étendue que de coutume; ses
angles sont plus saillans et carrés ; la bouche est
plus grande ; les lèvres sont plus grosses ; les os
de la pommette sont de même plus gros , les
ailes du nez et les paupières sont plus épaisses.
On trouve enfin une certaine largeur de la tête
et particulièrement de l'occiput. Le ventre a du
volume. Le pouls n'a point cette fréquence
naturelle à celui des enfans ; les pulsations sont
moins rapprochées , et le coup de l'artère frappe
mollement le doigt qui la touche.

8. On sait que certains états des solides sont
produits par des altérations correspondantes dans
les fluides , en vertu, sans doute, de ces rapports qui font qu'un organe se met à l'unisson
d'un autre organe. Dans la constitution scrophuleuse, le sang est moins parfait, ses diverses
parties sont moins intimement combinées, et
l'union plus foible des différentes molécules qui
le composent, lui donne une apparence de
ténuité , d'aquosité, de moindre consistance ;
avec laquelle contraste l'épaississement de quelques-unes des matières animales qui forment de

A 4

petits flocons ou des parties qui ne semblent
que tenues en suspension. D'une autre part, le
suc que les vaisseaux exhalans laissent transsuder
dans le tissu cellulaire des glandes conglobées,
pour être absorbé et porté dans les réservoirs de
la lymphe (1), est d'une qualité plus acescente ;

---

(1) Le système des vaisseaux lymphatiques a été pendant long-temps si peu connu, qu'il n'est pas étonnant
que les idées qu'on a eues sur cette partie importante
de l'économie animale ne fussent ou fausses, ou du
moins obscures et hypothétiques. De Haller, dans sa
Physiologie, a ramassé les opinions qu'on avoit adop-
tées sur les vaisseaux et les glandes des absorbans. Mais
ces opinions ont paru être détruites par les expériences
positives de M. Mascagny, professeur en médecine à
Sienne. D'après ces expériences, il résulte que les vaisseaux lymphatiques n'ont aucune communication directe avec les vaisseaux capillaires du système sanguin,
et que les glandes lymphatiques ne sont qu'une con-
tinuation des vaisseaux absorbans, lesquels forment
des circonvolutions infinies, et tantôt dilatés, tantôt
rétrécis, constituent des cellules, des plexus vascu-
leux, sans admettre aucune communication avec les
vaisseaux sanguins, si multipliés dans les glandes conglobées. Mais, des pores inorganiques de ces vaisseaux
sanguins, découle une humeur séreuse, qui s'épanche
dans les interstices du tissu cellulaire des glandes, pour
être reprise par les lymphatiques qui s'ouvrent dans
ces petites cavités. L'office de cette humeur séreuse
consiste, dans l'état sain, à délayer la lymphe, à dimi-

et soit que la nature de ce suc, soit que le vice de l'action tonique influe sur l'état de la lymphe, il est certain que cette humeur est plus disposée à la concrescibilité, plus épaisse ou plus visqueuse qu'elle ne doit l'être : enfin, la graisse, qui joue un rôle marqué, quoique secondaire, dans les scrophules, est plus blanche, plus ferme, plus disposée à se rassembler en masses.

9. Ce double état des liquides et des solides doit être la règle ou la mesure des sécrétions qui se font dans la constitution scrophuleuse. En général, la transpiration est fort irrégulière, et les sueurs sont rares. Les urines ne donnent qu'une quantité moyenne; mais elles contiennent peu d'urée, assez de substance muqueuse, de matière calcaire, et sur-tout beaucoup d'acide

---

nuer sa concrescibilité, sa plasticité, et peut-être à favoriser, d'une manière plus intime, le mélange des différentes liqueurs que les vaisseaux lymphatiques apportent dans les glandes conglobées, pour que la lymphe y acquière les qualités les plus propres à la nutrition. *Voyez* Mascagni, *Vasorum lymphaticorum corporis humani Historia et Ichnographia*, pars prim. sect. v, *de Glandularum conglobatarum seu lymphaticarum structurâ*, pag. 3o. Caldani s'est élevé contre les opinions de Mascagny; d'autres physiologistes ont nié l'existence des pores inorganiques; et suivant eux, ils sont remplacés par un ordre de vaisseaux qu'on a distingué par le nom d'exhalans.

phosphorique. La sécrétion de la morve et celle
de la chassie, sont plus ou moins remarquables.
On en peut dire autant du cérumen des oreilles,
et de la matière sébacée ; aussi le cuir chevelu
est-il onctueux, et forme ce qu'on appelle la
tête grasse ; et le derrière des oreilles est plus ou
moins humide. On doit ajouter encore que la
graisse se forme facilement, et que cette matière
animale est assez abondante.

10. Est-ce par une suite des raisons que je
viens d'exposer, ou par l'influence d'une cause
inconnue, que le cerveau est d'un volume plus
considérable dans la constitution scrophuleuse,
ou du moins paroît avoir plus d'aptitude à
augmenter en masse. La tête croît, et l'augmentation du cerveau influe sur la vivacité des per-
ceptions. Aussi, avec un air de nonchalance, les
enfans ont des idées heureuses ; ils sont gais, ils
ont l'oreille fine, bon odorat ; ils aiment à faire
des rapports de ce qu'ils ont vu ou entendu ; la
plupart de leurs reparties sont agréables, et l'on
est quelquefois étonné de la morosité qu'ils
mettent dans certaines actions.

11. A mesure que la constitution scrophuleuse se renforce, c'est-à-dire, en raison du progrès des effets du vice scrophuleux, il semble
que les solides acquièrent une certaine roideur;
dans le temps même que les urines paroissent

contenir une moindre quantité d'acide phosphorique. Si ce degré de roideur, peut-être
naturelle à la constitution scrophuleuse, et du
moins acquise, n'est pas dans tous les cas bien
sensible, c'est qu'elle se trouve modifiée par
l'espèce d'habitude cachectique qui est propre
à cette constitution. La viscosité des humeurs
en augmente de plus en plus, sans que la poly-
lymphie (1) diminue ; et d'après quelques idées
fondées sur de bons apperçus, il se produit ou
il se sépare, dans cet état, une plus grande
quantité de phosphate de chaux.

C'est alors que les signes avant-coureurs des
scrophules sont et plus intenses et moins équivoques. La lèvre supérieure se gonfle ; elle grossit vers le milieu, et cette tumeur, qui est souvent considérable, s'étend à la colonne du nez,
et à la partie inférieure des narines. Pour l'ordinaire cette tumeur disparoît pour un temps,
ou du moins elle diminue considérablement,
lorsque la lèvre supérieure verse, par quelques
gerçures, une humeur âcre et un peu jaune, ou
bien lorsque le nez, qui est rouge et douloureux, fournit une assez grande quantité de

____

(1) Pléthore séreuse ou du système lymphatique.
Voyez mes *Fondemens de la science méthodique des
maladies*, tom. I, pag. 303.

morve. A-peu-près dans le même temps ; les yeux sont chassieux, et deviennent le siége de fluxions plus ou moins opiniâtres. Le derrière des oreilles, et quelquefois le conduit auditif, fournissent un suintement puriforme, et d'une odeur acido-douceâtre ; dans quelques cas, les aisselles laissent échapper une sérosité jaune, tirant sur le verd ou sur le noir, d'une consistance sirupeuse. Il est à observer que lorsque ces petits accidens sont multipliés et remarquables, le développement de la maladie est plus retardé; il l'est encore davantage par une diarrhée convenable, et par des urines chargées d'un sédiment bien muqueux.

12. S'il étoit permis de tirer des inductions de quelques phénomènes constans de la constitution scrophuleuse, pour établir des conjectures sur les élémens du vice scrophuleux, et les circonstances qui en déterminent la formation; peut-être pourroit-on suppléer, par une théorie plus vraisemblable, aux hypothèses différentes qu'on a présentées sur la nature, l'action et l'influence de ce vice sur le corps vivant. On est assez généralement d'accord que dans les scrophules la lymphe est primitivement viciée, quoiqu'on ignore si l'espèce d'âcre particulier qui infecte, à sa manière, cette humeur animale, se forme directement dans le système des

vaisseaux qui la charient, ou si, répandu dans tout le corps, il s'exhale dans diverses cavités, et dans le tissu cellulaire; d'où, étant repompé par les vaisseaux absorbans (1), il se manifeste spécialement dans le système lymphatique.

Ce caractère de la lymphe est démontré par plusieurs faits.

En examinant les cadavres, on trouve que les altérations morbides suivent véritablement les traînées des glandes conglobées, ainsi que la direction et le trajet des vaisseaux lymphatiques. On voit que quand le vice scrophuleux a attaqué les poumons, et produit cette espèce de phthisie tuberculeuse, qui dépend des scrophules, les glandes bronchiques du poumon ne participent guère aux altérations des glandes lymphatiques de ce viscère. Lorsque les glandes conglomérées, les cryptes folliculeux, les glandes sébacées participent aux lésions du système lymphatique, ce n'est que consécutivement ou symptomatiquement, lorsque la maladie a fait certains progrès, est diversement compliquée, ou bien lorsqu'un vice de constitution, soit hérédi-

____

(1) Il est connu aujourd'hui que tous les vaisseaux lymphatiques, semblables aux lactés, sont veineux et absorbans, et qu'ils s'ouvrent dans les cavités et sur toutes les surfaces internes ou externes du corps humain.

taire, soit acquis, permet et favorise des affections étrangères et dérivées.

Enfin, et c'est une réflexion de M. Cullen, l'apparition des scrophules dans des constitutions particulières, et à une période déterminée de la vie, leur propriété même d'être héréditaire, et de dépendre si fréquemment d'une certaine complexion, sont des circonstances qui indiquent assez clairement que cette maladie dépend d'une constitution particulière du système lymphatique. Il est une opinion qui, au lieu de placer la cause prochaine des scrophules dans la lymphe, l'attribue à la débilité, au relâchement et à l'ampleur contre-naturelle des vaisseaux lymphatiques. Mais dans ce sentiment, où l'on a pris un des effets pour une des causes, les idées précédentes ne sont ni combattues ni détruites.

13. Il restoit à s'éclairer sur la nature de l'acrimonie, qui communique à la lymphe cette qualité qui conduit aux scrophules. Mais les avis sont partagés sur ce point ; les uns ont déclaré que l'espèce d'âcre scrophuleux étoit de nature acide, les autres ont imaginé qu'il étoit au contraire de nature putride ; tandis qu'une troisième classe admet toute sorte d'acrimonie dans l'ordre des causes qui donnent naissance aux scrophules. Aucun ne paroît avoir distingué

la nature particulière du virus, de l'altération
humorale, qui en est la suite ; cependant, on
conçoit que la cause ne peut point être confondue avec l'effet, et que dans les maladies
vireuses, la dégénération connue des liqueurs
ne donne pas des notions certaines sur la nature
du miasme qui l'a déterminée. Si le virus agit
comme un levain, et qu'en cette qualité il s'assimile les liquides auxquels il se mêle et qu'il
attaque, sans doute que l'altération de ceux-ci
peut faire conjecturer la nature du virus qui les
a infectés ; mais si celui-ci agit sur les solides,
s'il agit directement sur les forces vitales, et que
la dégénération des liqueurs soit seulement le
résultat de leur affoiblissement, il est pour-lors
indubitable que les humeurs, plus ou moins
livrées à la fermentation qui leur est propre,
subiront une altération différente, suivant les
cas et les circonstances.

14. C'est ainsi que sans rien pressentir encore
sur la nature de l'acrimonie du vice scrophuleux, et posant en fait qu'une cause de maladie
n'agit guère pour l'ordinaire, sans qu'au préalable elle n'ait altéré la force vitale, on peut
avancer que, en tant que les scrophules se déclarent dans l'enfance, le vice immédiat des
liqueurs est le plus constamment de nature acide,
et que cette espèce d'altération est remplacée

tôt ou tard par la dégénération putride, qui est
le terme connu des diverses fermentations subies
par les substances animales. Il faut avouer néanmoins que cette succession, dans l'ordre des
altérations scrophuleuses, est sujette à des anomalies ; et c'est probablement à cela qu'est due
l'idée de ceux qui ont cru qu'il ne falloit exclure à la rigueur aucune espèce d'acrimonie de
la classe de celles qu'on peut rencontrer dans
les scrophules.

15. Cette manière de concilier les opinions
sur l'état des liqueurs dans cette maladie, est
dictée par des faits, dont les résultats sont, 1°. que
dans l'espèce la plus commune des scrophules,
il faut reconnoître, chez les enfans, deux périodes, dont les dépravations acide et putride
constituent la différence essentielle : 2°. que la
durée de l'une ou de l'autre période peut être
obscure ou rapide, au point d'échapper à l'œil
de l'observateur peu intelligent ou peu attentif:
3°. qu'il y a quelques variétés, soit dans le degré
d'altération, soit dans la qualité des liquides,
pour les scrophules constitutionnelles et pour
les scrophules accidentelles ; deux espèces ma-
jeures de cette affection morbide qu'il faut reconnoître, pour embrasser tout ce que l'observation apprend sur sa nature : 4°. que la différence dans l'état des liqueurs, très-sensible chez
le

le montagnard et le citadin ; chez le riche et le pauvre, influe considérablement sur les modifications que le vice scrophuleux imprime à nos humeurs, et jette parmi les scrophuleux des nuances délicates et indéfinies.

16. A travers toutes ces nuances, qui rendent en général les scrophuleux assez différens les uns des autres, par un consentement à-peu-près unanime, on rapproche, d'un seul genre d'altération, tous les vices des liqueurs qu'on a remarqués dans les scrophules, et qu'on a faussement imaginé leur être propres, qui est un vice d'épaississement lymphatique. En effet, ce vice existe pendant tout le cours de certaines maladies scrophuleuses, et on le retrouve généralement pendant la première et longue période du plus grand nombre de scrophules, principalement dans les lieux secs et montagneux. Quelques-uns ont cru que cet épaississement de la lymphe formoit toute la dégénération scrophuleuse, sans faire attention que dans les scrophules, comme dans l'épaississement lymphatique de cause syphilitique, la densité des sucs blancs n'est que le résultat du vice humoral inhérent à la masse. Je ferai remarquer que d'autres ont apporté en preuve de la nature acide de l'âcre scrophuleux, cet effet constant de produire l'épaississement de la lymphe ; néanmoins, cet effet, si propre

d'ailleurs à faire suspecter la nature de l'âcre dont il est ici question, n'ôte point toute incertitude sur cet objet, parce que l'atonie des solides marche assez constamment avec l'épaississement des liqueurs : soit que l'action diminuée des vaisseaux diminue, en raison directe, l'atténuation des fluides ; soit, comme l'a dit M. Fothergill, que lorsque les solides sont relâchés, les liqueurs s'épaississent, même en assez peu de temps, par une suite d'altérations simultanées.

17. Jusqu'ici il n'a point été question de l'origine et des élémens du vice scrophuleux ; et quelque difficile qu'il soit de prononcer là-dessus, on n'a pas laissé que de s'expliquer sur des questions aussi problématiques. Ceux-ci ont présenté ce vice comme une dégénération lymphatique procurée par la liqueur séminale ; ceux-là l'ont dérivé du virus syphilitique particulièrement dégénéré, et d'autres ont avancé que les scrophules étoient dues à une altération spéciale du fluide nerveux, et notamment du suc nerveux dépravé dans la huitième paire.

18. Et d'abord, quant à la première de ces opinions, on nous dit que la rétention de la liqueur séminale vers l'âge de sept à huit ans, son reflux dans la masse des humeurs, doit d'autant plus les altérer, qu'il est de toute notoriété qu'on voit souvent les scrophules se guérir

d'elles-mêmes , lorsque la semence a un libre cours par les voies que la nature lui a frayées, ou lorsqu'elle peut être ramassée comme en réserve dans les vésicules (1) destinées à la contenir. Mais cet apperçu doit-il porter la conviction ? Il est vrai que la puberté est quelquefois le terme de la disparition des tumeurs scrophuleuses du cou ; mais il est vrai aussi qu'à cette disparition, succèdent souvent des maux qu'on n'impute pas toujours au vice scrophuleux (2). Il est encore vrai que la puberté a quelquefois opéré le développement, ou déterminé la rechute des scrophules.

En outre, lorsqu'on examine les choses de très-près, on a lieu de se convaincre que, dans le plus grand nombre des cas, la puberté et ses révolutions n'enlèvent que les symptômes accidentels, et laissent dans leur entier les phénomènes essentiels, qui n'en sont que plus ou moins modifiés. D'ailleurs, en supposant que

---

(1) Telle est l'opinion commune que l'on a sur l'usage des vésicules séminales ; mais on sait que Hunter leur en a attribué un autre.

(2) J'ai vu quelquefois survenir à cette époque des écoulemens par les parties génitales. Il y a apparence que M. Selle a vu la même chose. Ce professeur croit, du moins, que le vice scrophuleux est souvent la cause de la blennorragie et de la métrorrhée (fleurs blanches).

l'excrétion de la semence pût coïncider avec la guérison des accidens scrophuleux, faudroit-il en attribuer la cause, plutôt au dépouillement des humeurs infectées par la liqueur prolifique, qu'à la révolution générale et puissante que procure le dernier développement organique, et que suit une foiblesse du système en général ou de quelque partie de l'économie animale.

19. Ceux qui prétendent que le virus syphilitique dégénéré constitue le virus scrophuleux lui-même, semblent appuyés sur des faits spécieux, et sur des inductions naturelles. Cet exemple, cité par M. Girard (1), est remarquable ; cet auteur a vu en Allemagne une famille dont le père étoit mort d'une maladie syphilitique, qui avoit parcouru ses périodes avec de fâcheux symptômes, soit que le sujet eût été mal traité, soit qu'il ne se fût pas bien conduit, ou que la maladie eût été effectivement maligne ; des deux fils qui en provinrent, l'un avoit le scorbut, l'autre les scrophules depuis le berceau. L'aîné de ces deux frères, qui étoit le scrophuleux, donna le jour à une fille atteinte, dès sa naissance, de plusieurs petites loupes, et du mal syphilitique ; mais tel, que les accidens n'en étoient rien moins que graves.

Dans cette observation, qui paroît décisive,

____

(1) *Lupiologie*, ou *Traité des loupes*, pag. 363.

on trouve deux difficultés à résoudre. Le père,
infecté du virus syphilitique, n'avoit-il pas une
syphilis compliquée de scrophules ? L'enfant qui
provint de cette tige empoisonnée, étoit-il véritablement scrophuleux, ou n'avoit-il pas mieux
une syphilis héréditaire, sous une forme scrophuleuse ?

D'une part, il est reconnu que la syphilis est
toujours plus grave, plus intraitable, lorsqu'elle
est compliquée avec un autre virus, et que ces
deux causes réunies exercent une forte action
sur un corps déjà cacochyme. Je montrerai même
ailleurs que dans la constitution scrophuleuse,
et, ce qui est la même chose, dans toute tendance
aux scrophules, une syphilis survenue acciden-
tellement, développe et envenime les scrophules,
lorsque l'action syphilitique commence à être
surmontée.

De l'autre côté, il n'est pas moins certain,
qu'à l'instar du vice scrophuleux, le virus syphilitique produit quelquefois des engorgemens dans
les glandes ; que le gonflement presque universel
des glandes conglobées est mis au rang des phénomènes qui annoncent explicitement la syphilis, et qu'on rencontre tous les jours, comme l'a
judicieusement remarqué M. Petit (1), des per-

____

(1) *Traité des maladies des Os*, tom. ii, pag. 3o3.

sonnes qui ont été attaquées de scrophules, qui
en ont été guéries, et à qui elles reviennent à la
suite d'un coït impur. On peut dire que la maladie syphilitique, lorsqu'elle est avec engorgement des glandes conglobées, est invariablement
compliquée de scrophules, ou nier que la syphilis, lorsqu'elle attaque des sujets qui ont été
radicalement délivrés du vice scrophuleux, ne
peut point prendre une forme scrophuleuse. Cependant, un observateur judicieux (1) a réfuté
la première objection, en montrant qu'on ne
peut généraliser, sans danger, cette manière
d'envisager les symptômes de la maladie syphilitique, sans qu'il en résulte des complications
factices, qui embarrasseroient le traitement sans
aucune utilité réelle pour les malades ; et fondé
sur des observations particulières, qui répondent
à la seconde objection, M. Pressavin a avancé
que les scrophules, le rachitis, forment des affections qui, quoique détruites, laissent toujours
dans la lymphe une disposition à l'épaississement;
disposition qui se développera toutes les fois qu'il
surviendra quelque principe coagulant, tel que
le virus syphilitique (2).

____

(1) M. de Horne, *Journal de Médecine militaire*,
tom. II, pag. 258 et 259.

(2) *Traité des maladies vénériennes*, etc.

Ainsi, l'on est plus qu'autorisé à douter si dans l'exemple rapporté de M. Girard, les scrophules du premier enfant étoient plus réelles qu'apparentes. Si l'on soutenoit que le virus syphilitique dégénéré eût pu former les scrophules dont on l'a dit atteint, nous demanderions par quelle étrange métamorphose le vice scrophuleux de ce sujet a-t-il pu produire des accidens syphilitiques bien déterminés dans la génération suivante.

20. Un parallèle approfondi des scrophules avec la syphilis, démontre que ces deux maladies sont indépendantes l'une de l'autre, et prouve contre ceux qui cherchent à ramener tous les virus à un même principe, qu'il est beaucoup plus conforme à l'observation pratique d'admettre une différence essentielle entre chaque virus, quelle que soit leur commune origine ; puisqu'ils ont chacun un caractère propre, et que les mêmes remèdes ne peuvent point leur être appliqués uniformément (1).

Par exemple, les scrophules sont très-multipliées dans beaucoup de pays où la maladie syphilitique est très-rare. Celle-ci s'observe dans tous les âges ; tandis que les scrophules sont une

______

(1) *Voyez* le rapport sur le mal rouge de Cayenne, pag. 47.

maladie qui affecte particulièrement l'enfance. La maladie syphilitique héréditaire se fait connoître peu de jours après la naissance, ou au moins dans les premiers mois de la vie ; les scrophules ne commencent à paroître que vers l'âge de trois ans, et croissent jusqu'à la septième ou huitième année. La maladie syphilitique, soit acquise, soit héréditaire, ne se guérit presque jamais spontanément, et sans aucun secours ; tout le monde sait que les scrophuleux guérissent quelquefois sans remèdes aux approches de la puberté. La maladie syphilitique cède presque toujours aux préparations mercurielles, lorsqu'elles sont sagement administrées. Les scrophules peuvent être guéries par les mercuriaux ; mais ces médicamens n'agissent pas contr'elles d'une manière spécifique, et ont besoin d'être secondés par des moyens d'une autre nature. Ceux qui admettent que les scrophules sont le produit de la maladie syphilitique dégénérée, sont obligés de convenir qu'il est des causes naturelles propres à faire naître, dans certaines circonstances, le vice scrophuleux ; et cet aveu est une preuve suffisante de l'inutilité de recourir à une autre cause (1).

----

(1) *Voyez* M. Bacher, *Journal de Médecine*, février 1787, pag. 198.

En outre, si le vice scrophuleux dérivoit du vice syphilitique, il ne seroit pas rare de trouver les véritables scrophules dans les enfans auxquels des parens infectés ont eu communiqué la syphilis ; et l'époque de la première apparition des scrophules seroit au moins contemporaine ou postérieure à la date de la première invasion de la syphilis. Cependant, on a vu plusieurs cas de parens qui ont communiqué la maladie syphilitique à leurs enfans, sans que cependant ceux-ci aient jamais manifesté dans la suite aucun symptôme de scrophules ; et il est de notoriété que cette maladie a été connue de tous les temps, et que son origine est bien antérieure à celle de la maladie syphilitique, quelque soin qu'on ait pris de faire remonter l'époque commune de la première apparition de la syphilis.

21. Le fluide nerveux (1) (car certainement ce fluide n'est pas un être de raison) peut être altéré chez ceux qui sont infectés du vice scrophuleux, en tant que l'effet de ce vice est d'affecter radicalement la constitution, et de changer le ton naturel des solides et des fluides. Mais

---

(1) M. Gamet a établi que la cause des scrophules est une altération du fluide nerveux ; M. Tætelman a réfuté cette opinion dans sa dissertation *de Scrofulis et morbis Scrofulosis.*

il est plus que problématique que l'altération du fluide nerveux soit la cause des scrophules ; et de toutes les suppositions, celle-là doit paroître la plus hypothétique et la moins satisfaisante.

Sans doute que la manière la plus constante dont le vice scrophuleux agit sur l'économie animale, a pu faire augurer à des esprits superficiels, que le cou ne recevoit, par prédilection, les premières impressions de ce vice, qu'en vertu de l'affection exclusive des nerfs qui se distribuent à la partie affligée. Mais on auroit pu voir que ce phénomène, assez constant, est le résultat presque inévitable de l'ordre dans lequel se développent et les organes et les fonctions qui en dépendent. Ainsi la tête est, de toutes les parties, celle qui parvient le plutôt à sa perfection, par rapport à l'influence de l'organe que sa cavité renferme sur le développement et la perfectibilité de l'individu. Elle devient, en premier lieu, le centre dominant d'action ; et c'est en raison de ce, que la dentition est un des premiers développemens organiques secondaires, et que le vice scrophuleux se manifeste préférablement dans l'enfance, sur les glandes conglobées qui avoisinent le plus cette partie.

22. Si les raisons que je viens d'alléguer contre les principales opinions avancées sur l'essence du vice scrophuleux sont fondées, il me reste à

conclure qu'on n'a rien dit encore de probable sur l'origine de ce vice et ses véritables élémens. Je n'étendrai point cette digression par de longs raisonnemens sur cette matière: tout ce que je me permettrai de dire, appuyé sur la complication si ordinaire des vices scrophuleux et rachitique, sur l'analogie, la dépendance qui se trouve entre les altérations du système glanduleux, lymphatique, et celles du système osseux et articulaire; enfin, sur le rapprochement considérable que l'observation clinique fait des maladies scrophuleuses, rachitiques, de la classe des affections calculeuses et goutteuses; c'est qu'on parviendra peut-être à prouver que dans les scrophules, la température des corps vivans étant diminuée, il se fait une forte oxigénation des sucs albumineux, principalement parce qu'il existe un acide, morbifiquement accumulé, et peut-être une combinaison de plusieurs acides.

23. On sait que plusieurs auteurs ont établi que la nature de l'acrimonie scrophuleuse étoit acide; et cette dépravation des humeurs est trop marquée dans le commencement et la première période des scrophules, pour qu'il faille étayer cette assertion par une suite de faits.

La lymphe épaissie, la concrétion de la graisse, la blancheur des dents et celle de la peau, l'odeur de la transpiration, celle des croûtes et des

ulcères scrophuleux, sont autant de circonstances
qui déposent en faveur de cette opinion, sans
compter que les remèdes qui agissent le plus spécifiquement dans le traitement des scrophules ,
sont ceux qui peuvent faire contracter à nos sucs
une altération plus ou moins septique. Il est
même probable que dans la seconde période des
scrophules, dans cette période où les humeurs
tournent à la dissolution, leur caractère acide
n'est pas toujours remplacé par la putrescence.
J'ai rencontré des sujets scrophuleux chez qui
la dissolution des humeurs étoit caractérisée par
la qualité du pus des ulcères , par des évacuations colliquatives, par la fièvre lente, par des
taches scorbutiques; cependant on ne pouvoit
point méconnoître la nature de l'acrimonie des
liqueurs. La transpiration et les sueurs exha-
loient une odeur aigre ; la matière des vomissemens et des renvois étoit acide; les végétaux,
les fruits, les boissons aigrelettes procuroient des
angoisses, la cardialgie, et augmentoient les
symptômes de cachexie scrophuleuse; les doux
fondans, les anti-scorbutiques, l'usage des substances animales étoient les moyens propres à sou-
lager ou à guérir.

On rencontre cette dépravation acido-putride
des humeurs, ou ce concours de matières putrides et de matières acides, chez les enfans très-

foibles, et d'une constitution fort relâchée. Ceux
du tempérament opposé, après avoir lutté plus
ou moins de temps contre les premiers effets du
vice scrophuleux, tombent enfin dans un état
contraire; à l'épaississement acide des liqueurs,
succède une dissolution putride; la fièvre lente
remplace une parfaite apyrexie, et les symptômes propres à ce génre de dépravation prennent
d'autant plus d'intensité, que le vice scrophuleux ne cesse de provoquer la dégénération septique des liqueurs, et la dégradation des viscères.

24. Si la nature acide des humeurs est une fois
reconnue et admise, on ne présumera pas, sans
doute, que les acides, tels que le carbonique,
fournis par les premières voies, ou que la qualité acescente de certains sucs, dégénérés ou non,
puissent causer directement les scrophules. Des
faits et des raisons concluantes, détruiroient ces
assertions; mais cet effet peut être produit par
d'autres acides morbifiquement formés ou accu-
mulés dans le système, tels que l'acide oxalique,
l'acide phosphorique, ou le phosphate de chaux
très-acidule, c'est-à-dire, avec excès d'acide;
enfin, l'acide zoonique.

25. L'acide qui résulte le plus communément
des digestions malfaites ou imparfaites de plusieurs alimens tirés du règne végétal, avec les-

quels on se plaît trop souvent à nourrir les enfans, est l'oxalique, ou un acide qui s'en approche le plus. Le docteur Bonhomme, médecin
d'Avignon, s'étoit attaché à prouver que le rachitis est principalement occasionné par l'acide
oxalique, en excès dans l'économie animale,
et par l'acide phosphorique en défaut. J'avois
conçu une autre idée sur l'action de cet acide
animal.

Il m'a toujours, en effet, paru fort naturel de
croire que les maladies ne sont très-souvent que
des excès ou des défauts, 1°. des substances élémentaires qui entrent dans les composés organiques; 2°. de ces composés eux-mêmes; 3°. des
facultés et des fonctions qui en dépendent rigoureusement, comme composés ou tissus organiques, comme organes doués de forces vivantes
et d'une suite d'opérations qui leur sont propres.
Les élémens des calculs ou leurs matériaux, dé-
couverts par une lumineuse analyse, montrent
que ces calculs ne sont que des urates, des phos-
phates et des ammoniates, substances primitives
appartenant spécialement au corps des animaux.
L'acide phosphorique passe pour un acide animal; on doit en dire autant de l'acide zoonique
de M. Berthollet; l'acide oxalique est une production végétale, et est étranger à la constitution organique des animaux. Le premier, plus

ou moins oxigéné, formant des acides phospho-
reux ou phosphorique, peut et doit quelquefois
se trouver en excès ou en défaut dans le corps
vivant, et devenir, sous cet aspect, la cause d'un
défaut d'équilibre dans les parties élémentaires
et constitutives des organes ; celle d'une lésion
dans l'exercice des fonctions qui leur sont propres. L'acide phosphorique, d'après les expériences chimiques, attaque, avec plus d'énergie
que l'acide nitrique, la substance des os ; il opère
le ramollissement et la dissolution de ces parties
dures ; et le rachitis offre dans ses causes , dé-
terminantes ou prochaines, des rapports frappans avec les scrophules.

26. L'autopsie cadavérique a fourni des faits
qui rendent ces rapports plus sensibles. Elle a
manifesté des dépôts de phosphate acidule de
chaux, dans ces affections morbides comme
dans les maladies congénères, au milieu des
parties molles, et même dans diverses cavités.
En consultant les auteurs qui ont publié des détails relatifs aux scrophules, on voit effectivement qu'on a trouvé à l'ouverture des cadavres,
dans une ou plusieurs glandes conglobées, même
dans le parenchyme des viscères, ou dans le canal thorachique, un amas de cette substance
saline calcaire, qui entre dans la formation des
os ; on a même trouvé, avec surprise, des os

tout formés dans les tumeurs scrophuleuses (1).

Il y a plus, dans les ulcères scrophuleux avec carie, la quantité de phosphate de chaux est augmentée dans les urines, suivant les observations de M. Fourcroy (2); et j'ai déjà fait observer que dans un degré peu avancé des scrophules, on découvre dans les urines des scrophuleux une moindre quantité d'acide phosphorique, et qu'il y a, en général, dans les solides de ces malades, une certaine roideur qui prévient en faveur de l'introduction d'une plus grande quantité de matière phosphato-calcaire dans les parties molles.

27. Ainsi, sans trop donner à l'opinion, on peut juger qu'un phénomène prédominant dans les scrophules, est la présence et l'aberration d'un acide de nature phosphoreuse ou phosphorique, réagissant sur les sucs albumineux, qu'il tend à concréter, à dénaturer, dans le même temps que diminuent et s'affoiblissent les rapports que le calorique et la lumière ont avec les humeurs et les parties solides des corps vivans.

28. Les auteurs qui ont écrit sur les scrophules, ne s'arrêtent guère qu'à des effets généraux

____

(1) *Voyez* M. Schmucker, *vermischte chirurgische Schristen,* etc. obs. de M. Sellin, obs. 23.

(2) *Mémoires de la Société royale de Médecine,* tom. v, pag. 496.

du

du vice scrophuleux, ainsi que j'aurai souvent occasion de le remarquer, et sur-tout de le prouver. Ces effets sont la diminution du ton des fibres motrices, sur-tout dans le système lymphatique, d'où dérivent des accidens qui se lient sans peine avec ces effets. Mais dans la vraie cachexie, dans l'hydropisie atonique, il y a une débilité bien plus forte et bien plus générale qu'il ne s'en trouve dans les scrophules, et rien ne conduit à la formation de cette maladie. Il faut donc qu'il y ait une cause indépendante de l'atonie, dont cette atonie est au contraire le résultat; et cette cause doit se pressentir facilement d'après ce que j'ai dit dans mes préliminaires, et ce que je viens d'avancer.

29. M. Hufeland, professeur de médecine à Berlin, qui a écrit après moi sur les scrophules, et qui m'a fait l'honneur d'adopter toutes mes idées, s'expliquant sur la cause prochaine, sur la formation et les effets du virus scrophuleux, pense que la cause prochaine et essentielle de la maladie scrophuleuse, se trouve dans la réunion d'un certain degré de foiblesse et d'atonie du système lymphatique, à un état particulier d'action de ces organes, duquel naît une âcreté spécifique de la lymphe.

Réunir la foiblesse et l'atonie à l'action augmentée d'un organe ou d'un système général des parties, paroît être une contradiction ; on peut ajouter qu'il est en apparence très-hypothétique que de l'atonie puisse naître une irritation remarquable. Il arrive néanmoins tous les jours que la foiblesse du système ne mettant aucun obstacle à l'action d'une cause excitante, ou bien encore qu'une maladie constitutionnelle assoupie par l'atonie, ne se réveillant qu'à l'occasion d'une cause excitante, il semble que l'effet de l'irritation est un effet de l'atonie. C'est conformément à de pareilles idées sur l'état des solides dans le relâchement, que le professeur Soemmering a dit que les glandes, dans les scrophules, sont gonflées, et les vaisseaux lymphatiques qui les traversent plus agrandis.

3o. Les vices de la lymphe et du chyle, qui, suivant le professeur de Berlin, peuvent disposer le système aux scrophules, sont une consistance visqueuse, glaireuse et terreuse de ces fluides, ou une consistance trop aqueuse de ces mêmes fluides, ainsi que du *gluten* animal qui lie entre elles les parties solides. Ce double effet, diamétralement opposé, est-il plus réel que l'épaississement des sucs albumineux et l'atténuation de la matière gélatineuse ?

3i. Cet état vicieux du système lymphatique entraîne, ajoute M. Hufeland, une détérioration particulière de la lymphe, dont cette nouvelle modification prend le nom d'âcreté scrophuleuse. Mais cet auteur, qui considère hypothétiquement, peut-être, cette âcreté, tantôt comme cause, tantôt comme effet, n'est-il pas mieux fondé à croire que le virus scrophuleux développe dans la lymphe un acide particulier, que M. Hufeland regarde comme une propriété caractéristique de ce virus. Il y a néanmoins cette observation à faire, que le professeur de Berlin ne regarde dans le traitement, l'existence de cet acide, que comme une considération secondaire. J'aurai occasion de reprendre cette discussion, et d'en assurer beaucoup mieux la conséquence.

32. Le vice scrophuleux est-il héréditaire, et peut il se propager d'un individu à l'autre, par voie de contagion ?

33. Suivant quelques auteurs, et principalement M. Witthe (1), qui a écrit sur les scrophules, cette maladie n'est point héréditaire, et ceux qui pensent autrement ont été induits en erreur par des raisons spécieuses.

Cependant, des faits très-concluans établissent, suivant M. Cullen (2), cette vérité fondamentale, que les scrophules sont communément

____

(1) *A treatise on struma or scrofula Commonly called the King's evil.* London, 1784, in-8°.

(2) *Élémens de Médecine pratique,* traduction de M. Bosquillon, tom. II, page 603, §. 1739.

et généralement une maladie héréditaire. Les enfans qui naissent de parens entachés du vice scrophuleux, sont ordinairement affectés des maux qu'on attribue à cette cause. On a même remarqué que dans une famille de plusieurs enfans, quand l'un des parens a été attaqué de scrophules, sans que l'autre l'ait été, comme il est ordinaire que quelques-uns des enfans soient d'une constitution presque exactement la même que celle d'un parent, tandis que les autres ressemblent à l'autre, il arrive souvent que ceux des enfans qui ressemblent le plus à leur parent scrophuleux, deviennent atteints de scrophules, pendant que ceux qui ressemblent à l'autre, qui ne l'est pas, en sont entièrement exempts.

En outre, le régime presqu'uniforme des enfans dans des lieux diversement situés, sans que les scrophules soient également endémiques, les ravages du vice scrophuleux bornés à certains cantons, dans certaines familles, sont bien propres à nous convaincre que l'action des causes auxquelles on veut imputer la formation de la maladie, y entre effectivement pour bien moins que l'hérédité du vice scrophuleux.

34. Que d'autres cherchent à établir une théorie lumineuse des maladies héréditaires ; qu'ils nous disent si, dans ces circonstances, il y a toujours un miasme déterminé, ou si la disposition

et le vice des solides forment l'action héréditaire.
Pour moi, qui crois avoir des raisons suffisantes
pour admettre cette hérédité, je pense même,
que si la force de l'action héréditaire ne va chez
quelques individus que jusqu'à produire la constitution scrophuleuse, tandis que la génération
qui suit est affligée de véritables scrophules, c'est
qu'il faut un certain concours de circonstances
et de dispositions, qui font qu'une maladie passe
aux descendans d'une manière directe et non
interrompue, ou par des interruptions et une
espèce de substitution.

Ainsi l'aïeul atteint des scrophules, en transmet la disposition au père, qui, par de nouvelles
causes prochaines ou éloignées, peut être ou
n'être pas attaqué de scrophules d'une façon éminente, mais sourde ; tandis que transmettant à
son fils la même disposition, plus ou moins modifiée ou affoiblie, celui-ci peut devenir véritablement scrophuleux, et éprouver les symptômes
les plus fâcheux de cette maladie, selon que sa
constitution, sa manière de vivre, &c. auront
donné lieu au vice scrophuleux de se développer,
et en auront augmenté la violence, en ajoutant
à sa masse un levain analogue à sa nature, et
ainsi de suite des fils aux neveux ; car, pour
qu'on puisse dire qu'une maladie est héréditaire,
il n'est pas nécessaire que toute la famille en soit

absolument attaquée, et il ne manque pas des
exemples de maux transmis par cette espèce d'hérédité intercalaire, qui ont dégénéré, qui se
sont métamorphosés à la seconde génération,
pour reparoître à la troisième, et reprendre leur
premier type, quoique d'une manière bien moins
sensible.

35. La contagion des scrophules paroît un
point beaucoup plus difficile à déterminer, parce
que les auteurs qui ont cru devoir accuser cette
maladie d'être contagieuse, l'ont fait sans citer
des exemples d'enfans sains qui, ayant eu une
communication fréquente et prochaine avec des
enfans scrophuleux, aient été infectés de cette
maladie, et sans voir que, même dans ce cas,
il est très-difficile de juger si le développement
de la maladie dans le sujet sain en apparence,
n'est point l'effet du vice scrophuleux qu'il re-
cèle, et qui se seroit également manifesté sans
cette circonstance spécieuse de contagion.

Cependant, comme dans toutes les maladies
virulentes, bien développées, il se forme un
miasme d'un caractère particulier, qui s'exhale,
et que les vaisseaux absorbans peuvent pomper,
il paroît que les scrophules doivent être réputées
contagieuses, toutes les fois qu'elles ont atteint
un certain degré; aussi, dans les expériences de
l'électricité, on a soin de ne pas destiner aux

malades, qui ne sont pas scrophuleux, les ins-
trumens qui servent à ceux qui le sont (1). Il y
a plus, et les scrophules doivent paroître contagieuses dans tous les cas, lorsqu'il est prouvé
qu'elles se transmettent aux enfans qui sont al-
laités par des nourrices scrophuleuses. On ne
sauroit douter que les nourrices ne contribuent
à répandre le vice dont elles sont atteintes, parce
qu'on a sur cette vérité des raisons et des faits
péremptoires. M. Madier, entr'autres auteurs
que je pourrois citer, s'en est particulièrement
convaincu; et pour appuyer mes assertions, je
me permettrai de citer ici ses propres termes.

36. « Il n'y a point de climat, a dit cet ob-
» servateur, qui paroisse moins propre que ce-
» lui-ci (du Bourg Saint-Andéol) à donner nais-
» sance aux scrophules, par les qualités de l'air,
» de l'eau, et le genre des alimens dont se nour-
» rissent les habitans; elles y sont cependant
» très-communes, et on ne peut en trouver d'au-
» tre cause que dans les étrangers qui s'établis-
» sent chaque année dans cette ville : la plupart
» viennent des montagnes du Vivarais et du
» Dauphiné, pour servir en qualité de domes-
» tiques. Personne n'ignore que la plus grande

---

(1) M. Mauduyt a déclaré cela dans un avis sur l'é-
lectricité. Voyez *Journal de Médec.*, tom. LVI, pag. 281.

C 4

» partie des habitans de ces contrées, on pour-
» roit même avancer, sans crainte de contradic-
» tion , que presque tous sont atteints de cette
» maladie, qui, comme un *Prothée*, se mani-
» feste de différentes manières sur chaque indi-
» vidu. Ces domestiques, attirés par certains
» avantages, s'y marient, leurs femmes, qui
» sont plus blanches, et dont les couleurs sont
» beaucoup plus vermeilles que celles des natu-
» rels du pays, couleurs assez communes aux
» scrophuleux, sont préférées par la plupart des
» particuliers ; dont les femmes ne peuvent ou
» ne veulent pas allaiter leurs enfans, pour ser-
» vir en qualité de nourrices. Ils sont séduits par
» des couleurs qu'ils prennent pour un signe de
» bonne santé ; et les innocentes victimes sucent,
» avec le lait, un poison d'autant plus cruel,
» qu'il est la cause de la plupart des phthisies,
» si communes dans cette ville (1) »..

Bordeu, Lalouette et Pujol, se sont ouvertement déclarés en faveur de la faculté contagieuse
des scrophüles ; et il faut avouer que leur opinion coïncide avec l'existence reconnue ou admise d'un vice scrophuleux.

---

(1) *Mémoire de la Société royale de Médecine de
Paris*, années 1780, 1781, tome IV, page 135 *des
Mémoires*, §. 115.

37. Je disois, avant d'entrer dans les détails où m'a entraîné l'importance de la matière que j'ai entrepris d'éclaircir, qu'un des effets de la constitution scrophuleuse, étoit une influence pernicieuse sur les principaux développemens organiques. Je dois expliquer de quelle nature est cette influence à l'égard du cerveau, de la dentition, de la crue, des organes de la génération, et de la puberté.

38. Quand je parle de l'influence du vice scrophuleux sur le cerveau, j'entends parler d'une certaine énergie qui existe dans l'imagination de ceux qui sont disposés aux scrophules. J'ai déjà fait la remarque que les enfans, menacés de scro-phules, paroissent avoir un esprit plus précoce et une pénétration au-dessus de leur âge.

Ce phénomène proviendroit-il du volume du cerveau, respectivement plus grand chez ceux dont la constitution doit tourner aux scrophules? Il est du moins certain que la masse cérébrale semble devoir être regardée comme la mesure de la perfection, plus ou moins avancée dans l'animalité; et tant que cette masse ne va pas au delà d'une certaine proportion, il est d'observation assez constante qu'elle influe, d'une manière décidée, tant sur les fonctions du cerveau, que sur la vivacité ou la promptitude de la conception. De là, sans doute, ces saillies plus ou

moins fines, qu'on admire dans les enfans de
constitution scrophuleuse, cette aptitude aux
convulsions, qui doit être d'autant plus forte
que l'énergie du cerveau est plus marquée, le
fluide nerveux ou l'action nerveuse, plus considérable, et les nerfs plus relâchés et plus mobiles. Cependant, il est digne de remarque que
quelquefois ceux qui paroissent les plus préma-
turés du côté de l'imagination, ont un sommeil
pénible, quelquefois interrompu par les fatigues
du cochemar ; ils ont les yeux saillans, la pupille très-délicate, et finissent quelquefois, dans
les progrès du mal, par tomber dans une espèce
d'insensibilité morale. Méconnoîtroit-on, à ces
signes, l'excitation trop forte ou trop soutenue
du cerveau, laquelle dégénère plus ou moins
promptement en spasme, suivi d'affaissement,
d'engourdissement, et quelquefois même en hydrocéphale interne; et doit-on en attribuer la
cause à une action nerveuse plus intense, ou vicieusement excitée, ou bien à une plus grande
quantité de sang qui se porte vers la tête, ou
vers quelque portion du cerveau ?

Ce qui est bien propre à donner du poids à
cette dernière raison, c'est que dans les cadavres
d'enfans morts avec une constitution scrophuleuse, et les qualités morales dont il a été question, le cerveau a eu une pesanteur spécifique

plus forte que dans les autres circonstances. On n'oubliera pas que tout ceci ne regarde que la constitution scrophuleuse, c'est-à-dire, cette époque seulement marquée par l'influence du vice scrophuleux sur les principaux développemens de l'individu; car il est d'observation, que progressivement et à la longue, les scrophuleux s'appesantissent, sentent la tête lourde, ont du penchant au sommeil, sur-tout après le repas, symptômes que quelques médecins (1), d'après les idées d'Arétée et du chevalier Rosa, n'ont pas craint d'attribuer à l'action d'une substance aériforme, interposée entre les fluides des corps vivans.

39. J'examinerai dans un autre endroit si le travail de la dentition est une cause du développement du vice scrophuleux; en attendant, je vais tacher de déterminer ici quelle est l'influence de ce vice sur les accidens qui accompagnent la sortie des dents, et sur l'époque de la dentition elle-même.

40. Tout travail particulier, qui occupe assez puissamment les forces de la vie, fait toujours une distraction de l'action nécessaire pour le développement de quelque importante fonction.

(1) Entr'autres M. Chappot, *Système de la nature sur le virus écrouelleux*, tom. I.

Ce précepte, généralement vrai, est confirmé
par tous les phénomènes qui dérivent de l'organisation des êtres vivans, et par la manière dont
ceux-ci sont affectés. Lorsque le vice scrophuleux étend une maligne influence sur le système
des forces vitales, comment présumer que le travail de la dentition ne sera pas laborieux, et que
son terme sera circonscrit à celui qui est tracé
par la nature? En outre, la matière osseuse est
si visiblement altérée par le levain des scrophules, soit que ce levain ait été formé par l'acide
phosphorique, soit qu'un autre acide étranger
ou propre au corps des animaux en fournisse les
élémens, ou devienne une cause accessoire, quoique éloignée; qu'il est bien difficile que l'ossification des dents se fasse avec régularité et sans
trouble.

Aussi la dentition fait-elle en général, pour
les constitutions scrophuleuses, une époque fâcheuse par sa durée et ses accidens. Cette époque
commence, pour l'ordinaire, de très-bonne
heure, ne fût-ce qu'en vertu du rapport qui se
trouve dans l'enfance, entre les tendances du
vice scrophuleux et les environs de la mâchoire.
Les enfans doublent leurs gencives, qui ne sont
ni aussi souples, ni aussi douces, ni aussi liantes
que dans les autres, et ils souffrent de l'irritation et de la douleur qu'ils y ressentent. Le cours

de ventre est chez eux un accident moins naturel, que ne l'est une ophtalmie plus ou moins
violente, une éruption anomale sur la face, des
pustules qui s'élèvent sur les ailes du nez, des
gerçures sur la lèvre supérieure, des taches blanchâtres qui sortent par placards dans l'intérieur
de la bouche et sur les gencives, taches qui ne
sont ni la base des aphtes, ni celle du millet,
mais qui quelquefois s'excorient superficielle-
ment, pour se cicatriser plus ou moins vîte. Cependant, la sortie des dents n'en est pas pour
cela plus précoce; aussi les souffrances qui se
succèdent pendant la longueur du travail incu-
batoire de la dentition, réduisent-elles parfois
l'enfant à l'état le plus triste. Consumé par une
fièvre hectique, l'un finit des jours qui n'auroient
été prolongés que pour la douleur; l'autre tombe
dans la cachexie, devient sujet au calcul, ou
parvient enfin à mettre ses dents, après des peines
et des tourmens qui doivent être remplacés par
des maux d'une autre espèce.

Mais l'état des gencives, et même celui des
dents, annoncent l'action du vice scrophuleux;
les gencives sont blafardes, presque calleuses,
comme desséchées irrégulièrement et racornies;
aussi les dents paroissent beaucoup plus longues
qu'elles ne le sont dans les sujets qui sont sains. En
outre ces dents, quoique l'émail en soit peu lui-

sant, peu cassant, ont un certain éclat qui frappe, ou sont d'un blanc de lait (1), mais auquel succède une couleur jaune, qui finit par la carie. Il est d'observation que ceux, d'entre les scrophuleux, qui ont une dentition précipitée et précoce, meurent à bonne heure, ou bien ont une constitution foible, et tombent dans une inanition dangereuse ; inévitable effet d'un développement forcé dans un corps radicalement affecté, et qui a fait tirer cette conséquence à un auteur judicieux (2), que dans les enfans qui ont été affoiblis par des accidens quelconques, une dentition trop pressée est la marque infaillible d'une foiblesse consécutive, et d'une disposition prochaine à une foule de maladies.

41. Dès qu'on sait que la matière osseuse est dépravée chez les scrophuleux, et qu'il manque une partie de la substance qui fait sa concrescibilité, il faut que sa congestion, dans le parenchyme de l'os, donne occasion à quelques phénomènes particuliers à ce genre de dépravation. En effet, les os des sujets disposés aux scrophules, sont beaucoup plus massifs que ceux des enfans

(1) M. le professeur Blumenbach, dans son *Histoire des Os*, a expliqué ce phénomène par l'action d'un acide.

(2) Le rédacteur du Journal de Leipsick, *Comment. de rebus*, etc. tom. XX, pag. 648.

qui ne sont point affectés du vice scrophuleux ; leur grosseur est sur-tout plus sensible aux épiphyses. Mais comme la matière osseuse est moins disposée à se concréter, elle se laisse mieux pénétrer par une humidité étrangère, elle distend, avec plus de facilité, les parois celluleuses de ses réceptacles. De-là, les os présentent une plus grande aptitude à se ramollir, beaucoup plus d'aisance pour croître en tous sens ; de-là, encore, une crue qui se fait, pour ainsi dire, par saccades, par bonds, et qui donne souvent aux sujets une taille plutôt avantageuse et svelte, que grosse et rabougrie.

C'est à de pareils effets qu'il faut attribuer ce qu'on observe assez constamment chez les scrophuleux, dans les os qui forment la face et le cou. On a vu (§. 7) que le plus grand nombre a le cou court et gros, la mâchoire inférieure plus étendue qu'à l'ordinaire, et le bas du visage plein ; mais le peu de solidité des os, la facilité qu'a la matière osseuse à être pénétrée et absorbée, expliquent pourquoi les scrophuleux grandissent quelquefois très-vîte, et pourquoi quelques-uns se rapetissent, pour ainsi dire. Il est constaté (1) que des jeunes gens, assez bien faits,

____

(1) M. Charmeil a fait cette observation. Voyez *Journal de Médecine militaire*, tom. III, pag. 427.

se sont rapetissés de près d'un pied dans l'espace de deux ou trois mois, sur-tout par la
courbure de l'épine et du sternum ; ce qui leur
donnoit une figure grotesque.

Quant à la crue trop rapide, elle n'est point
exempte d'inconvéniens, et le praticien instruit
n'en confondra pas les effets variés avec ceux
qui dépendent immédiatement du vice scrophuleux, quoique les moyens qui doivent être employés ne soient pas d'une nature trop différe-
rente.

42. Les organes de la génération paroissent
soumis à l'influence du vice scrophuleux, puisqu'on voit que ceux qui sont disposés aux scrophules, ou qui sont affligés de ce mal, donnent de
très-bonne heure des témoignages de virilité,
ou du moins sont doués d'une salacité remarquable. Quelle en est la raison ? Les uns, graves
théoriciens, auront recours à la sympathie qui
existe entre le cou et les organes de la génération ; d'autres diront qu'on ne peut point, méconnoître ici les effets de la correspondance établie entre les parties du corps vivant, dont l'organisation, le mécanisme ou les propriétés ont
quelque chose d'analogue. Il en est qui pense-
ront que le vice dont les scrophuleux sont atteints, est, pour tout leur système glanduleux,
un objet d'irritation permanente, ou une occasion

sion pour l'action encore assoupie des autres glandes, de se développer avec autant d'énergie que de promptitude : et la raison n'en sera pas moins encore à trouver, si on s'éloigne des effets attachés à la simultanéité des développemens organiques.

43. Ainsi la puberté sera accélérée chez les scrophuleux. Les mamelles et les ovaires recevront, dans les filles, l'action vive et déterminée qui, dans les garçons, se porte sur les testicules. Ce phénomène se remarque en effet; mais, ainsi qu'il se passe dans la dentition, la puberté, quoique prématurée pour les scrophuleux, forme une période longue et orageuse; elle commence bientôt, et finit très-tard. La menstruation s'établit péniblement, et le sang de règles, qui sort en petite quantité, donne un liquide mal assimilé, et dans lequel on trouve, à l'examen, beaucoup de substance muqueuse.

S E C T I O N   I I.

Des effets du vice scrophuleux, ou des affections morbides que ce vice détermine directement ou secondairement.

44. J'ai traité, dans la première section, de la constitution scrophuleuse, et des effets de son influence sur l'économie animale. Je dois actuelle-

D

ment tracer les divers effets du vice scrophuleux,
pour suivre ce vice dans ses progrès, montrer les
ravages qu'il produit dans les diverses parties
qu'il affecte, et indiquer quelles sont les maladies
secondaires qui dérivent des différentes lésions
organiques.

45. Le vice scrophuleux se manifeste si souvent
dans les glandes du cou et des parties voisines,
que la plupart des définitions bannales qu'on
donne des scrophules, nous présentent cette maladie comme des tumeurs froides qui se forment,
par congestion, dans les corps glanduleux du
cou. Quelques auteurs ont été jusqu'à croire que
les scrophules ne sont jamais bien caractérisées
que par l'engorgement des glandes jugulaires.
Mais une telle croyance n'est qu'une erreur ; le
vice scrophuleux porte souvent ses premières impressions, soit sur les autres glandes conglobées,
situées dans les diverses parties du corps, soit
sur les endroits dépourvus de glandes, mais mu-
nis de quelques réseaux lymphatiques ; tandis
que, par son association avec les sucs oléagi-
neux et médullaires, il dirige ses premiers effets
du côté des os, de la peau, et exerce sur ces endroits une action plus ou moins destructive.

46. Aux signes de la constitution scrophuleuse,
et surtout à l'élévation de la lèvre supérieure,
ou à l'ophtalmie, qui souvent sont les seuls pré-

ludes de l'état scrophuleux, et qui sont d'autant plus caractéristiques, qu'ils résistent plus opiniâtrément aux secours externes, se joint l'engorgement des glandes conglobées distribuées sur les parties latérales du cou, dans les angles de la mâchoire, et à la base de l'occiput.

Ces glandes forment des tumeurs irrégulières plus ou moins dures, fixes, indolentes, et sans aucun changement dans la couleur de la peau. La position de ces tumeurs étant relative à celle des glandes, on les trouve tout autour de la glande parotide, où se trouvent plusieurs glandes conglobées, qu'on a confondues, sans raison, avec la parotide; on les trouve sous le muscle zygomato-maxillaire (1), vers le menton, sur les attaches antérieures des muscles mastoïdo-géniens (2), vers les glandes maxillaires; on en trouve une série assez notable le long des vaisseaux sanguins du cou, sur le pharynx, et sur l'extrémité supérieure de l'œsophage; on en trouve encore quelques-unes çà et là, sous la peau du cou, au-dessous et en arrière des apophyses mastoïdes; on en trouve enfin à l'occiput, vers l'extrémité supérieure des muscles trachelo-occipitaux (3).

____

(1) Le muscle masseter.
(2) Les muscles digastriques.
(3) Les muscles complexus.

47. Lorsque les glandes conglobées du cou s'affectent, toutes les glandes lymphatiques éprouvent un degré d'action qui se répète sans doute dans tous les organes congénères, et cette action est quelquefois très-marquée. A cette époque, le pouls est un peu plus fréquent, les pulsations sont plus fortes, et l'on trouve à la peau un petit degré de chaleur inusité. Les malades sont alors constipés; leurs urines, plus rares, sont aussi plus claires, et on remarque dans les yeux un éclat passager, qu'on n'y avoit pas apperçu. Mais cette espèce de révolution n'a pas de durée; un degré d'atonie lui succède, et c'est alors souvent le moment favorable pour l'engorgement des glandes de quelques autres parties.

48. Lorsque la tumeur des glandes lymphatiques a duré plus ou moins de temps, il se forme autour d'elles plusieurs autres tumeurs d'une nature différente. Les unes, les plus extérieures, les plus apparentes, sont de petites tumeurs sphériques ou ovales sous la peau; elles sont molles, mais avec quelque élasticité. Les autres, plus intérieures, plus profondes, ont également de la mollesse et de la rotondité; on les trouve cependant un peu plates, circonscrites à leur base par un cercle rénitent, et leur foyer présente un certain empâtement ou une sorte de fluctuation obscure. Ces tumeurs, qui n'ont de

commun avec celles des glandes lymphatiques,
que d'en être un effet, sont formées par la stagnation des sucs graisseux, causée elle-même
par la compression des glandes (1) conglobées.
Elles n'ont d'autre rapport avec ces dernières,
que de s'amonceler à leur entour, de les recou-
vrir, et de rendre le cou plus ou moins volumineux et difforme.

Ces tumeurs secondaires suppurent plutôt
ou plus tard, et leur fonte détermine dans le
tissu cellulaire des délabremens, qui rendent les
cicatrices fort apparentes. La matière qui en
sort est presque sanieuse et fétide; quelquefois
elle a la consistance du pus, et sa couleur est
d'un blanc mat; d'autres fois elle est purement
ichoreuse. Observons ici que pour peu que le
cou soit surchargé de tumeurs, le visage est
bouffi, les yeux sont saillans et humides, la salive inonde la bouche; symptômes qui disparoissent après de grandes suppurations.

C'est lorsque la maladie est un peu avancée,

____

(1) M. Stark paroît attribuer beaucoup plus à la compression des parties qui avoisinent les corps glanduleux
obstrués, qu'à l'acrimonie scrophuleuse, et son opinion
modifiée n'est pas sans fondement. La compression produit une foule d'accidens qui, s'identifiant avec ceux
qui proviennent de la cause particulière, sont très-
difficiles à distinguer.

D 3

que l'engorgement symptomatique s'étend jus;
ques aux glandes salivaires, et de-là à la lèvre
inférieure ; car, le rameau inférieur du nerf
facial (1) se distribuant d'abord dans le bas de
la parotide, ensuite à la glande sous-maxillaire,
enfin à la lèvre inférieure, il est naturel que
l'irritation nerveuse fasse propager les affections des lèvres inférieures aux glandes salivaires, et réciproquement. M. Camper (2) a fait
cette remarque.

49. Les tumeurs des glandes conglobées, les
seules qui méritent le nom de tumeurs scrophuleuses, se comportent bien différemment de
celles qui n'en sont que l'effet ; elles subsistent
souvent long-temps dans leur état de crudité,
même un ou deux ans, et quelquefois plus. Insensiblement elles grossissent, sans en devenir
plus mobiles ; la couleur de la peau qui les recouvre s'altère, et c'est-là un indice qu'elles
tournent à la suppuration.

En effet, à mesure que cette couleur, qui est
pourpre, bleue (3), ou rose pâle, s'avive par

____

(1) Le nerf dur.

(2) *Monro de nervis*, par M. Coopmans, pag. 112.

(3) Dans les inflammations scrophuleuses des glandes
lymphatiques qui sont sous la peau, non-seulement les
tégumens, mais encore les glandes elles-mêmes, ont
fréquemment une couleur bleue ou pourpre, qui est

degrés, les glandes, sans devenir douloureuses (1), s'amollissent, et les personnes exercées y sentent une fluctuation plus ou moins apparente. Pour l'ordinaire, ce ramollissement et la suppuration s'établissent partiellement dans les glandes; ce qui fait alors que les points de fluctuation sont insensibles. Peu à peu cette couleur, dont je viens de parler, blanchit par petits placards; la peau se perce de plusieurs petits trous, et il en sort une matière purulente, plus délayée que le pus des abcès phlegmoneux. Cette matière, d'une odeur aigre, se fait liquide de plus en plus, jusqu'à ce qu'elle ne paroît plus que comme une sérosité visqueuse, entremêlée de petites parties d'une substance blanche, qui

due à la lenteur du mouvement du sang dans les artères comme dans les veines, ou peut-être même à la stagnation particulière à ce genre d'inflammation. Cruikshank, *Anatomie des vaisseaux absorbans*, pag. 152. M. de Fourcroy a dit que les glandes pourroient bien être l'organe sécrétoire ou le réservoir du carbone; et ce qui vient d'être dit, pourroit appuyer cette opinion.

(1) Du moins pour l'ordinaire; cependant M. Cruikshank a vu l'inflammation passer de l'indolence à une grande activité, et alors la douleur et l'irritation des parties entraîner l'ame dans une communauté d'affection, qui mina et fit périr le malade. *Loc. citat.* pag. 279.

ressemble à du blanc d'œuf recuit ou à du lait caillé.

5o. Cependant, et pour l'ordinaire, il pousse à côté des petits trous fistuleux, qui laissent échapper la matière scrophuleuse, des mamelons fongueux et rougeâtres, dont le rapprochement ferme exactement les ouvertures; quelquefois ce sont des croûtes épaisses, d'un jaune doré, et d'une odeur acido-fade, provenant d'une substance muqueuse qui se durcit à sa sortie, lesquelles bouchent ces mêmes ouvertures. La matière purulente qui se ramasse au-dessous, fuse dans le tissu cellulaire, produit des démangeaisons assez fortes, et forme des clapiers, qui, lorsqu'ils ont une certaine étendue, suscitent la fièvre lente, et entraînent la maigreur. D'autres fois le dégorgement, opéré au moyen de la suppuration, quelque partielle qu'elle ait été, affaisse les tumeurs scrophuleuses; mais les ulcères qui en proviennent ne se ferment pas, au contraire ils s'étendent davantage, et prennent une forme irrégulière; bientôt ils se circonscrivent et se creusent; leurs bords, qui en premier lieu étoient plats, souples, évasés, sans végétations, quoique croûteux, se rapprochent, deviennent calleux, et quelquefois prennent l'apparence d'une vraie fistule.

51. S'il arrive que ces ulcères viennent à se

cicatriser en tout ou en partie, ce n'est que pour un temps, et plutôt ou plus tard ils se rouvrent de nouveau, à moins qu'il ne se forme dans le voisinage quelque autre tumeur ou quelque ulcère nouveau ; car il est assez commun de voir cette alternative de tumeurs, d'ulcères, de cicatrices et de nouvelles ulcérations, jusqu'à ce que la résolution ou la suppuration, ayant détruit tout ce qui reste de la tumeur scrophuleuse, une ferme cicatrice ait rendu la guérison durable. A cette époque, les glandes, qui ont été vivement endommagées, affaissées et détruites, ne laissent qu'un organe inutile ; hideux témoin d'une des plus formidables affections. L'ulcère est sec et guéri, les tumeurs ne se renouvellent plus, et l'on trouve à leur place quelques escarres indélébiles, pâles et souples, mais ridées dans quelques parties.

52. On s'imagine d'avance, que puisque les glandes conglobées du cou sont situées auprès des vaisseaux sanguins, ces glandes engorgées doivent exercer une pression sur ces vaisseaux, et le cours du sang venant à être gêné, qu'il doit s'ensuivre une partie de ces affections, qui dépendent de la polyæmie (1) locale de la tête,

____

(1) Pléthore, *Fondemens de la science méthodique des maladies*, tom. 1, pag. 219.

ou de l'engorgement du cerveau. Si quelque chose peut diminuer les inconvéniens qui viennent de cette source, c'est que la congestion de la tête se fait très-lentement ; et l'on sait qu'une lésion très-grave de la substance même du cerveau, peut se former par des gradations lentes, sans aucune dépravation sensible des fonctions des organes auxquelles l'action nerveuse est généralement nécessaire.

53. Il ne suffit pas d'avoir tracé la marche des effets du vice scrophuleux sur les glandes du cou, il convient encore de séparer le diagnostic de ces tumeurs scrophuleuses, de celui des tumeurs anomales, qui, ayant pour siége les glandes conglomérées, et même le tissu cellulaire du cou, ont été trop légèrement comprises dans la classe des maux véritablement scrophuleux. On ne peut se dissimuler que les auteurs n'ayent été beaucoup trop loin sur cet objet, et que M. Bordeu lui-même n'ait trop avancé, en disant que toutes les tumeurs du cou sont les symptômes d'une disposition scrophuleuse plus ou moins déterminée, et que les goîtres sont les supplémens des scrophules.

54. On ne confondra point avec les tumeurs véritablement scrophuleuses du cou, ces tumeurs des glandes conglomérées qui proviennent du froid, de l'inflammation, de la compression, ou

de quelques métastases, qu'on sait avoir lieu quelquefois dans les maladies aiguës. Il n'est personne qui ne sache bien apprécier la différence qui se trouve entre *les oreillons*, les fluxions sur les glandes, et même ces tumeurs qui se forment lentement, par congestion, à la suite des compressions habituelles, et les engorgemens scrophuleux des glandes conglobées; mais tout le monde ne distingue pas, comme il convient de le faire, les tumeurs scrophuliformes des glandes conglobées.

55. Ces tumeurs sont produites par l'irritation des vaisseaux lymphatiques, agacés par l'humeur âcre des achores, de toute autre éruption cutanée, ou d'une plaie dont le pus est absorbé. M. de Bordeu, dans ses *Recherches sur le tissu muqueux*, a donné plusieurs exemples de ces sortes de tumeurs, dont il a méconnu le siége et le mécanisme. On a vu des maux de dents donner lieu à l'engorgement de toutes les glandes du cou; on a vu la fièvre rouge aphteuse, compliquée ou suivie de l'engorgement douloureux des glandes jugulaires et inguinales. Les enfans vermineux ont souvent les glandes salivaires engorgées, etc. Ces tumeurs, que Bordeu appeloit mal à propos des écrouelles secondaires, n'ont rien de commun avec les scrophules.

56. Ces tumeurs dont il est ici question, se

forment encore à la suite de l'inflammation érysipélateuse des parties voisines, soit que la matière qui les procure ait été pompée par les vaisseaux absorbans, soit que cet ordre de vaisseaux participe à l'inflammation; et quoique la cause qui leur a donné naissance n'existe plus, ces tumeurs résistent encore, parce que le propre des engorgemens lymphatiques est de se résoudre lentement, et d'éluder, jusqu'à un certain point, l'action des moyens efficaces. Mais ces tumeurs scrophuliformes, et qu'on se plaît à nommer sympathiques, ne sont pas néanmoins trop opiniâtres; elles se résolvent même avec facilité, lorsque l'irritation qui les a formées et qui les entretenoit, vient à cesser. Je ne doute pas que le défaut de distinction entre les tumeurs des glandes scrophuleuses et scrophuliformes, ou en d'autres termes, idiopathiques et sympathiques, n'ait dicté des règles de pronostic, qu'on a trouvées fausses ou incertaines lorsqu'elles ont été appliquées aux véritables scrophules.

57. C'est certainement dans cette classe de tumeurs scrophuliformes qu'il faut ranger la plupart de ces engorgemens glanduleux dont parle M. Maguier (1), et qu'il a observés même très-

____

(1) *Journal de Médecine militaire*, tom. III, pag. 87 et 371.

fréquemment, parmi les soldats des garnisons de la Flandre, de l'Artois et du Hainault. On peut juger, par les détails publiés par cet observateur, que l'engorgement des glandes conglomérées du cou forme le début et l'affection primitive dans cette maladie ; tandis qué les tumeurs des glandes jugulaires ou axillaires sont consécutives. Un mauvais traitement, une méthode trop violente doit, sans doute, propager l'irritation dans toute la distribution du département lymphatique ; les fusées de matière purulente, ou sa métastase, doivent donner lieu à des maux secondaires très-graves, et M. Magnier n'oublie pas d'en faire le tableau ; mais ces différens effets, la nature enkistée des premières tumeurs, la matière sébacée blanche qu'on trouve dans les foyers purulens, rien n'annonce un caractère scrophuleux, et l'on se sent plus porté à suspecter l'action d'un vice particulier de l'air, joint à l'effet des compressions extérieures.

58. Doit-on mettre au rang des tumeurs indépendantes du vice scrophuleux, ces engorgemens de la glande thyroïde, qui sont endémiques dans plusieurs cantons, où ils sont connus sous la dénomination de goître ?

S'il faut en croire M. Freind, on doit distinguer de la tumeur de la glande elle-même, la tumeur de ses tégumens, parce que la première est véritablement de nature scrophuleuse, tandis que la seconde ne l'est pas. Mais en n'assignant le caractère scrophuleux qu'aux tumeurs des glandes lymphatiques, on ne peut point compter parmi les maux qui dérivent du vice scrophuleux, l'engorgement de cette masse glanduleuse qui, en forme de croissant, embrasse la partie supérieure de la trachée-artère, parce qu'il est très-douteux qu'elle fasse partie du système des glandes lymphatiques. En outre, on a observé que les femmes qui portent fréquemment des fardeaux sur leur tête, contractent le goître plutôt que les hommes, soit à cause de l'attitude où elles tiennent leur cou, d'où s'ensuit une gêne dans la circulation des humeurs de cette partie, soit parce qu'elles ont la fibre moins élastique. On a vu que les cris, long-temps soutenus, que font pousser les douleurs de l'enfantement, ont souvent donné naissance, ou du moins disposé à cette maladie, ce qui paroît confirmer l'opinion du docteur l'Allouette sur l'usage de la thyroïde ou l'insertion de son canal excréteur, sans démontrer la nature scrophuleuse du goître.

Mais ces différentes causes, les plus communes ou les plus évidentes de cette tumeur, n'empêchent point que le vice scrophuleux ne puisse quelquefois se porter sur la thyroïde, comme sur toute autre partie. Il est arrivé, dans des cas de complication des scrophules avec le goître, que celui-ci étoit moins formé par le vice scrophuleux, que par la compression qu'exerçoient sur la thyroïde les glandes lymphatiques malades, situées sur le pharynx et sur l'extrémité supérieure de l'œsophage.

59. Après avoir porté des atteintes plus ou moins vives sur les glandes jugulaires, cervicales et occipitales, ou même sans cet effet préliminaire, le vice scrophuleux attaque quelquefois les glandes sous-clavières, les sur-scapulaires et les axillaires.

60. On sait que les sous-clavières et les sur-scapulaires ont leur siége au-dessus et au-dessous des clavicules ; que les unes et les autres correspondent à l'extrémité supérieure et postérieure de cet os, et que les sur-scapulaires répondent, par leur situation, à l'acromion de l'omoplate ; enfin, que les axillaires placées dans l'aisselle, y forment une espèce de peloton, à la circonférence duquel on voit d'autres glandes lymphatiques plus ou moins éloignées, et qui semblent suivre la direction des vaisseaux axillaires : on sait encore qu'il y en a plusieurs qui sont placées sur le muscle costo-scapulaire (1), le

____

(1) Muscle grand dentelé.

long du bord inférieur du sterno-huméral (1).

L'action du vice scrophuleux, sur ces différentes glandes lymphatiques, ne diffère point de celle qu'on a vu être exercée sur les glandes du cou.

61. Cependant les glandes axillaires, lorsqu'elles participent aux désordres occasionnés par le vice scrophuleux, s'offrent au tact sous la forme de tumeurs plates, isolées, profondes, lesquelles croissent peu à peu dans toutes leurs dimensions, s'unissent et ne forment ensuite qu'une seule masse indolente, sans chaleur, sans altération de la couleur de la peau. Le bras n'en souffre d'abord ni dans ses mouvemens ni dans sa forme, mais bientôt il grossit (2) ou s'édématie par un effet de la compression faite par la tumeur. Celle-ci reste long-temps sans changer de caractère ; mais enfin il se forme une inflammation sourde qui suit une suppuration très-désagréable par son opiniâtreté, par la destruction du tissu cellulaire, et par l'inconvénient de fuser dans le tissu muqueux des

---

(1) Muscle grand pectoral.

(2) On a des exemples où cette tuméfaction a été des plus considérables. La *Gazette salutaire*, année 1775, n°. VII, col. 5, contient une observation de ce genre.

muscles

muscles pectoraux, qu'il fond et qu'il détruit de
même.

Très-rarement les glandes conglobées éprouvent le même sort; et pour l'ordinaire, dès que
le tissu cellulaire, qui les réunissoit en masse,
est consumé, elles s'isolent et paroissent sous la
forme de petites tumeurs plus compactes, plus
dures et plus inégales qu'auparavant. Il n'est
pas à dire pour cela que les glandes axillaires
ne soient quelquefois sujètes à s'ulcérer même
promptement, sur-tout dans les sujets de constitution bilieuse (1), et dans ceux dont les liqueurs pèchent naturellement par acrimonie :
car il est de règle générale, que la rapidité avec
laquelle les tumeurs scrophuleuses s'ulcèrent, est
la mesure de l'extrême âcreté du vice scrophuleux et de la grande altération de la lymphe. Il
faut ajouter encore, que la tumeur des glandes
axillaires entraîne quelquefois avec elle des
douleurs dans la partie latérale de la poitrine :
douleurs qui ne sont procurées que par l'irritation et le soulèvement du muscle sterno-huméral; elle facilite les engorgemens lymphatiques
sur le coude et les phalanges : engorgemens qui

---

(1) M. de Bordeu a dit que les écrouelles n'attaquent
pas les constitutions bilieuses. M. de Brieude a observé
le contraire.

E

finissent quelquefois par dégénérer, et produire l'affection de la substance de l'os, la carie.

62. Quoique les glandes axillaires soient très-souvent engouées par le vice scrophuleux, il arrive rarement que ce vice se porte sur les glandes et les vaisseaux lymphatiques des mamelles. Quand cet évènement a lieu, la mamelle se tuméfie, se durcit, s'ulcère, et l'on voit une tumeur qui, par son aspect hideux, a mérité d'être assimilée aux tumeurs cancéreuses, et d'être distinguée par la dénomination de carcinome scrophuleux.

: Sous la face postérieure et inégale de la mamelle, qui est, en cet endroit, adhérente au muscle sterno-huméral par un tissu cellulaire assez lâche et quelquefois rempli de graisse, on découvre, en introduisant de l'air par un tube dans ce tissu, une grande quantité de vaisseaux blancs diversement contournés, qui se réunissent sur plusieurs glandes conglobées : de ces glandes, on voit partir d'autres petits rameaux lymphatiques qui vont se rendre au plexus axillaire, dans l'interstice des muscles costo-coracoïdien (1), costo-scapulaire (2), sous-scapulo-

____

(1) Le muscle petit pectoral.
(2) Le muscle grand dentelé antérieur.

trochinien (1), et lombo-huméral (2). Tous ces rameaux réunis au plexus, se rendent aux glandes conglobées voisines, d'où il en part de nouveaux qui conduisent la lymphe à son ulté‑rieure destination (3).

Ce sont ces glandes et ces vaisseaux lympha‑tiques qui sont le siége du carcinome scrophu‑leux, particulièrement observé et apprécié par M. Bierchen (4).

63. Il n'est pas aisé de distinguer au com‑mencement les carcinomes scrophuleux, attendu qu'ils suivent la même marche que les squirres isolés, quoique ordinairement on remarque dans leur voisinage de petites glandes gonflées, et une espèce de cachexie universelle. Ils sont moins durs que les véritables squirres cance‑reux, peu douloureux jusqu'à ce qu'ils se crè‑vent ou qu'ils aient atteint tout leur accroisse‑ment, et même alors ils causent peu de douleur. Quand ils sont parvenus à ce point, on ne peut

______

(1) Le muscle sous-scapulaire.

(2) Le muscle grand dorsal.

(3) *Voyez* M. Colombier, *Du Lait considéré dans tous ses rapports*, première partie, pag. 166.

(4) *Intrades-tal om ktattskadors scrofulose ok vene‑riske sars och soullnaders igen-kannaude hallit for kongl. Collegium medicum den* 18 *october* 1771, etc. pag. 27, 34, 6.

plus les confondre avec les autres. La mamelle
devient livide, se durcit et s'aplatit comme une
planche, ou bien elle se resserre vers les côtes,
avec un sillon très-profond. Enfin, elle devient
d'une couleur érysipélateuse, et acquiert une
chaleur considérable. Quelquefois ils donnent
un pus très-louable en apparence ; d'autres fois
c'est un ichor fétide, noir ; plusieurs nodosités
s'ouvrent, suppurent, se cicatrisent ; ces ulcères
sont blancs et comme du lard en différens endroits ; d'autres sont rouges et fongueux ; ils résistent à la cicatrisation, ou conservent des
croûtes dures et sèches ; enfin, ils sont fort difficiles à guérir, et sont très-sujets à repousser
après l'extirpation.

Je n'opposerai point à ce diagnostic, celui qui
distingue les autres espèces de cancer, pour montrer quelle est la différence de leurs signes respectifs ; mais je ferai remarquer que M. Gamet(1),
qui a eu intention de décrire exactément les diverses espèces de cancer, n'a caractérisé le carcinome qu'il appelle scrophuleux, que par les
signes pathognomoniques du cancer dartreux ou
cancer ordinaire, avec quelques foibles différences.

____

(1) *Traité des Affections cancéreuses, pour servir de
suite à la Théorie nouvelle sur les maladies du même
genre*, pag. 32.

M. Hill (1) a cherché de même à faire connoître le carcinome scrophuleux, mais les symptômes dont il offre le concours, ne sont nullement caractéristiques, et ne détruisent point, ainsi que ceux qu'a décrits M. Gamet, les observations que M. l'assesseur Bierchen a données.

64. Le poumon a deux sortes de glandes; les unes sont placées autour des bifurcations des bronches, auxquelles elles sont liées par un tissu cellulaire plus ou moins abondant, et ont retenu le nom des glandes bronchiques; les autres sont indistinctement répandues dans la substance du poumon, et répondent aux vaisseaux lymphatiques dont ce viscère est abondamment pourvu. Comme ces deux sortes de glandes appartiennent au système des absorbans (2), elles sont indifféremment attaquées par le vice scrophuleux; et les ravages que ce vice exerce dans ces glandes, sont

______

(1) *Cases in surgery, particulary of cancers.*

(2) M. Portal a établi une différence entre la nature des glandes bronchiques et celle des glandes lymphatiques (Voyez les *Mémoires de l'Académie royale des Sciences*, ann. 1780, pag. 315), et conséquemment entre les maladies qui résultent de leur engorgement. (Voyez *ibid.* ann. 1781, p. 411.) M. Mascagny (*Vasor. lymphatic. hist.* pag. 3, note *a*) a été d'un sentiment contraire, et l'on peut en inférer que le siége que ces glandes occupent, met seulement quelque variété dans les maux qui en dépendent.

les mêmes que ceux dont on a suivi les progrès
pour les glandes lymphatiques du cou.

65. Tant que les corps glanduleux du poumon
sont simplement obstrués, il en résulte des tumeurs, connues sous la dénomination de tubercules cruds, qui, lorsqu'elles sont assez multi-
pliées pour gêner, jusqu'à un certain point, les
fonctions de l'organe, produisent des maux particuliers, tels, entr'autres, que des dyspnées habituelles, dont les progressions restent subordon-
nées à des circonstances purement occasionnelles;
et comme les poumons ont une part majeure dans
la sanguification, il faut que de cette source secondaire naissent les progrès de la cachexie, et cette
série d'infirmités, qui dérivent les unes des autres.

Si les vaisseaux lymphatiques qui rampent sur
la surface du poumon, devenus variqueux, se
rompent, l'épanchement de la lymphe altérée
forme une hydropisie de poitrine; maladie d'autant plus redoutable, qu'elle n'est elle-même que
l'effet d'une cause difficile à détruire.

66. Mais la tournure la plus commune des tubercules pulmonaires scrophuleux, est de passer
à la suppuration, et par-là de constituer la plus
redoutable des maladies de poitrine: la phthisie
pulmonaire. Elle diffère à quelques égards suivant que le siége du mal est dans les glandes bronchiques ou dans les lymphatiques, parce que

dans ce dernier cas la matière du pus, que les glandes en suppuration fournissent, ne peut être évacuée par l'expectoration, qu'après avoir consumé le parenchyme du poumon, et rongé les bronches : circonstances qui ne se rencontrent pas dans le premier cas.

Cependant, d'après les observations de M. Portal (1), le vice scrophuleux semble attaquer, par préférence, les glandes lymphatiques, et respecter, du moins pour l'ordinaire, les bronchiques, qui devenant aussi le siége de la pulmonie, mais par des causes indépendantes du vice scrophuleux, produisent une espèce de phthisie pulmonaire différente de celle dont le foyer est dans les glandes appelées lymphatiques, et dont le vice scrophuleux se trouve la cause.

Mais ce praticien n'a-t-il pas confondu les effets de l'altération de la membrane muqueuse des bronches avec ceux de l'altération des glandes bronchiques. Tout porte à le croire, puisque la phthisie qui passe pour avoir son siége dans ces glandes, est censée venir communément à la suite d'une inflammation de poitrine, ou être occasionnée par quelque matière soit muqueuse, soit terreuse, qui, engorgeant les bronches, ferme les tuyaux excréteurs des glandes bronchiques,

____

(1) *Mémoires de l'Académie royale des Sciences,* ann. 1781, pag. 411.

E 4

et toujours à la suite de quelque cause qui agit
d'une manière analogue. Les autres phénomènes
de cette prétendue phthisie des glandes bronchiques ne sont point propres à détruire cette
opinion. En effet les crachats purulens s'établissent de bonne heure : ils sont abondans, et souvent c'est à cette particularité que sont dus les
progrès insensibles et lents que font ces espèces
de pulmonies ; c'est à elle qu'il faut attribuer la
susceptibilité que ces phthisies présentent pour
une guérison plus ou moins radicale.

67. Quoi qu'il en soit, la pulmonie qui provient des glandes lymphatiques, est, pour l'ordinaire, celle dont on porte le germe depuis la
naissance ; c'est la phthisie qu'on regarde communément comme héréditaire, et qui est occasionnée, suivant une opinion assez répandue, et
que cependant je ne partage point (1) ; par un suc
scrophuleux qui engorge les glandes lymphatiques du poumon, et le parenchyme de ce viscère.
Cette espèce de phthisie s'établit lentement (2), la

____

(1) Voyez mon *Traité sur la phtisie pulmonaire*, seconde édition, tom. 1, pag. 439.

(2) M. Menuret dit (*Rec. d'obs. des hôpit. milit.*
tom. 11, pag. 186.) que les progrès de cette phthisie
sont plus rapides. M. Menuret n'a raison que dans les
cas où la phthisie est produite par la métastase du
vice scrophuleux.

toux est long-temps sèche ; les malades ne rendent jamais du pus par l'expectoration, ou s'ils en rendent, ce n'est que peu de temps avant la mort : souvent ils meurent étouffés au moment que le pus fait irruption dans les bronches.

Je renvoye à l'ouvrage que j'ai publié sur la phthisie pulmonaire et dont je viens de donner une seconde édition, ceux qui voudront juger de la valeur des raisons que j'ai eues pour m'éloigner du sentiment de plusieurs médecins. Je ne dis point que la phthisie ne soit jamais de nature scrophuleuse ; je cherche au contraire à étayer cette vérité dans cet ouvrage : mais j'avance que la vraie phthisie n'est point par essence de cette nature. Ainsi c'est trop généralement que les docteurs Mead et Gregory (1) ont voulu établir l'analogie qu'il y a entre la phthisie et les scrophules ; que M. Portal (2) a donné une origine scrophuleuse à la pulmonie héréditaire, &c. Sydenham a dit, à la vérité, que quelques phthisiques qui ont été guéris par l'équitation, ont eu, lorsque la maladie s'est tournée en bien, des

____

(1) Dans sa dissertation *de Morbi cœli mutatione medendis*, insérée dans le troisième volume du *Thesaurus edinensis*, pag. 315.

(2) Observations sur la phthisie de naissance dans les *Mémoires de l'Académie royale des Sciences*, année 1781.

tumeurs scrophuleuses dans les glandes du cou ;
M. Portal s'est assuré que les glandes lymphatiques sont affectées immédiatement dans les personnes qui ont péri de la phthisie à la suite des
scrophules, tandis que les glandes bronchiques
sont fort saines : ce qui est le contraire de ce
qu'on observe dans les poumons de ceux qui
sont morts d'une péripneunomie, chez lesquels
ces glandes sont immédiatement affectées. Mais
de pareils faits sont bien loin de détruire l'opinion que j'ai émise sur la véritable phthisie pulmonaire ; et il ne faut que réfléchir pour en
convenir.

J'avoue qu'aux yeux d'un grand nombre de
praticiens, même judicieux, il y a dans la phthisie de naissance et dans la phthisie scrophuleuse,
une tendance commune à changer la substance
pulmonaire en tubercules. Ces petites tumeurs
que j'ai décrites avec soin dans l'ouvrage sur la
phthisie que j'ai déjà cité, ont un caractère qui
tend à faire prendre le change sur la nature des
causes qui les ont occasionnées. D'une autre part,
la phthisie-de-naissance et la phthisie scrophuleuse ont beaucoup de symptômes communs :
il y a même des cas dans lesquels l'irritation profonde du poumon en développe une analogue
dans les glandes axillaires, dans les jugulaires,
même dans les mésentériques : ce qui ne con-

tribue pas peu à donner à la maladie de poitrine essentielle, une tumeur scrophuleuse et conséquemment symptomatique. Mais après avoir comparé l'état des glandes, la qualité du pus, les phénomènes même de la phthisie et des scrophules, on restera convaincu que l'une et l'autre de ces affections morbides ont une existence propre; et que, pour y avoir un assez grand nombre de phthisies scrophuleuses, on ne doit ni ne peut en conclure que toutes les phthisies soient telles; et que la phthisie(1) ne soit pas un genre, c'est-à-dire, une maladie qui a sa nature propre, ses tendances et ses résultats.

68. Les scrophules des poumons ou la phthisie pulmonaire scrophuleuse rentrent autrement dans la sphère des véritables maladies produites par le vice scrophuleux. Les glandes lymphatiques dont l'action est lésée ne sont point situées sur les parties latérales du cou, sous les aisselles, dans le mésentère : mais ces glandes appartiennent au système des absorbans; et la marche des symptômes est subordonnée aux fonctions d'un organe aussi important que l'est le poumon. Cet organe est effectivement exposé à être attaqué par toutes sortes de levains acrimonieux (2); et

(1) Voyez mes *Fondemens de la Science méthodique des maladies*, tome ii, page 384.

(2) Le fils de M. P...., chapelier, mourut de phthi-

le vice scrophuleux a d'autant plus de prises sur
lui que ce vice se développe dans les glandes
lymphatiques, et que les poumons contiennent
un assez grand nombre de ces glandes, ainsi que
des vaisseaux lymphatiques.

Ainsi les scrophuleux sont très-disposés à la
phthisie pulmonaire, et quant au diagnostic,

---

sie scrophuleuse le 16 mai 1787, à l'âge d'environ
trois aus. La phthisie étoit comme héréditaire dans
la famille de la mère, et le père avoit été décidément
scrophuleux ; l'un et l'autre sont d'une foible constitution, et ont déjà perdu trois enfans de la même manière. Celui dont il s'agit ici fut ouvert en ma présence
et celle de M. G...., mon confrère, par M. L...., chirurgien. Le corps étoit dans le marasme, et tous les
membres, vingt-quatre heures après la mort, étoient
flasques et très-mobiles. En ouvrant le bas-ventre,
nous trouvâmes toute la surface convexe et externe
du foie adhérente au péritoine, mais le foie étoit très-
sain ; tous les intestins étoient en bon état ; le pancréas
et quelques glandes du mésentère étoient ou obstrués
ou en suppuration, mais les désordres de ces parties
étoient néanmoins peu considérables. Le lobe droit du
poumon portoit quelques tubercules crus, mais le lobe
gauche étoit consumé au tiers, dans sa partie supérieure, par un large ulcère surmonté de fongosités, et recouvert d'une croûte fort épaisse d'un jaune doré,
comme sont les croûtes de la teigne de lait, etc. Il
n'y avoit pas d'épanchement dans la cavité. Le père
de l'enfant avoit eu très-long-temps la teigne.

on a beaucoup moins de peine à méconnoître
la cause scrophuleuse de la phthisie de ceux qui,
dans l'enfance, ont eu les indices caractéristiques des scrophules. Mais quand le vice scrophuleux assoupi ne se réveille dans l'adolescence
que pour paroître sous la forme d'une pulmonie
tuberculeuse, on s'étayera pour lors des signes qui
dénotent la constitution scrophuleuse ; et dans
tous les cas, on n'oubliera point que, lorsque la
pulmonie se rencontre chez ceux qui sont eux-
mêmes scrophuleux, ou qui sont nés de parens qui
l'étoient, c'est à cette cause qu'il faut attribuer
la maladie, du moins pour l'ordinaire.

69. Indépendamment des altérations propres
aux glandes lymphatiques du poumon, dont il
vient d'être question, le vice scrophuleux produit souvent des indurations considérables dans
ce viscère ; sa substance devient dure, coriace
comme du cuir brûlé ; on l'a eu trouvée si dure,
qu'on avoit la plus grande peine pour la couper
avec le scalpel ; les vaisseaux aériens et les vaisseaux sanguins sur-tout, étoient tellement rétrécis, qu'on n'en pouvoit découvrir la cavité.
Une chose remarquable qui découvre la cause
de ce dessèchement, ou plutôt de cet endurcissement du poumon , et qui montre que ce n'est
pas une simple rétraction du tissu cellulaire,
c'est que les poumons qui ont été trouvés ainsi

affectés, pesoient beaucoup plus que ne pèsent les poumons-sains.

Il n'y a pas de doute que cet excès de pesanteur ne provienne d'une humeur visqueuse qui s'extravase dans le tissu cellulaire du poumon, en enduit les diverses fibres, les colle ensemble; et comme elle se dessèche au point de devenir presqu'aussi dure que de la corne, les poumons se rapetissent tellement, qu'ils n'ont pas quelquefois la sixième partie de leur volume primitif. Pareille chose arrive au tissu des mamelles dans le carcinome scrophuleux.

On demandera sans doute par quelle voie cette matière glutineuse, dont il vient d'être question, s'extravase-t-elle dans les poumons? A en juger par l'état des glandes lymphatiques, on a présumé qu'elles en sont la source. En effet, après plusieurs dissections faites avec art, les poumons ayant été préalablement macérés, soit dans l'eau tiède, soit dans l'alcohol, on a vu (1) que les glandes lymphatiques du poumon étoient engorgées, les vaisseaux lymphatiques étoient plus apparens dans ce viscère qu'ils ne le sont naturellement, les glandes étoient entourées de concrétions plus ou moins dures, ce qui doit faire

____

(1) Voyez M. Portal dans son *Mém. sur la Phthisie de naissance*, *loc. cit.*

augurer qu'elles avoient fourni, du moins en partie, la matière qui les formoit.

C'est par un mécanisme semblable, que le virus scrophuleux, après avoir obstrué les glandes maxillaires, mésentériques, axillaires, et les autres glandes lymphatiques, s'épanche par une espèce d'exsudation dans le tissu cellulaire qui les entoure, et forme quelquefois des congestions qui ont la forme et la solidité du lard.

70. Le thymus fait partie des glandes lymphatiques dans le systême de M. Hewson (1). Si cette opinion n'est pas vraie, il est du moins certain que le thymus est une des parties qu'on trouve affectée dans les cadavres des scrophuleux. M. Lieutaud a vu que ce viscère est, presque dans tous les sujets, squirreux, et quelquefois même pierreux ; que son volume est souvent prodigieux, s'étendant jusqu'à la thyroïde. Quand ce viscère est affecté, il donne lieu à des accidens propres à la phthisie pulmonaire ; mais on trouve au nombre des signes qui la différencient de cette maladie, la souffrance ou un état pénible, qui a eu lieu, lorsque le malade est couché sur le

---

(1) *G. Hewsoni opus posthumum, sive rubrarum sanguinis particularum et fabricæ ususque glandularum lymphaticarum thymi et lienis descriptio ; edente Van de Wynpersse*, pag. 56.

dos ; ce qui l'oblige à se tenir sur un des côtés, et, mieux encore, sur le ventre. Du reste, il est rare que l'affection isolée du thymus forme une maladie essentielle.

71. La traînée des glandes lymphatiques du cou s'étend dans la poitrine, entre les lames du médiastin ; plusieurs de ces glandes, qui sont placées sur le péricarde, adhèrent, par divers filamens cellulaires, à la lame externe de ce viscère membraneux, et ces glandes lymphatiques sont encore en grand nombre le long de la portion de l'œsophage, contenue dans la poitrine ; les plus grosses sont situées près la cinquième vertèbre du dos, vers l'endroit où ce canal se détourne de gauche à droite, pour faire place à l'aorte, et elles lui sont intimement attachées.

Quand le vice scrophuleux attaque ces parties, il peut, sans doute, y produire les mêmes accidens que nous avons vu survenir dans les glandes lymphatiques des autres parties. Mais l'altération des glandes œsophagiennes donne plus fréquemment lieu à une maladie qui paroît chaque jour vouloir devenir plus commune ; c'est la difficulté et l'impossibilité de la déglutition, causées par le rétrécissement de l'œsophage, à la suite du gonflement des glandes lymphatiques, que ce canal soutient. Quelle affreuse circonstance ! Tourmentés par le plus pressant besoin,

les

les malades portent avec plaisir à la bouche l'aliment que tous les efforts de la déglutition ne peuvent transmettre à l'estomac. L'épuisement,
l'inanition, en sont les conséquences mortelles;
les sucs digestifs altérés, deviennent un nouvel
aiguillon pour la faim, qu'il est impossible de
satisfaire, lorsque le mal a fait de certains progrès; la fièvre lente survient, le marasme monte
au plus haut point, et les malades périssent,
après avoir lutté, plus ou moins de temps, contre
les souffrances de la faim et les privations causées par une déglutition suspendue.

Il est plusieurs causes qui peuvent détruire le
pouvoir d'avaler, et on les trouve réunies dans
deux dissertations publiées par Triller (1) et de
Haen (2). Le virus scrophuleux jeté sur les glandes
œsophagiennes, en est une, peut-être, des moins
soupçonnées, quoique la plus commune. On est
en droit de l'accuser, lorsque cette maladie survient dans un pays où les scrophules sont plus
ou moins répandues, et dans les constitutions
remarquables par une aptitude scrophuleuse,
plus ou moins frappante. M. Taranget a donné,

______

(1) *De fame lethali ex callosâ oris ventriculi angus-
tia*, tom. 1, *Opusc. med.* pag. 3, et Haller *Disp. morb.*
tom. III, pag. 31.

(2) *De Deglutitione* dans le tome VI du *Ratio medendi.*

F

dans l'ancien *Journal de Médecine* (1), quelques détails sur l'impossibilité d'avaler, produite par l'obstruction des glandes œsophagiennes, d'après lesquels on reste convaincu que le vice scrophuleux a été la vraie cause de la maladie.

72. On découvre des glandes lymphatiques vers l'extrémité de l'œsophage, qui s'abouche avec l'estomac, le long de la grande et de la petite courbure de ce viscère. Il y en a autour du pylore; l'on en découvre quelques-unes dans la concavité du foie et de la rate; sur le pancréas, le long des vaisseaux lombaires, etc. et lorsque le vice scrophuleux se porte sur ces diverses glandes, il produit des effets relatifs aux fonctions des viscères, ou des parties qui servent d'appui aux glandes obstruées. Si les glandes pyloriques sont obstruées, il survient des douleurs sourdes; la plupart des maladies, dont l'estomac est le siége, principalement le vomissement chronique, qui entraîne après lui le marasme, la fièvre lente et la mort.

73. Le vice scrophuleux agissant sur le foie, ce viscère devient quelquefois gros et blanc, ou du moins d'un jaune fort clair, suivant l'observation vraie de Bordeu; la bile cystique dégénère en une liqueur blanche, et transparente

____

(1) Tome LXVIII, page 253 et suiv.

comme de la colle de poisson. Aussi tous les vices
de la digestion sont-ils communs chez ces scrophuleux ; tandis que la couleur blanche ou grise
des éxcrémens annonce l'absence de la bile, ou
du moins sa mauvaise qualité ; et le tort que cet
agent digestif procure aux principales fonctions
de l'économie animale.

Si dans quelques sujets le foie augmente de
volume, par rapport aux flux de la matière muqueuse, dans d'autres il se rapétisse et se racor-
nit, comme nous l'avons vu arriver pour le poumon, ou s'obstrue inégalement, et produit, à
raison de ce, diverses maladies secondaires. Les
vomissemens opiniâtres, qu'on met communément sur le compte de l'estomac ou du pancréas,
dépendent de l'obstruction de la partie supérieure
de son lobe gauche ; l'engorgement de son re-
bord convexe et supérieur gêne le mouvement
du diaphragme, et irrite la partie inférieure du
poumon droit ; d'où s'ensuit quelquefois la toux,
la dyspnée et le crachement de sang ; symptômes
qu'on peut prendre pour ceux de la pulmonie.
On sait que le foie obstrué, squirreux dans la
plus grande partie de sa substance, peut donner
naissance à l'hydropisie, à l'ictère, ou que, donnant lieu à un engouement de la veine porte, il
en provient une suite de maux, que les Stahliens
ont décrits avec une précision rigoureuse.

74. La rate est un organe auxiliaire à l'égard
du système lymphatique, s'il faut en croire
MM. Hewson et Falconar, et ce viscère doit
alors être exposé aux effets du vice scrophuleux.
Il partage effectivement les désordres que j'ai dit
être propres au foie, et de plus, ce n'est point
une chose rare qu'il tombe dans un état de pu-
tréfaction, ou qu'il soit entièrement détruit. Cependant on auroit tort de croire que c'est à titre
d'organe essentiellement lymphatique, que la
rate est exposée aux ravages du vice scrophuleux. Le sentiment d'Hewson et Falconar n'est
rien moins que prouvé ; et quoique l'usage de
cet organe soit encore à-peu-près inconnu ou
contesté, on n'a point de raisons de nier qu'il
ne soit l'organe sécrétoire de la partie rouge du
sang ou du cruor, secondairement le grand auxiliaire du foie, sous le rapport de la préparation
de la bile, et plus que tout encore, qu'il ne
serve essentiellement à la séparation ou à la formation des sucs digestifs. Je tiens de M. Mojon,
médecin de Gênes, qu'on a vu, par l'effet d'une
douce pression exercée sur la rate, la liqueur gastrique pleuvoir dans l'intérieur de l'estomac, par
une cinquantaine de vaisseaux capillaires blancs.
Ce fait est important, et il mérite d'être vérifié.

75. Les affections du pancréas, analogues à
celles de la rate et du foie, donnent occasion à des

vomissemens chroniques, aux digestions difficiles, aux vents. L'abondance de salive dans la bouche, réunie à quelques symptômes locaux, annonce assez le mauvais état de ce viscère.

76. Mais une partie remarquable par la multiplicité de ses glandes lymphatiques, et le nombre des maladies dont elle est le siége; lorsque le vice scrophuleux les affecte, c'est le mésentère. Placées communément le long des vaisseaux sanguins, et presque toujours dans les bifurcations des vaisseaux sanguins mésentériques, ces glandes sont orbiculaires, applaties, et de différentes grosseurs; cependant, le volume des plus considérables ne surpasse pas celui d'une petite féve, et ce volume varie encore, suivant leur situation. Celles qui sont les plus proches du duodénum et du jéjunum, sont très-grosses; leur volume décroît à proportion qu'elles correspondent aux gros intestins. On sait qu'on rencontre un certain nombre de ces glandes dans la portion du mésentère qui attache l'extrémité du colon et le principe du rectum.

Quoique les glandes du mésentère soient situées trop profondément pour que leur état soit apparent, on ne sauroit néanmoins douter qu'elles ne soient engorgées, lorsqu'on trouve chez les scrophuleux le ventre dur et élevé. Quelques auteurs ont avancé que les scrophules ne s'amon cèlent jamais autour du cou, que le mésentère n'en contienne auparavant un très-grand nombre ; ce qui sembleroit annoncer que le vice scrophuleux, déposé primitivement dans les glandes mésaraïques, reflue ensuite vers celles du cou ; mais cette assertion est démentie par des faits anatomiques, et Morgagni en a recueilli de très-concluans. Quoi qu'il en soit, les glandes mésentériques marchent moins rapidement vers la suppuration que celles du cou ; elles restent très-long-temps dans un état de crudité, et ne s'abcèdent que dans les progrès d'un mal qui doit se terminer par la mort.

Cependant les enfans, dont les glandes mésentériques sont obstruées (1), ne laissent pas que d'en souffrir directement, et d'être exposés à des maladies secondaires très-graves. Ces malades digèrent difficilement, et souffrent lorsqu'ils ont mangé ; une diarrhée glaireuse, putride ou puriforme, les affoiblit et les tourmente. Peu à peu les jambes se gonflent, s'engorgent, s'édématient, et ces phénomènes précèdent l'hydropisie ascite, compliquée quelquefois de leucophlegmatie. Dans d'autres cas, une inflammation sourde s'empare des glandes squirreuses ; une

____

(1) Voyez mon *Mémoire sur le carreau*, couronné par la Faculté de médecine de Paris.

légère fièvre catarrheuse s'établit, et la fièvre hectique, quelquefois avec tout le cortége des signes propres à la phthisie pulmonaire, qui survient, annonce la suppuration, l'abcès, ou une affection carcinomateuse des glandes mésentériques. Communément, lorsque cette scène se passe dans les entrailles, tous les accidens cutanés prennent une tournure consolante. Cet état pathologique est mortel.

77. Je ne dirai rien, en particulier, des glandes lymphatiques dont sont pourvues les extrémités inférieures. Les plus remarquables sont celles qui sont réunies en peloton dans la région inguinale; elles sont contiguës avec une chaîne de glandes lymphatiques, qui se répand le long des vaisseaux obturateurs; on découvre d'autres glandes sur la partie externe de la cuisse, derrière le jarret, et ces parties sont exposées aux mêmes ravages, dont j'ai déjà plusieurs fois indiqué la nature et la marche.

78. Si certaines membranes de l'ordre qu'on appelle séreux, sont essentiellement liées au système des vaisseaux lymphatiques, ou si ces membranes ne sont formées que par des plans parallèles de ces vaisseaux, unis par un tissu cellulaire très-fin et très-serré, le vice scrophuleux doit les attaquer d'autant plus directement, que ce vice se porte essentiellement sur tous les organes

spécialement composés de vaisseaux lymphatiques. L'observation prouve encore ce que je viens d'annoncer. Les praticiens rencontrent assez souvent des maladies qui ne dépendent que d'un engorgement formé dans le tissu même de quelque membrane séreuse.

M. Portal, parlant de l'arachnoïde (1) assure qu'on a souvent trouvé dans cette membrane des indurations blanchâtres, lymphatiques, graisseuses, et même de vraies hydatides. Ces concrétions contre nature ont été, suivant lui, prises pour des glandes, quoiqu'elles ne fussent que l'effet des maladies, principalement du vice scrophuleux.

Ce vice, en affectant profondément l'arachnoïde, doit donc influer sur la formation de l'hydrocéphale, dont j'ai parlé dans mon traité *des Convulsions chez les enfans* (2); puisque l'interversion des fonctions de cette membrane conduit le plus souvent à cet état pathologique, et que, en consultant les écrivains de médecine pratique, on trouve que l'hydropisie du cerveau a été souvent précédée des effets généraux du vice scrophuleux (3).

---

(1) *Cours d'Anatomie médicale*, tom. IV, p. 19.
(2) Seconde édition, pag. 311. 316.
(3) *Cours d'Anatomie médicale*, tom. IV, pag. 74.

L'affection scrophuleuse de l'arachnoïde peut se répéter avec des circonstances plus ou moins variées, sur la plèvre, sur le péritoine et autres membranes séreuses, et augmenter ainsi le nombre des maladies qui paroissent différer dans leur forme, et qui se rapprochent essentiellement par la cause spéciale qui les a produites.

79. On se tromperoit fort, si on ne présumoit de l'existence du vice scrophuleux que par l'affection particulière et prédominante des glandes et des vaisseaux lymphatiques. L'expérience a démontré que ce vice porte quelquefois sa principale action sur les os, qu'il carie et détruit; sur les viscères, qu'il dégrade, et dont il pervertit les fonctions; sur la peau, qu'il gâte ou corrode; enfin, sur la graisse, sur le sang, et même sur la matière osseuse.

80. Tous les os indifféremment peuvent être attaqués par le vice scrophuleux; cependant, on a vu que, de préférence, ce vice portoit plutôt sur les os spongieux, ou sur les extrémités des os longs, qui ont un canal médullaire. Aussi, parmi les parties osseuses qu'on trouve très-fréquemment affectées, ce sont les os de la pomette, ceux des phalanges des doigts, le calcanéum, et autres os du métatarse et du métacarpe, les vertèbres; enfin, les os ou parties d'os qui forment les articulations, et sur-tout les grandes. Les effets de

ce vice porté sur les os, sont de deux espèces,
qui sont la carie sans hypérostose, ou l'hypérostose avec carie. Pour donner un exemple de
ces deux sortes d'accidens, je choisirai la carie
vertébrale, ou la *vertebralitis* (1), et l'arthronie (2) ou tumeur blanche des articulations, maladies analogues, que d'autres ont appelées, ar-
throcace, pedarthrocace, spina-ventosá, selon
le siége et quelques effets particuliers du mal ;
et c'est avec d'autant plus de raison, que ces
deux maladies, dépendantes du vice scrophuleux, sont aussi rebelles dans le traitement, que
dangereuses pour les conséquences.

81. La *vertebralitis*, si bien décrite, sous le
nom d'affection de l'épine, accompagnée de la
paralysie des extrémités intérieures, par M. Pott
qui, le premier, a écrit sur cette fâcheuse maladie, consiste dans la carie des vertèbres lombaires ; et le résultat de cette carie est la courbure de la colonne épinière, et la paralysie des
extrémités inférieures ; on l'a aussi nommée mal
vertébral. Dans un grand nombre de cas qui proviennent de cause interne, le vice scrophuleux

____

(1) Voyez mes *Fondemens de la science méthodique
des maladies*, tom. i, pag. 293, sort. 27, et tom. iii,
pag. 352 et 353.

(2) *Idem*, tom. iii, pag. 352 : conférez aussi, pag. 353,
l'*Arthrocèle*, et tom. iv, pag. 104.

en est la cause prochaine. Pour l'ordinaire, la *vertebralitis* commence par une carie sourde du corps des vertèbres; et quand la distorsion et la courbure de l'épine ont lieu; quand l'impotence des extrémités inférieures est survenue, le vice scrophuleux a déjà produit des ravages considérables, et sapé l'appui que doit fournir la colonne vertébrale. Les enfans et les adultes sont également sujets à la *vertebralitis*; cependant, les premiers y sont beaucoup plus exposés que les autres, et quoiqu'il arrive souvent, selon les observations de M. Pott, que la carie des vertèbres a lieu, sans gonflement préalable de la substance de cet os, ou, pour mieux dire, sans qu'il se soit formé auparavant de protubérance; néanmoins cette bosse survient quelquefois, pour faire confondre le mal vertébral avec les effets du rachitis.

Lorsque la carie se forme sans protubérance préalable, il arrive assez constamment que les vertèbres lombaires en sont le siége; mais quand la bosse a lieu, le siége du mal est indifféremment sur les vertèbres thorachiques et lombaires; et dans le premier cas, il arrive qu'au lieu de la paralysie des extrémités inférieures, c'est à celle des extrémités supérieures qu'il faut s'attendre. Du reste, dans ces divers cas, la carie débute toujours par la partie interne de l'os; ce qui prouve que le vice scrophuleux n'agit qu'en s'associant avec l'huile médullaire, qu'il déprave et rend corrosive, avec des modifications propres à la manière d'agir du vice scrophuleux.

82. Bien avant que la *vertebralitis* s'établisse, on remarque, dans les enfans qui doivent en être attaqués, une foiblesse générale et un affoiblissement radical dans toute la constitution. Souvent les signes de la constitution scrophuleuse se développent alors avec beaucoup plus de force ; et quels que soient les progrès de ce développement, il y a toujours un degré de langueur plus ou moins considérable dans l'exercice des fonctions digestives. Si l'enfant avoit l'usage de ses jambes, il commence à le perdre peu à peu ; et s'il n'avoit pas encore commencé de marcher, il ne lui est pas possible de le faire. Peu à peu les extrémités inférieures s'affoiblissent dans l'enfant qui marchoit ; il ne peut plus les mouvoir à sa volonté ; les jambes se croisent de temps en temps dans une marche un peu précipitée ; et quelquefois l'enfant tombe sur le terrein le plus uni, et sans que cette chute ait été occasionnée. Cependant, les extrémités inférieures maigrissent, et leurs muscles mollissent de plus en plus ; le ventre grossit, sans devenir dur ; les malades se plaignent d'une sensation désagréable dans quelque point de la colonne épi-

nière, et quelquefois c'est une douleur déterminée. Bientôt ils évitent de se tenir dans une situation verticale, et à mesure que le mal fait des progrès, l'impotence des extrémités inférieures devient de plus en plus sensible, et la forme de la colonne épinière s'altère plus ou moins fortement. Pour l'ordinaire, il se fait une courbure du dedans en dehors; mais cette inflexion de l'épine du dos n'est qu'une maladie consécutive, et soit qu'elle paroisse avant ou après l'impotence des jambes, elle n'en est point la cause, ni des autres symptômes qui surviennent quelquefois dans cette redoutable circonstance.

83. Ces symptômes sont l'érosion et la carie d'une ou de plusieurs vertèbres, la pourriture et la corrosion des ligamens ou des cartilages intervertébraux, l'ulcère des parties molles qui recouvrent les os cariés, de grands dépôts qui se forment sous les muscles prélumbo-trochantinien et prélumbo-pubien (1), et des infiltrations purulentes dans la cuisse; enfin, la fièvre lente, et une mort inévitable. Dans les progrès ultérieurs du mal, le mésentère, et sur-tout les poumons, éprouvent des altérations considérables.

84. Ce qui arrive aux vertèbres lombaires,

____

(1) Les muscles psoas.

abreuvées d'une huile médullaire dépravée par le vice scrophuleux, survient de même quelquefois aux os les plus considérables du corps humain, lorsque ce vice les attaque fortement. On a vu, dans des cas de cette espèce, le fémur carié dans toute son étendue, et les muscles de la cuisse, excessivement gonflée, détruits par le pus, ou infiltrés de sanie (1); on a vu toute la cuisse changée en une espèce de corps charnu en colliquation, soutenu et séparé, en plusieurs endroits, par des prolongemens graisseux, membraneux, cartilagineux, osseux même; et à la place du fémur, consumé par la carie, on a trouvé (2) des parties osseuses, configurées en stalactites, comme pour attester combien au milieu de la destruction, la force d'organisation contribue quelquefois à produire des effets bizarres, ou des monstruosités rares, et propres à fixer le regard de l'observateur.

85. Si le vice scrophuleux peut carier les os sans les gonfler, et augmenter leur volume, il arrive bien plus souvent que, en les attaquant, il produit des hypérostoses fixes, qui, précipi-

____

(1) Voyez le *Recueil d'observ. de médec.-des hôpit. milit.* tom. I, pag. 81.

(2) Voyez l'ancien *Journal de Médecine*, tom. L, pag. 530 : Observ. de M. Bonel de la Brageresse le fils, D. M.

tant les malades dans des états cruels, sont plutôt l'effet de la carie, que la carie n'est l'effet de
la tumeur. Dans ces cas, la partie devient insensiblement, et peu à peu, plus ou moins volumi-
neuse; et cette tumeur, qui embrasse l'os de toute
part avec la même égalité, est dure, ferme, comme
solide; et la partie malade comparée avec la partie saine, au jugement du tact, fait décider que
l'os est d'un volume énorme. Thomas Bartholin
cite un cas d'hypérostose dans le pouce d'un
paysan, dont la grosseur approchoit de la tête
d'un homme; Bordeu a vu tous les doigts de la
main ayant chacun trois ou quatre tumeurs, dont
la moindre égaloit un œuf de poule; il y avoit
chez ces scrophuleux une pareille tumeur au milieu du rayon. On a vu une tumeur, du volume
du plus gros potiron, s'élever et croître sur un
des os innominés; mais les tumeurs de ce genre
les plus énormes et les plus fâcheuses, sont celles
qui occupent des parties contiguës à celles qui
éprouvent de grands délabremens. On trouve
dans les auteurs des exemples où toute la jambe
ou le bras recouvert d'ulcérés, sont parvenus à
avoir plus de trois pieds de circonférence.

86. Toutes les tumeurs placées sur les articulations, ne sont point formées par le vice de l'os;
il en est quelques-unes qui sont procurées par
l'engorgement des lymphatiques de ces articula-

-tions , comme on le voit dans celles du coude et
du genou. Dans les tumeurs de la première espèce ; le mal commence par l'os , et les parties
molles sont attaquées consécutivement ; dans
celles de la seconde, le mal , fixé d'abord dans
les parties molles environnantes , passe aux os
qui sont dessous. Ici la carie de l'os est externe,
et s'enfonce dans l'intérieur ; là, elle est interne,
et gagne peu à peu jusqu'au-dehors. La première
mérite le nom de tumeur articulaire osseuse ; et
la seconde est parfaitement désignée par le titre
de tumeur articulaire lymphatique.

87. Dans la tumeur articulaire osseuse, constituant la vraie arthronie, ou l'arthrocèle, le
vice scrophuleux attaque les os, ou les extrémités des os qui forment les articulations, et y produit la carie ; mais celle-ci donne naissance à
une tumeur dure, non élastique ; et d'une consistance, en apparence si bien osseuse, que plusieurs auteurs l'ont décidée non-seulement de
cette nature, mais encore ont avancé qu'elle n'a-
voit lieu que par rapport au gonflement de l'os.
Quelques-uns, au contraire, ont soutenu que,
dans ces cas, l'os n'augmentoit jamais de volume,
et que la dureté des parties molles environnantes
étoit occasionnée par l'exudation, à travers les
pores de la substance de l'os compacte et solide,
mais affoiblie par le pus intérieur, de la matière

de

de la suppuration, qui avoit commencé dans la cavité médullaire de ces os, et son insinuation insensible dans le tissu celluleux des parties molles qui les embrassoient.

88. Si l'on veut prendre la peine de rechercher quelle est la cause de cette contradiction, dans des opinions qui paroissent être le fruit de l'expérience, et si l'on a eu occasion de voir par soi-même, on reste convaincu que la partie compacte et dure des os cylindriques se carie sans se gonfler; tandis que leur partie spongieuse et surmontée d'épiphyses se carie, pour l'ordinaire, avec augmentation de volume. Dans ces derniers cas cependant, il est constant que toute la tumeur externe n'est point occasionnée par le gonflement de l'os, mais bien, en grande partie, par la transsudation du suc médullaire altéré par le vice scrophuleux. M. Vigaroux (1) a très-exactement remarqué que la suppuration de la moelle, rance comme elle l'est, a la propriété de rendre dures, squirreuses, et comme solides, les parties molles à travers lesquelles elle s'infiltre; et j'ai déjà eu occasion de dire que le vice scrophuleux opéroit l'endurcissement du parenchyme des viscères les plus mous.

89. Comme la tumeur produite par la carie de

______

(1) *Observations sur la Vérole*, pag. 46.

G

l'os se forme le plus ordinairement dans les articulations, sans changer la couleur des tégumens,
on lui a donné le nom de tumeur blanche des
articulations, terme qui seulement donne l'idée
d'une maladie, dans laquelle la peau, malgré
l'augmentation de volume de l'articulation, n'est
pas enflammée, mais retient sa couleur naturelle. M. Pott, à raison de la cause qui les procure, et des effets qui lui donnent lieu, croit
qu'on les appelleroit plus caractéristiquement les
scrophules dans les articulations, avec les os
étendus et cariés, et les ligamens affectés.

90. En effet, lorsqu'on dissèque les membres
affectés, soit après l'amputation, soit à la mort
du malade, on trouve que, dans les premières
périodes, les parties molles paroissent très-peu
affectées; mais dans tous les cas, même dès le commencement de la maladie, on observe constamment une augmentation de volume, soit des
extrémités des os, soit de leurs épiphyses, fréquemment d'un côté seulement, mais quelquefois
aussi des deux portions des os articulés. Cette
augmentation de volume se trouve quelquefois
sans autre affection évidente; mais dans un état
plus avancé, les parties spongieuses de ces os se
dissolvent en une matière tenue, fluide et fétide,
et la carie se propage dans toute leur substance.
D'abord les cartilages qui encroûtent ces os ne

sont point affectés ; mais bientôt ils s'altèrent , se détruisent totalement, et se dissolvent. Les épiphyses, dans les jeunes sujets, se séparent en entier ou en partie de ces os ; enfin, les ligamens, qui ont éprouvé une très-légère altération dans les premières périodes, deviennent épais, se déforment, et pourrissent. Les parties faites pour la sécrétion de la synovie, acquièrent un semblable état: Toutes ensemble liquéfiées et confusément mélangées, forment un grand dépôt de matière sanieuse et puante, qui est déchargée, soit par des ouvertures artificielles, soit par des crevasses produites par érosion, et ces ouvertures conduisent ordinairement aux os pourris et cariés dans toute leur substance. Il sort des fragmens osseux par les lieux ulcérés, conjointement avec les parties liquéfiées des os, et des autres parties molles; lesquelles font un pus de très-mauvaise qualité, et qui dégénère en une sanie putride.

91. Tandis que cette scène se passe dans les articulations, on observe des symptômes qui la font présumer et qui la décèlent. Le malade ne sent encore qu'une douleur obscure dans le mouvement du membre affecté ; mais peu à peu elle augmente, et toujours circonscrite ; elle se fait sentir au milieu de l'articulation, pendant que l'enflure est à peine marquée au-dehors. Sou-

vent il se déclare alors une fièvre symptomatique, et le moindre mouvement du membre est
très-douloureux, de sorte que le malade est obligé
de le tenir dans un état de flexion continuelle,
ce qui ne fait qu'augmenter la roideur et la tension des tendons. A mesure que le mal fait des
progrès, la douleur et l'enflure augmentent.
Quand on comprime la tumeur, elle ne conserve
point l'empreinte. Les veines paroissent vari-
queuses à sa surface, et il se forme des collec-
tions de matière dans différentes parties. C'est
alors que la douleur constante, l'irritation et
l'absorption de la sanie des lieux affectés, renforcent la fièvre, ou en produisent une hectique,
suivie de ses symptômes les plus destructifs,
comme la perte totale de l'appétit, du repos et
des forces ; la diarrhée et les sueurs nocturnes
se déclarent, et le malade passe par tous les degrés de marasme et de consomption, qui ne laissent plus d'espoir.

92. Il faut appliquer à la tumeur articulaire
lymphatique, ce que les auteurs ont dit de la tumeur blanche rhumatismale des articulations,
avec laquelle on l'a souvent confondue. Dans
celle-ci, les os ne sont viciés que dans les progrès du mal, et leur carie superficielle est le produit du pus, provenant de la destruction des
parties molles ; au lieu que, dans l'autre cas, les

os sont primitivement affectés, et leur carie produit l'enflure et la désorganisation des parties
molles. Lorsque la tumeur a son siége dans les
lymphatiques de l'articulation, la partie est plus
tuméfiée dans le commencement, la douleur est
d'abord répandue sur toute la jointure, et le malade exécute jusqu'à un certain point , avec facilité, les mouvemens de flexion et d'extension ;
cependant il y a des cas où la douleur s'étend ,
même bien avant, dans les muscles qui ont leur
attache à l'articulation affectée. Dans l'une et
l'autre position , on distingue les tumeurs articulaires, procurées par la métastase d'une humeur catarrheuse, âcre ou rhumatismale, parce
qu'il est aisé d'assigner au mal la cause qui lui
a donné naissance, parce que les malades sont
des sujets jeunes, forts, polyæmiques, ou des
personnes qui ont déjà éprouvé quelques atta-
ques de rhumatisme.

93. Quoique le vice scrophuleux se porte plus
rarement sur les viscères, c'est-à-dire, sur la
partie molle et parenchymateuse de ces organes,
nous avons plusieurs observations qui démontrent que ce vice peut se déposer par-tout indifféremment, et donner naissance à des affections
morbides cruelles. J'ai déjà parlé des effets du
vice scrophuleux sur les poumons, sur le thymus, sur le foie, sur la rate. Sauvages dit avoir

vu une famille dont tous les enfans périssoient,
avant six ans, dans les convulsions qui ne recon-
noissoient autre cause qu'une humeur scrophuleuse répandue sur le cerveau (1). Willis rapporte une observation semblable. M. Portal,
après avoir rappelé un assez grand nombre de
faits sur l'endurcissement du cerveau, se fait
quelques questions, dont son expérience lui
donne la solution en faveur du vice scrophuleux.
Cette distinction des espèces d'endurcissement du
cerveau est, dit cet auteur, d'autant plus essentielle à établir, qu'elle peut conduire à la connoissance de diverses maladies qui en sont les
causes, et donner des idées heureuses sur leur
traitement : quelques-unes de ces indurations
ne se terminent-elles pas plutôt que d'autres par
la suppuration, par l'ulcération et par le cancer,
et n'en est-il point qui se transmettent dans les
familles, et celles-là ne sont-elles pas scrophuleuses ? J'ai plusieurs fois trouvé de telles indurations, plus ou moins considérables, à l'ouverture du corps de personnes mortes après avoir
éprouvé des épilepsies, des apoplexies, ou des
accès de manie. J'ai aussi observé que plusieurs
de ces sujets avoient des concrétions dans le mésentère ou dans les autres parties contenant des

____

(1) *Nosologie*, tom. IV, pag. 24, traduction franç.
in-12.

glandes et des vaisseaux lymphatiques ; d'où il résulteroit que le vice scrophuleux seroit la cause première de plusieurs maladies héréditaires du cerveau, comme il l'est d'une espèce de phthisie pulmonaire qui se transmet aussi dans les familles, etc. (1).

Zimmermann parle, dans les *Mémoires de Zurich*, d'une toux convulsive, aussi singulière que violente, qu'il étoit raisonnable d'attribuer à la métastase de l'âcre scrophuleux.

J'ai fait mention, dans un autre ouvrage (2), d'un enfant qui expira dans les convulsions, sans cause évidente, après la guérison déplacée d'une ophtalmie scrophuleuse.

M. Brieude (3) nous apprend que cette sorte d'imbécillité, connue sous le nom de *crétinage*, doit être considérée comme une production scrophuleuse dans une infinité de cas, dans les lieux où la tendance générale est pour les scrophules.

Jean Hunter (4) parle d'un gonflement lent, des amygdales, qui tient jusqu'à un certain point aux scrophules. Dans ce cas, la surface de ces

---

(1) *Cours d'Anatomie médicale*, tom. IV, pag. 92.

(2) *Traité des Convulsions dans l'enfance*, etc. seconde édition, pag. 210.

(3) *Mémoires de la Société royale de Médecine*, tom. V, pag. 325, *Mém.*

(4) *Traité des Maladies vénériennes*, pag. 341.

G 4.

parties est recouverte de lymphe coagulable, qui quelquefois se rassemble dans une espèce de cavité, et fait prendre le change pour un ulcère syphilitique. Mais ces tumeurs sont trop volumineuses, pour être l'effet de la syphilis ; d'ailleurs, il est aisé de distinguer la matière dont elles sont recouvertes d'un véritable ulcère, parce qu'il suffit de détacher une partie de cette matière, pour s'assurer que la superficie de l'amygdale n'est pas ulcérée.

M. Helian (1) a fait mention de la colique scrophuleuse, qu'on reconnoît, selon lui, lorsque la douleur continue, et que, sans être d'une nature trop chaude, elle se fixe dans les parties internes du bas-ventre ; dans cette espèce, les purgatifs ni les lavemens ne soulagent point.

Dévié sur les organes de la génération, le vice scrophuleux produit la blennorragie, la métrorrhée (2), accidens qui ne sont pas trop rares, s'il faut en croire le docteur Selle.

94. En se portant sur la peau (3), le vice

____

(1) *Dictionnaire du Diagnostic*, art. *colique*.

(2) Les fleurs blanches.

(3) M. Retz, en rendant compte, dans ses *Annales*, de la première édition de cet ouvrage, lui trouva le seul tort de n'avoir pas parlé des scrophules cutanées. Mais ce tort étoit supposé. On n'a qu'à lire la première édition de ce Traité, pag. 93, §. 60, et pag. 115,

scrophuleux produit tantôt des ulcères qui prennent même un aspect cancroïde lorsqu'ils sont
au visage, tantôt des gales, des dartres ou d'autres éruptions anomales, et toujours opiniâtres.
On reconnoît que ces sortes d'affections dépendent d'une cause scrophuleuse, à la disposition
que les sujets ont aux inflammations des yeux,
à la tuméfaction de la lèvre supérieure, aux
fréquentes éruptions dartreuses, et à une digestion affoiblie malgré que l'estomac soit bon. Ces
signes, notamment l'épaisseur de la lèvre supérieure, qui peut être regardée comme particulière
aux complexions scrophuleuses, annoncent assez
sûrement à quel genre doit être rapportée cette
maladie obscure, sur la nature de laquelle on a
lieu d'être indécis. Si le vice scrophuleux se jette
sur le cuir chevelu ou sur le visage, il prend la
forme des achores ou de la croûte laiteuse.

Le professeur Posse (1) a fait l'histoire d'un
enfant de neuf ans, chez qui, dès l'âge de quatre
ans, le vice scrophuleux marqua son existence
par l'engorgement des glandes conglobées du
cou. Au bout de trois ans, ces glandes se dissi-

---

§. 69. Je n'ai jamais pu concevoir comment un auteur
pouvoit supposer des erreurs à un autre, pour s'arroger
le droit de le critiquer injustement.

(1) *De cognoscendis et sanandis scrofulis ; Halæ
Magdeburgicæ*, pag. 11, note x.

pèrent, l'enfant parut jouir d'une bonne santé ; mais il ne tarda pas à tomber dans la cachexie, et sa tête se couvrit d'achores et de croûtes laiteuses. Les remèdes les mieux indiqués échouèrent contre ces éruptions ; ce ne fut qu'après avoir persisté pendant deux ans, qu'elles se dissipèrent à fur et mesure que les glandes du cou s'engorgèrent de nouveau : ce qui montra que la même acrimonie avoit également produit ces diverses maladies.

95. Du reste, les affections cutanées opiniâtres ne sont pas rares, vers l'âge de 50 ans, chez ceux qui, pendant la jeunesse, ont été incommodés de scrophules, ainsi que le docteur Grant (1) a eu occasion de le vérifier. Ces faits semblent donner un air de vérité aux assertions de Selle (2), qui soupçonne que le virus scrophuleux entre pour beaucoup dans la production de la gale et des dartres.

96. Quoi qu'il en soit, les ulcères cutanés sont, sans contredit, le résultat le plus ordinaire du vice scrophuleux porté sur la peau. Ces ulcères, lorsque les os placés au-dessous ne sont point attaqués, se distinguent des autres dans leur principe, parce que la matière qui en découle est

____

(1) *Recherches sur les Fièvres*, tom. II, pag. 247.
(2) *Manuel clinique*, tom. I, pag. 191.

douce, sans aucune odeur désagréable, et d'une consistance comme caillée.

Mais quand ces ulcères se forment sur les jambes, ils se placent presque toujours au bas; la peau commence par y devenir violette, écailleuse, dure, racornie. Peu de temps après que cette couleur a paru, le malade y ressent des douleurs vives avec élancement : il sort des boutons dont la pointe suppure lentement; leur base reste toujours dure, ainsi que leurs bords. Il se forme, enfin, sur cette peau un ulcère dont le fond est mollasse, pâle, tandis que les bords en sont calleux. Le bas de la jambe se dessèche et diminue, au lieu d'enfler. Cet ulcère fait le tour de la jambe, en la rongeant. On en voit quelquefois plusieurs au lieu d'un, qui la rongent successivement. Il en découle une sanie rougeâtre et peu liée. Il ne s'y forme jamais d'excroissances fongueuses. Quoiqu'ils paroissent superficiels, l'os est altéré en dessous. Le mal s'étend quelquefois, et gagne le gras de la jambe. La couleur violette de la peau précède sa marche; sa dureté vient ensuite avec les boutons; l'ulcère paroît le dernier. S'il y avoit démangeaison, cela ressembleroit à l'elcose herpétique de Sauvages (1).

____

(1) *Mémoires de la Société royale de Médecine de Paris*, tom. v, pag. 314 des Mémoires.

97. On ne peut douter que, dans les scrophules, le vice de la lymphe n'ait au moins pour adjoint un défaut particulier de la graisse. Cette remarque n'a point échappé à M. Lorry. Dans ces maladies, a dit ce praticien (1), on trouve le tissu cellulaire, sur-tout auprès des parties affectées, rempli d'une graisse blanche, et comme cassante; le tissu cellulaire de tout le corps est rempli, dans ces différentes parties, d'espèces de grains concrets, mais évidemment gras et inflammables. La peau participe de ce vice, et quelquefois on seroit tenté de prendre un vice scrophuleux pour un vice tout entier éléphantiaque.

98. C'est sur-tout dans les scrophules qu'on voit quelquefois une partie entière, comme une des extrémités, qui devient tout-à-coup enflée sans être douloureuse, et sans être évidemment pâteuse : les sens même s'émoussent un peu, comme si cette peau lisse et polie, souvent même très-blanche, avoit perdu sa transpirabilité. La peau, en effet, n'est distinguée, dans cette partie, de sa voisine, que par cette blancheur.

99. On trouve aussi très-souvent des tumeurs graisseuses, placées non-seulement aux endroits

---

(1) *Mémoires de la Société Royale de Médecine*, tom. III, pag. 140 des Mémoires.

où la graisse peut se placer, mais dans le corps
du poumon, suivant l'observation particulière
de Boerhaave; dans le foie, dont la masse étoit
écartée par cette masse graisseuse, dont a parlé
le docteur Mead; ou dans les intestins, selon
que le rapporte M. de Souhei (1). On a vu toute
une extrémité, os, muscles, vaisseaux sanguins
et lymphatiques, être changés en une substance
adipeuse, ou pour mieux s'exprimer, adipoci-
reuse : tant est forte, dans quelques cas de scrophules, cette altération combinée de la graisse
et de la lymphe, par laquelle tout le corps devient athérome.

100. Il y a plus, et le vice scrophuleux produit
quelquefois des effets singuliers sur les humeurs
du tissu cellulaire : c'est un embonpoint particulier que M. Brieude a bien observé (2). Ces scrophuleux sont joufflus; leurs membres sont gras
et potelés ; leurs couleurs sont vives, mais d'un
rouge foncé ou violet : leur graisse est néanmoins dure et presque squirreuse. La forme de
leurs membres est matérielle et mal arrondie.
Les personnes du sexe sont ventrues, et leurs
règles arrivent tard. Tel est l'état morbide qu'il
convient d'appeler *polysarcie scrophuleuse :*

___

(1) *Ancien Journal de Médec.*, tom. XLVIII, pag. 114.

(2) *Mémoires de la Société royale de Médec.*, tom. V,
pag. 307 des Mémoires.

état qui se rencontre plus souvent chez les jeunes filles que chez les garçons. M. Brieude connoît des familles entières affligées de cet embonpoint scrophuleux.

101. Je ferai une réflexion sur cette qualité de la graisse dans les scrophules. Quand on sait que les acides minéraux affoiblis ont la propriété de mettre la graisse en grumeaux, de la durcir (1), de la rendre graveleuse, âpre au toucher, et d'en faire un corps moins perméable à l'eau; quand on sait que l'effet des acides végétaux sur cette même substance, quoique extrêmement foible, et, pour ainsi dire, nul, est néanmoins assez fort pour l'empêcher de devenir aussi promptement rance et putride, ne doit-on pas en conclure ou du moins en conjecturer que la nature de l'acrimonie scrophuleuse est acide, ou du moins que la cachexie acide aide singulièrement les effets et les progrès du vice scrophuleux ?

102. Le sang des scrophuleux est réellement plus aqueux, plus glaireux, moins rutilant, moins vif que celui des gens qui se portent bien; il a, dit M. de Bordeu, beaucoup de rapport avec le sang des filles qui ont les pâles cou-

______

(1) C'est ce que les chandeliers n'ignorent point, puisqu'ils font épaissir, durcir même les graisses molles, en y mêlant de l'acide sulphurique et du sulfate d'alumine (alun).

leurs, et quelque ressemblance avec le sang des
hydropiques, c'est-à-dire, qu'il est moins bien
travaillé. Mais à mesure que le mal avance, que
le vice scrophuleux altère plus fortement les
fluides, et pervertit davantage l'ordre et la succession des fonctions, le sang abonde de plus en
plus en parties gélatineuses inconcrescibles.
Versé dans une palette, ce sang offre une espèce
de gelée dont la tenacité est relative au degré
de glutinosité de la lymphe altérée par le vice
scrophuleux, et sur laquelle surnage une partie
aqueuse très-abondante; ce qui suppose un défaut de mixtion suffisante, l'impossibilité que
l'eau du sang a à pénétrer sa partie colorée et
proprement sanguine. Sa couleur est d'ailleurs
d'un rouge plus mat qu'il ne l'est d'ordinaire.
Le tact découvre, dans le sang encore chaud,
une onctuosité et même une tenacité plus ou
moins poisseuse.

103. Est-ce que ce phénomène du sang est l'effet de l'affection plus ou moins générale du systême lymphatique ; ou bien est-il l'effet d'un
acide étranger qui agit sur lui ; ou bien encore
dépend-il de l'absence de la partie alcaline ou
de la soude du sang ? S'il étoit permis d'adhérer
aux idées de M. Hewson (1), sur une partie des

____

(1) Selon lui le système lymphatique, peut-être par
une vertu plastique sur le fluide qu'il contient, pré-

fonctions des vaisseaux lymphatiques ; je mon-
trerois que le sang doit être tel que je l'ai dit,
dans une maladie qui a son siége dans le système
des absorbans. Mais les conjectures du physio-
logiste anglais ont été renversées par le professeur Mascagny (1) ; et l'on peut ajouter aux
raisons qu'il a données, celles que j'ai déjà eu
occasion de présenter moi-même, en y joignant
les arguments tirées des altérations générales de
la nutrition.

Quant à l'action d'une acrimonie acide qui
agit sur le sang, qui en modifie la crase et
en altère la consistance ; les expériences de
M. Thouvenel (2) nous apprennent que l'action
des acides sur le sang est assez forte pour opérer
le changement de la matière albumineuse en
mucosité inconcrescible, et même que, si l'action résolutive de l'acide sur la matière albumineuse a été trop forte et trop long-temps continuée, la gelée factice qui en résulte, n'est plus
reversible à l'état albumineux. Ces mêmes
épreuves tentées sur la lymphe ont amené les
mêmes résultats.

---

pare des vésicules rouges, plates et solides, ayant dans
leur centre une petite particule solide, qui sont les
vraies particules du sang.

(1) *Vasor. lymphatic. corpor. hum. Historia.*

(2) *Mémoires sur la Sanguification*, pag. 26.

104. Il paroîtroit assez étrange qu'il ait été question de la diminution de la partie alcaline du sang, pour rendre raison de l'état de cette humeur animale, éprouvant l'action du vice scrophuleux, si MM. Deyeux et Parmentier ne s'étoient assurés que la soude est une des parties constitutives du sang, que cet alcali est même le moyen d'union entre l'albumine et les autres matières animales. En effet, d'après les expériences de ces chimistes, le sérum du sang est regardé comme une combinaison d'une matière albumineuse avec la soude; combinaison dans laquelle l'alkali uni à l'albumine, conserve ses propriétés comme il le fait dans le savon. Or, si la soude manque dans le sang, cette combinaison n'aura pas lieu; le sang péchera essentiellement dans sa qualité, dans sa consistance; l'albumine, isolée en quelque sorte, produira des phénomènes morbides; et la soude peut manquer dans le sang, parce qu'elle ne s'y trouve point, ou parce qu'un acide introduit dans cette humeur animale, a formé avec l'alkali une combinaison qui préjudicie à sa nature et influe sur les causes qui amènent ou déterminent la discrasie scrophuleuse.

105. C'est lorsque le sang est infecté jusqu'à un certain point par l'acrimonie scrophuleuse, et qu'il s'opère quelque dépuration, qu'on voit

H

survenir des éruptions cutanées anomales, un
flux critique par les voies de la génération, par
les glandes des paupières, par le conduit auditif, des transsudations par les aisselles, par les
pores des mains, des pieds. M. Chambon (1) a
remarqué que, chez les femmes, l'acrimonie
scrophuleuse occasionne quelquefois la blennorragie ou des écoulemens muqueux et âcres;
et j'ai eu lieu de vérifier cette observation chez
une fille de onze ans, née de parens scrophuleux, et qui, dès l'âge de cinq ans, avoit eu les
glandes jugulaires engorgées; quelques remèdes intérieurs, et en particulier l'eau de mer,
parurent résoudre ces tumeurs, mais quelque
temps après il survint une ophtalmie opiniâtre,
qui céda néanmoins au temps et à quelques
dépuratifs mercuriels : depuis deux ou trois
ans, la santé se soutenoit, quoique avec quelques signes assez évidens de la constitution
scrophuleuse, lorsqu'il parut un écoulement
blennorragique; l'âge du sujet, ses mœurs, les
circonstances précédentes nous rassurèrent contre le caractère de la blennorragie; elle fut rebelle, et lorsqu'elle céda, les glandes du cou
s'engorgèrent de nouveau.

106. J'ajouterai ici, quoique mes observations

____

(1) *Des Maladies des filles*, tom. II, pag. 143.

sur ce point contredisent celles qu'ont faites MM. Fauré et Girard, que lorsque les fluides sont infectés jusqu'à un certain point par l'acrimonie scrophuleuse, toutes les plaies accidentelles dégénèrent, en général, en ulcères rebelles (1); quelques-uns deviennent alors fistuleux, avec carie superficielle des os qui se trouvent à portée. Dans cet état, les opérations chirurgicales ont une issue plus ou moins défavorable, et les grandes déperditions de substance (j'entends toujours parler de celles qui sont indépendantes du vice scrophuleux) forment des plaies hideuses, et donnent occasion à des suppurations sanieuses, quoiqu'en général ces accidens fortuits arrêtent le progrès des scrophules, ou éloignent leur développement et préviennent de fâcheuses métastases. On a observé que l'acrimonie scrophuleuse des fluides, dans les sujets chez qui les scrophules ne sont point assez bien prononcées, est ordinairement annoncée par un certain aspect sanieux et virulent des ulcères auxquels les praticiens ne se méprennent point : quelquefois leur superficie

____

(1) On voit dans le *Recueil d'observations de médecine des hôpitaux militaires*, tom. 1, pag. 327, que la piqûre des malingrés donne lieu à des ulcères rebelles, sur ceux dont le sang est infecté par le vice scrophuleux.

est verdâtre ; ordinairement ces ulcères sont peu tuméfiés ; ils s'enflamment difficilement ; leurs bords paroissent d'un rouge pâle, violet et blafard ; ils guérissent avec peine : ce qui dépend de ce que le vice scrophuleux attaque immédiatement le principe de la régénération des parties.

107. Ou le vice scrophuleux a une action délétère sur le suc osseux, ou les principes constitutifs de ce suc modifiés, altérés et décomposés, sont, en partie, les élémens de ce vice. (*Voy.* §. 26.) Si cette dernière assertion est difficile à prouver, la première est appuyée sur des faits bien capables de séduire. Qu'annoncent, en effet, les vices de l'ossification chez les sujets scrophuleux ? Qu'indiquent, dans les scrophules, des urines, tantôt presque privées d'acide phosphorique, tantôt abondant en matière phosphatée et en acide phosphorique qui l'y tient en dissolution ? Pourquoi, dans une génération scrophuleuse, trouve-t-on indifféremment parmi les enfans les scrophules, le calcul, le rachitis, la *vertebralitis*, et parmi les adultes la pierre, la goutte, le rhumatisme ou l'arthrocèle (tumeur blanche des articulations)? Pourquoi tel sujet qu'on a vu scrophuleux dans son enfance, est-il quelquefois tourmenté par la goutte dans l'âge viril? Pourquoi, enfin, comme

je l'ai déjà dit, trouve-t-on dans les tumeurs scrophuleuses et dans les cadavres de ceux qui sont morts de scrophules, des congestions de matière phosphatée dans les glandes, dans les vaisseaux lymphatiques engoués, dans le canal thorachique et même dans le parenchyme des viscères ? Si on m'objectoit que ce sont des produits du mal, et que ces produits n'éclairent presque jamais sur les désordres dérivés de la véritable cause ; je demanderois, à mon tour, pourquoi, dans la constitution scrophuleuse, dans cette longue période qu'on peut regarder comme le temps d'incubation du vice scrophuleux, observe-t-on que la dentition est orageuse ; que certains os, sur-tout ceux de la face, s'élargissent considérablement, qu'il se forme, comme dans le rachitis, des tumeurs osseuses, des déformations particulières, des crues (1), des rapetissemens subits ? Pourquoi, demanderois-je encore, cette extrême analogie qui existe entre le rachitis et les scrophules ?

108. Jusqu'ici je n'ai considéré le virus scrophuleux que comme stationnaire, c'est-à-dire, comme fixé primitivement sur la partie où se

____

(1) M. Noel a donné deux exemples remarquables d'accroissement des os. Voyez l'ancien *Journal de Médecine*, tom. LI, pag. 225.

montrent ses ravages ; je dois actuellement le considérer comme *métastatique*, c'est-à-dire, comme porté par fluxion sur le lieu qui devient le nouveau théâtre de la maladie. Dans l'un et l'autre cas, les effets sont les mêmes, ils sont et plus rapides et plus marqués dans ceux de métastase du vice scrophuleux. Une tumeur se dissipe sans cause manifeste, et bientôt il s'en crée une autre dans un autre endroit plus ou moins éloigné. La suppuration d'un ulcère scrophuleux diminue ou tarit ; il survient des dartres à la peau, et ceux-ci disparoissent à mesure que l'ulcère s'humecte et suppure de nouveau, comme l'a vu Bordeu ; il en est de même de l'ophtalmie provenant d'une cause scrophuleuse. Les glandes du cou suppurent et le pus, bien loin de s'évacuer, fuse à travers le tissu cellulaire, attaque le poumon, et produit une phthisie ulcéreuse ; un sujet scrophuleux a un ou plusieurs ulcères en suppuration, et pendant qu'ils se sèchent, il survient une tumeur, un dépôt, une maladie particulière, la diarrhée, une blennorragie, &c. Dans ces divers cas, le diagnostic n'est point équivoque ; le pus scrophuleux déplacé, dévié, devient la cause des nouveaux désordres qui s'établissent, et des maladies consécutives qui en surviennent.

109. Pour faire bien connoître l'action mor-

bifique du vice scrophuleux il ne me suffit point
d'avoir exposé tous les effets qu'il produit sur les
corps vivans, je dois encore tracer rapidement
l'histoire des ouvertures de cadavres qui démontrent les altérations morbides dépendantes de la
constitution scrophuleuse, principalement dans
les jeunes sujets. Cette histoire a été judicieusement tracée par M. Salmade, dans son Précis
d'observations pratiques sur les maladies de la
lymphe, page 19, et je ne ferai que la retracer.

« A l'ouverture du crâne, on remarque ordinairement entre les méninges, les anfractuosités
et les circonvolutions du cerveau, une exsudation du fluide lymphatique.

» La substance de ce viscère paroît plus serrée
et plus compacte, les ventricules sont communément dilatés et abreuvés de cette sérosité. Le
plexus choroïde est gorgé et rempli d'hydatides,
produites ici, non par des vers, mais par des
épanchemens et des stagnations de la lymphe :
la membrane qui tapisse l'intérieur des ventricules latéraux, est presque toujours parsemée
d'une matière glutineuse.

» Dans la cavité de la poitrine, le médiastin est
plus difficile à déchirer ; le tissu cellulaire qui le
compose est plus dense et plein d'une matière
semblable à du suif épaissi. Le thymus est communément rempli de concrétions blanchâtres ;

H 4

on trouve un épanchement séreux dans la cavité du thorax.

» Les poumons souvent adhèrent à la plèvre, de manière qu'il n'est pas possible de les séparer sans les déchirer : on apperçoit dans celle-ci des concrétions membraniformes. Quelquefois les lobes sont tuberculeux, et les tubercules égalent la grosseur d'un marron ; d'autres fois ils sont en suppuration, et communément squirreux ou carnifiés : le pus qui s'en écoule est blanchâtre et granuleux.

» Les glandes placées dans la division des bronches, et qui se continuent jusque dans l'intérieur du poumon, tantôt sont dures et squirreuses, tantôt contiennent une matière terreuse et blanchâtre.

» Toutes les glandes thorachiques, péricardines et œsophagiènes, etc., sont engorgées et tuberculeuses.

» Le péricarde renferme plus de liqueur qu'à l'ordinaire, et d'un jaune foncé.

» Le sang ayant perdu beaucoup de sa couleur, le cœur est pâle, flasque, et n'a pas le volume ordinaire, comme tous les muscles en général.

» A l'inspection de la cavité abdominale, on voit ordinairement l'épiploon renfermant des concrétions graisseuses de la consistance de la cire, ou bien des hydatides remplies d'une matière lymphatique. L'œsophage est rétréci ; plusieurs fois l'estomac est maléficié, et ses membranes ont acquis l'épaisseur d'un doigt. J'en ai rencontré un si petit, que son volume n'égaloit pas la capacité de l'intestin duodenum, et qui offroit au scalpel la même résistance qu'un corps calleux : le pylore étoit presqu'entièrement oblitéré.

» Les glandes mésentériques, mésocoliques, gastro-épiploïques, hépatiques, pancréatiques et spléniques, lombaires, hypogastriques et iliaques externes, offrent des engorgemens ovoïdes dont la grosseur est plus ou moins considérable.

» Plusieurs de ces glandes sont dures, rangées en peloton, et prêtes à s'abcéder ; d'autres contiennent une matière plâtreuse ; d'autres sont squirreuses ou rougeâtres et comme carnifiées.

» Le foie est presque toujours plus volumineux, d'un gris plus blanc qu'à l'ordinaire, et friable.

» La vésicule du fiel est gorgée de bile d'un verd très-clair et très-fluide.

» La rate n'éprouve pas beaucoup d'altération ; quelquefois elle contient des matières blanchâtres comme du lait caillé, quelquefois des matières grisâtres.

» Le pancréas est squirreux et renferme des petites pierres calcaires. Le canal thorachique est engorgé et contient une matière crétacée.

» La matrice est quelquefois racornie au point
que sa cavité n'excède pas celle d'un pois.

» Les ovaires sont squirreux et augmentent
considérablement en grosseur. Les exemples n'en
sont pas rares.

» La graisse qui environne les reins est comme
lardacée ; les autres viscères ne présentent ordinairement rien de remarquable.

» Les glandes de la tête et celles jugulaires, les
glandes axillaires et celles du bras, les glandes
inguinales et celles poplitées sont de même trou-
blées dans leur action et dans leur structure
organique.

» En général, le vice scrophuleux altère tout le
système lymphatique, et rend témoin, à l'ouverture des sujets qui en sont atteints, des divers
phénomènes que nous venons d'exposer ».

SECTION III.

Des associations du vice scrophuleux avec des
virus de nature différente, et des maladies
compliquées qui en sont l'effet.

110. QUAND le vice scrophuleux agit sur le systême, il en provient des accidens proportionnés
à l'activité de ce vice, ou à la disposition des
organes qui en reçoivent l'impression. Les maux,
qui en sont les résultats, ne se forment néan-

moins que de l'action du vice qui en est la cause
matérielle, et du désordre de la partie qui en est
l'effet. Mais le vice scrophuleux contracte quelquefois des associations avec des virus d'une
autre nature ; et la maladie, qui en est la conséquence, étant compliquée, devient plus difficile à reconnoître et à combattre. Il est donc bien
essentiel de fixer les indices qui peuvent faire
découvrir de semblables associations et les phénomènes qui leur sont propres. Les vices rachitique, syphilitique, scorbutique se combinent
souvent avec le scrophuleux : j'indiquerai successivement quels sont les effets de ces complications ; je parlerai même de l'union du vice
scrophuleux avec l'humeur de quelques autres
maladies virulentes, et il ne sera pas tout-à-fait
inutile d'examiner quelle est l'influence de l'acrimonie scrophuleuse sur la marche et les événemens des maladies aiguës.

111. Le vice scrophuleux se complique souvent
avec le rachitique ; et de cette association de deux
virus si formidables, même lorsqu'ils sont isolés,
il en provient une cause mixte qui semble agir
plus fortement sur les os et sur les glandes mésentériques, que sur toute autre partie. On sait
que, de tous les virus connus, le rachitique est
le seul qui porte une action directe sur les os
même, qui leur fait subir les changemens et les

variations les plus singulières, comme le vice
scrophuleux porte une action directe sur les
glandes lymphatiques.

Cependant il y a apparence que ces deux virus
unis se contrebalancent de manière que leurs
effets réciproques en sont modifiés et comme
combinés. En général, le développement des
accidens morbides n'est point aussi rapide que
dans certaines espèces de rachitis, ni aussi retardé
que dans quelques espèces de scrophules, les os
ne se courbent qu'à la longue; la difformité du
thorax n'a lieu que dans les progrès ultérieurs
du mal : d'une autre part, l'engorgement des
glandes lymphatiques extérieures semble n'être
que secondaire, c'est-à-dire, que celles du cou,
des aisselles, des aines, s'engorgent lentement
et bien du temps après l'obstruction de celles du
mésentère et de la poitrine; de sorte qu'on ne
vérifie jamais mieux qu'ici l'observation de Russel, qui dit que souvent les squirres des glandes
du cou annoncent un état semblable dans celles
de la poitrine et du mésentère. En un mot, tous
les résultats de la squirrosité des glandes mésaraïques ont lieu ; les hypérostoses se multiplient
sur les os du crâne, sur les têtes des os longs,
sur les os qui entrent dans la charpente thorachique; il survient même de véritables exostoses,
et lorsque la maladie fait des progrès funestes, il

n'est pas rare d'observer ce qu'a vu M. Faure, la destruction totale des grands os de la machine, tels que le fémur, le tibia, l'humérus, pour l'ordinaire, sans douleur et sans accidens proportionnés à la nature du désordre.

112. Pour caractériser la complication du rachitis avec les scrophules, il n'est pas nécessaire qu'il y ait de ces grands accidens qui annoncent le vice rachitique d'une manière tranchante et méconnoissable; il suffit, pour la lucidité du diagnostic, que les scrophules attaquent ceux qui, par la protubérance du front, par le gonflement des articulations, et par la grosseur de leur abdomen, font voir qu'ils ont quelque disposition rachitique. Un des signes qui indiquent le mieux cette disposition, vérifié par M. Strack, c'est lorsque, vers le seizième mois de sa naissance, l'enfant a le visage pâle, rond de bouffissure, et que la partie des joues, qui a coutume d'être colorée en rouge, est d'un jaune de citron, ou de soufre.

Ne semble-t-il pas, aux yeux des observateurs non prévenus, que la facilité avec laquelle le vice rachitique se complique avec le scrophuleux, et, pour mieux dire, que la fréquence de pareilles combinaisons doit annoncer une extrême affinité dans la nature des deux vices, et confirmer l'opinion que j'ai développée sur la nature du vice scrophuleux? Je ne dirai pas, après quelques

auteurs, que le rachitis n'est souvent qu'une
production des scrophules, et réciproquement;
mais je citerai, en preuve de cette opinon, l'observation de Cullen. Cet habile médecin paroît
être convaincu, autant qu'il peut rapporter la maladie des enfans à l'état des parens, que le rachitis provient plus ordinairement de quelque foiblesse, et très-souvent d'une habitude du corps
scrophuleuse dans la mère, tandis que les scrophules sont plus communément le partage des
enfans dont le père a été scrophuleux.

113. La lymphe des scrophuleux, déjà viciée
par ce virus, l'est encore d'une autre manière
par le virus syphilitique, et ces deux vices produisent des effets destructeurs, dégradent plus
promptement la constitution générale, altèrent
toutes les liqueurs blanches, et produisent enfin
des ravages aussi multipliés que fâcheux. Mais
les phénomènes dûs aux vices syphilitique et
scrophuleux réunis, diffèrent suivant que ces
causes d'infection sont héréditaires ou acquises.
Dans le premier cas, la peau est long-temps défigurée par des pustules, par des efflorescences,
par des lividités; et il est à observer que ces éruptions se font communément pendant la nuit, que
leur couleur prend plus d'intensité durant cet
intervalle de temps, et que l'état du malade,
attentivement comparé le jour et la nuit, offre

des différences remarquables. Les pustules s'accumulent sur le front et sur les ailes du nez ; il
en paroît autour des mamelons, des parties génitales ; la peau est sèche ou comme chagrinée,
parsemée par placards d'espèces de dartres fari-
neuses ; et sujette à se crevasser dans les plis formés par l'arrangement des muscles et la forme
des membres.

114. Si l'activité du virus syphilitique est pré-
pondérante, il arrive communément que les principaux efforts du mal se portent sur les os ; les
hypérostoses se multiplient, elles suppurent plus
ordinairement que celles qui sont simplement
syphilitiques, et l'espèce de carie qui y succède,
est toujours très-fâcheuse. En général, les os
longs sont fortement affectés, et c'est, pour l'ordinaire, dans leur milieu et dans leur intérieur.
Lorsqu'au contraire l'activité du virus scrophuleux prévaut, les glandes conglobées extérieures
s'engorgent rapidement, tandis que les glandes
lymphatiques intérieures sont respectées ; il est
même de fait que les glandes inguinales sont plus
sujettes à s'engorger et à suppurer ; du moins les
divers états par lesquels passent ces dernières
glandes, ont un cours beaucoup plus précipité
et plus remarquable.

115. Quand le vice syphilitique est contracté
par un tempérament scrophuleux, il produit des

tumeurs glanduleuses d'un genre différent. des vrais bubons, quoique placés au même endroit, et il en résulte des accidens d'une gravité à laquelle on n'auroit pas dû s'attendre, eu égard à la simplicité, à la bénignité apparente des symptômes primitif de la syphilis. Un signe qui n'en impose pas dans ces cas de complication, c'est que pour peu que les accidens syphilitiques diminuent par l'effet des remèdes appropriés, les symptômes scrophuleux prennent un accroissement considérable, et se renforcent ou se développent avec la plus forte célérité.

116. Ou les virus combinés portent sur les glandes de l'habitude du corps, et pour lors les tumeurs se succèdent avec assez de promptitude; un moment suffit presque pour qu'il s'en élève de très-volumineuses, même du milieu des parties molles, et pour lors elles sont accompagnées d'un frémissement égal à celui qui caractérise les anévrismes faux, mais qui n'est autre chose qu'une palpitation qui arrive aux parties molles dilatées avec violence, palpitation qui ne cesse que lorsqu'elles se sont accoutumées à cette dilatation; ces tumeurs suivent la marche de celles qui sont véritablement scrophuleuses, et le pus qui en provient, lorsque ces tumeurs vieillissent, devient ichoreux, âcre et d'une acidité corrosive.

Ou

Ou bien ces mêmes virus réunis attaquent les glandes lymphatiques, et même les conglomérées contenues dans la capacité abdominale, et pour lors les désordres qui surviennent, égalent l'intensité de la cause qui les produit. On a vu dans ces circonstances, à l'ouverture des cadavres, toutes les parties du bas-ventre confondues, pas la moindre trace d'épiploon, les glandes congloblées du mésentère détruites, décomposées et réunies au point de ne former qu'une seule masse informe, dont la consistance putrilagineuse étoit comme du suif, ou de la bouillie épaisse et gélatineuse; des épanchemens ichoreux, des grandes taches de la couleur de lie de vin, ou de blanc sale, etc.

117. On ne se dissimulera pas qu'on rencontre par-fois des cas qui ne sont point assez bien prononcés, pour que la complication des vices scrophuleux et syphilitique soit manifeste; sur-tout quand on sait qu'il y a des scrophules compliquées de syphilis, qu'il y en a qui ne le sont qu'en apparence, et dont le virus syphilitique dégénéré est la cause; enfin, qu'il y a des personnes attaquées de scrophules, qu'on ne sauroit prendre pour une syphilis héréditaire, et que d'autres peuvent être soupçonnées de l'une ou de l'autre, quelquefois de toutes deux. Pour éclaircir la difficulté, M. Petit propose de faire

I

attention au concours de diverses circonstances.
Ne peut-on pas croire, suivant lui, que celle là
est exempte de syphilis, qui attaque un petit
nombre d'habitans d'un lieu où le nom même de
la syphilis est ignoré ? Au contraire, ne doit-
on pas penser que celle-ci est syphilitique, qui
afflige un grand nombre d'habitans d'un pays
où la syphilis est très-commune, puisque si peu
de gens s'en font traiter, qu'elle y est héréditaire
à des degrés dégénérés, qui marqueroient, pour
ainsi dire, le nombre des aïeux, si quelqu'un
n'avoit augmenté l'héritage par de nouvelles
acquisitions ?

118. Si le vice scrophuleux prend jamais une
forme syphilitique décidée, c'est lorsque les accidens qu'il suscite sont bornés à la voûte palatine.
M. Jourdain, qui s'est principalement occupé
des maux qui attaquent la voûte du palais, observe que le vice scrophuleux, qui peut être aussi
la cause des maladies de cette partie, n'exerce
pas des ravages aussi considérables que les virus
scorbutique et syphilitique, sur la voûte palatine, et que, si celle-ci s'en ressent, ce n'est
guère que lorsque le squirre vient à suppuration :
alors l'ulcère qui en résulte, prend assez souvent
le caractère du cancer, et l'intensité d'action du
virus syphilitique ou scorbutique, suivant l'état
des liqueurs du sujet. En général, et c'est encore

une observation de M. Jourdain, dans le premier état du squirre palatin scrophuleux, la membrane du palais, son voile et la luette ne souffrent point d'altération dans leurs couleurs; quand le squirre s'amollit, si on l'ouvre, la matière qu'il fournit est ordinairement pâteuse; mais s'il vient à suppuration, il paroît tenir du cancer, et en prend assez souvent la marche et le caractère.

119. J'ai remarqué ailleurs (§. 14. 23.) que les scrophules ont deux périodes distinctes par l'altération relative des liqueurs; que dans l'une, il y a un épaississement humoral qui n'est point équivoque, et dans l'autre un état de dissolution plus ou moins complet. Dans le scorbut, on retrouve incontestablement ces deux états d'altération muqueuse des liqueurs et de fonte, ou de colliquation putride. Cette analogie, dans les effets de deux vices différens, forme un rapprochement qui dispose à la complication du scorbut et des scrophules. Peut-être même que celles-ci entées sur le virus scorbutique, constituent une diathèse particulière, d'où résultent plutôt des affections scrophuleuses, que des scrophules proprement dites, et qui est très-commune chez les scrophuleux qui habitent les grandes villes.

Dans l'union des deux vices dont il est ici

question, les glandes lymphatiques du cou s'engorgent, mais la couleur de la peau qui les recouvre est un peu altérée dans les principes ; les os préférablement attaqués sont les spongieux, notamment le calcaneum et l'os de la pomette ; l'indolence est extrème ; les malades sont tristes et fatigués le matin, même après un sommeil en apparence paisible et profond ; ce sommeil ne répare pas. En outre, les dents se gâtent par des caries superficielles, et pour l'ordinaire ce sont les incisives et même les canines ; les gencives sont tuméfiées ou boursoufflées, lâches ; la partie qui recouvre le collet de la dent est blanchâtre, détachée en quelques endroits, et fournit une sérosité sanguinolente ou fétide ; enfin, les lividités et les taches qui s'élèvent plutôt ou plus tard sur l'habitude du corps, décèlent mieux ou achèvent de confirmer le caractère compliqué de la maladie.

120. Dans ce cas, ainsi que dans les précédens (§. 111 et 112), l'antériorité ou la prédominance d'un virus est caractérisée par la priorité ou la dominance des symptômes distinctifs de la maladie ; et dans toutes les circonstances possibles, on se rappellera toujours que lorsqu'un enfant est de famille scrophuleuse, et vit dans un climat où la tendance générale est pour les scrophules, quelque protéiformes que soient les phé-

nomènes consécutifs, ils doivent être rapportés
au vice scrophuleux, comme cause directe ou
cause complicante, du moins c'est l'ordinaire.
Je remarquerai encore, pour mieux spécifier
ce qui appartient aux complications des vices
scorbutique et scrophuleux, qu'il n'est pas rare
d'observer des hémorragies par dissolution scorbutique, où les signes qui caractérisent la dissolution des liqueurs dans les enfans qui proviennent de pères scrophuleux, et qui ont été
soumis à l'influence des causes favorables aux
progrès du virus scorbutique.

121. L'acrimonie dartreuse peut encore se
trouver avec le vice scrophuleux, dont elle
augmente la virulence toutes les fois que cette
acrimonie est considérable, qu'une grande masse
d'humeurs en est infectée, et que la peau n'en
est pas le siége. Mais le vice dartreux peut-il,
en infectant la lymphe, irriter violemment les
glandes conglobées, froncer les tuyaux lymphatiques, qui s'y replient et s'y anastomosent, et
procurer ainsi une maladie scrophuleuse décidée (1)? Les assertions de M. Roussel ne lais-

______

(1) Il en est de même du levain galeux. M. Brieude
a observé que ce levain est un de ceux qui se dépose le
plus facilement sur les glandes. Quoique cette marche
lui soit commune avec le vice scrophuleux, il est néanmoins plus âcre et plus rongeant.

sent aucun doute là-dessus ; mais, comme je l'ai dit ailleurs, ces engorgemens glanduleux sont purement symptomatiques, c'est-à-dire, qu'ils ne dépendent pas de l'action du vice scrophu-leux. Lorsque ce vice est réuni à l'acrimonie dartreuse, et que celle-ci porte ses effets sur la peau, les scrophules proprement dites se développent avec peine, et elles paroissent rarement sous la forme qui rend leur diagnostic évident ; parce que l'irritation cutanée fait une heureuse diversion de l'action morbide dirigée dans les scrophules sur les glandes lymphatiques ; ce qui milite beaucoup en faveur de l'utilité des cautères, dans le traitement préservatif des accidens de cette maladie.

122. Je n'oublierai pas de remarquer ici que les éruptions dartreuses qui paroissent dans les scrophules, ne doivent pas toujours être mises sur le compte du virus scrophuleux, parce qu'il est d'observation que ces éruptions surviennent consécutivement après l'engorgement du foie, ou l'embarras non scrophuleux des glandes du mésentère. Ce qui distingue les éruptions dartro scrophuleuses, ce sont des boutons très-confluens, très-nombreux, qui paroissent, sans prurit, sur une peau remarquable par sa blancheur ; quelquefois ces boutons suintent une humeur visqueuse, qui forme des croûtes plus

ou moins épaisses ; et bien loin que les malades se plaignent de démangeaisons, ils témoignent au contraire une grande diminution dans la sensibilité de la partie. Souvent ces éruptions psoriques ne viennent qu'après une fièvre aiguë qui, suivant la remarque de M. Tissot, excitant le virus scrophuleux, et ne pouvant le dompter, fait que les plus petits vaisseaux en sont engoués, et que la peau se couvre d'une éruption dartreuse plus ou moins répandue.

123. Mais un des effets des vices dartreux et scrophuleux réunis, qu'il ne faut pas confondre avec ceux du virus scorbutique, et qui est très-propre à déceler leur action combinée, c'est de porter sur la mâchoire inférieure, et d'affecter avec force les dents et les gencives : M. de l'Allouette en a fait la remarque. Effectivement, dans cette espèce de complication, les gencives deviennent pâles et douloureuses, les dents sont mal affermies ; il se forme des aphtes sur les gencives, à la langue et au-dedans des joues ; il se déclare de plus une salivation presque continuelle ; enfin, les alvéoles fournissent une espèce d'humeur purulente, sur-tout lorsqu'on presse les gencives qui les recouvrent. Alors les dents sont déchaussées, particulièrement les incisives et les canines, et leur chute est assurée, si la maladie se déclare avant la première dentition, et que le

vice dartreux l'emporte sur les effets de la maladie scrophuleuse.

124. Il ne faut que réfléchir, même très-superficiellement, sur l'état de ceux qui sont affectés par le vice scrophuleux, pour trouver la raison de ce qu'a dit Bordeu, que dans les Pyrénées les scrophules forment la principale maladie, qui dérange et qui masque singulièrement toutes les autres, tant aiguës que chroniques. L'expérience est conforme à cet énoncé; et d'ailleurs, si l'on considère que les sujets scrophuleux sont habituellement dans un état cachectique, et que cette position étant très-peu favorable à l'établissement d'une maladie aiguë, il faut, lorsque celle-ci a lieu, que ces sujets ayent éprouvé l'action des causes les plus énergiques, on comprendra facilement pourquoi le vice scrophuleux préjudicie à la marche et aux événemens critiques des fièvres aiguës. J'ai vu que, dans ces cas, le début des maladies étoit orageux, que leur cours étoit long, que leurs crises étoient obscures et incertaines, et leurs terminaisons difficiles et incomplètes. Ceux dont les scrophules étaient avancées, éprouvoient, par l'action fébrile, une colliquation fâcheuse, qui concilioit à la maladie un degré de malignité funeste; et les malades, en échappant au tombeau, n'évitoient point les cruelles longueurs d'un

dépérissement scorbutique. Parmi ceux dont les scrophules n'avoient point fait des progrès dangereux, j'en ai trouvé dont la situation a été améliorée, et d'autres qui ont obtenu leur guérison d'une maladie aiguë : on peut en juger par cet exemple.

125. *Cl......* enfant de cinq ans, issu de parens sains, mais allaité par une nourrice scrophuleuse, reçut le germe qui se développa à la fin d'une dentition qui ne fut pénible que pour la pousse des dernières molaires. Les glandes lymphatiques du cou s'engorgèrent, et il se déclara une ophtalmie très-opiniâtre. Un Chirurgien fut consulté, et après l'inutile essai des délayans, de quelques fondans, des purgatifs et du lait d'ânesse, il appliqua deux vésicatoires aux bras, et ouvrit un cautère lors de leur dessication : Ces moyens diminuèrent le volume des tumeurs, et l'ophtalmie céda. L'enfant parvint à sa quatrième année, sans éprouver d'accidens notables, si l'on en excepte des engelures très-opiniâtres, dont il fut délivré par une suppuration de presque toute la cuisse gauche, qui vint après une brûlure faite avec de l'eau bouillante. Au milieu de sa cinquième année, l'enfant eut une vive frayeur, et quelques jours après il se déclara une fièvre aiguë pour laquelle je fus demandé. Nous étions au mois d'avril de l'année 1779.

Les glandes du cou étoient encore manifestement gorgées, de même que celle des aines et
des aisselles, quoique à un moindre degré; la
constitution étoit scrophuleuse, et les talons qui
pendant trois ans avoient été le siége des engelures d'une très-mauvaise espèce, étaient gon-
flés et durs. La fièvre était putride rémittente,
et dura vingt-neuf jours, pendant lesquels on
mit successivement en usage les délayans, les
tisanes émétisées, quelques purgatifs toniques,
les apozèmes composés avec les racines apéritives et les plantes anti-scorbutiques, un sirop
fébrifuge et apéritif fait avec le quinquina, la
germandrée, la garance, la bourrache et le cerfeuil, deux vésicatoires aux jambes et la diète
animale. Les glandes parurent d'abord se bour-
souffler après un paroxisme plus fort que les
antérieurs, mais elles s'affaissèrent ensuite avec
assez de rapidité. A cette époque, les redouble-
mens étoient orageux. Il survint une espèce de
salivation et une excrétion assez abondante de
mucus par les narines. Les urines déposèrent
copieusement, et devinrent fétides; enfin, des
sueurs universelles à la fin des reprises, et des
selles soutenues pendant la rémission, terminè-
rent la maladie et les scrophules. Depuis ce
temps, on n'a pas apperçu le moindre soupçon
de retour de l'affection scrophuleuse.

126. De toutes les maladies, celles qui ont une influence plus directe sur les scrophules, sont les fièvres putrides, et la variole ou la rougeole, et même la coqueluche suivant Butter. Si le mouvement fébrile est réglé, si le mal attaque ceux chez qui le vice scrophuleux est acquis, et n'a pas fait de grands progrès, dont les viscères sont en bon état, et dont les glandes et la lymphe sont encore les seules parties affectées, la maladie peut bien d'abord augmenter considérablement les symptômes des scrophules ; mais elle peut les terminer heureusement, ou les rendre plus guérissables ; en sorte qu'on diroit volontiers que la maladie qui a précédé, a disposé le sujet à recevoir plus utilement les remèdes, que si ce même sujet n'avoit pas eu préalablement cette maladie. Ainsi, M. Cullen a vu divers exemples de variole naturelle, survenue aux enfans affectés en même temps de scrophules, et il lui a paru que les symptômes en avoient été calmés. Le second volume des Mémoires de l'Académie de Toulouse contient des faits plus concluans, puisqu'ils roulent sur des tumeurs et des ulcères scrophuleux, radicalement guéris par la suppuration de la variole.

Par une raison contraire, une fièvre aiguë doit tourner en mal dans les cas opposés à ceux dont il vient d'être question, notamment lorsqu'il existe déjà un certain degré d'altération dans la masse des liquides. J'ai déjà fait remarquer que, lorsque le virus scrophuleux étoit excité par la fièvre et non dompté, il engouoit les plus petits vaisseaux d'où provenoient des éruptions dartreuses; il peut en résulter des métastases et des épigénèses plus ou moins funestes.

127. Si les détails et les notions sur le vice scrophuleux, que j'ai puisés dans l'expérience et la réflexion, et que j'ai exposés (depuis le §. 2 jusqu'au §. 124), sont exacts et suffisamment approfondis, on doit se faire une idée juste du vice scrophuleux, de ses effets et des signes qui le manifestent, soit qu'il porte ses impressions sur les glandes, les os, le tissu cellulaire, soit qu'il exerce une action dangereuse sur la lymphe, les sucs graisseux, le sang, la substance osseuse, soit enfin qu'il s'associe avec des virus étrangers, et qu'il influe plus ou moins immédiatement sur les maladies aiguës accidentelles. Je peux dire plus; on doit, dans les divers cas protéiformes, distinguer ce qui appartient essentiellement au vice scrophuleux, et ce qui doit être attribué à l'action de quelques causes qui ont quelquefois des effets analogues.

128. Quiconque est bien familiarisé avec les accidens occasionnés par le vice scrophuleux, sait,

à la vérité, qu'il n'est point d'affection que ce vice ne puisse bien produire ; mais il ne confondra point, avec les scrophules, l'engorgement catarrheux des glandes conglomérées, même l'engorgement symptomatique ou consécutif des glandes conglobées lymphatiques ; il différenciera, d'avec elles, les goîtres, les tumeurs lymphatiques par extravasation ou épanchement (1), les loupes, les congestions produites par l'exubérance de la matière de la nutrition (2), l'inflammation érysipélateuse des vaisseaux lymphatiques d'une partie, laquelle produit à la Barbade une maladie des glandes (3) très-redoutable ; enfin l'embarras des glandes du mésentère, soit qu'il provienne des causes qui forment ce qu'on appelle le carreau (4), soit qu'il dérive de l'abus

______

(1) Telles sont ces tumeurs lymphatiques, décrites par M. Plenck dans son ouvrage intitulé : *Novum systema tumorum*, etc. pag. 127.

(2) M. Lorry, qui a vu ces sortes de cas, en a fait le tableau dans son ouvrage posthume *De Morbor. convers.* pag. 226.

(3) M. Hendy l'a décrite dans son ouvrage *à treatise on the glandular disease of Barbadoes*, etc. M. Thion de la Chaume en a parlé dans sa traduction de *Lind.*, tom. 1, pag. 152, note 2; et les *Mémoires de la Société médicale d'émulation*, quatrième année, pag. 44, ont donné la traduction française du travail de M. Hendy sur la maladie glandulaire de Barbade.

(4) Voyez l'ouvrage que j'ai donné sur cette matière.

des purgatifs, observé par Sydenham, qui le nomme rejeton des scrophules (*strumæ soboles*), et recommande de le traiter par les fortifians et les toniques.

Je l'avouerai toutefois : quoiqu'il soit aisé, avec de l'expérience et beaucoup d'attention, de rapporter ces divers cas aux vraies causes qui les ont déterminés, il n'est pas toujours facile d'éviter l'erreur dans ces maladies, qui n'ont que l'apparence des scrophules, et qui sont occasionnées par une dégénération particulière des humeurs à la suite de la variole. Je ferai encore quelques réflexions sur ce cas, avant de passer à des discussions ultérieures.

129. En étudiant attentivement l'état morbide, on n'a pas manqué de s'appercevoir que l'altération de la lymphe qui ressemble le plus aux scrophules, est celle qu'on observe si fréquemment parmi les enfans à la suite de la variole (1), et qui se montre tantôt sous la forme d'engelures d'un mauvais caractère, en hiver sur-tout, tantôt sous celle de véritables scrophules aux glandes du cou et ailleurs. Les uns attribuent cette altération de la lymphe aux restes de la variole, lorsque la dépuration des humeurs n'a pas pu

---

(1) Quelques-uns prétendent que ce cas est plus commun à la suite de la variole inoculée.

se faire complètement, et qu'on n'a pas mis assez fréquemment en usage les purgatifs, les apéritifs, etc. les autres l'imputent au développement du vice scrophuleux qui, dans le temps de la dentition, n'ayant pu se faire jour, ou manquant d'activité pour se montrer, se manifeste dans cette circonstance.

Sans qu'il soit possible de trouver quelque connexion entre les scrophules et la variole(1), il est de notoriété que celle-ci est une cause puissante du développement de l'autre; j'en parlerai dans un autre endroit : mais lorsque les scrophules viennent immédiatement après la variole, c'est seulement dans les enfans qui ont d'ailleurs très-manifestement une disposition scrophuleuse : ainsi, l'on n'est pas fondé à avancer, comme l'a fait de Haen, que la variole inoculée est une cause formelle des véritables scrophules. Je disois, au contraire (§. 126.), que la variole est souvent très-favorable aux sujets scrophuleux, et c'est faute d'avoir fait attention aux effets de certaines varioles dans quelques individus, qu'on a mis trop légèrement sur le compte du

---

(1) La plupart des scrophuleux que j'ai vus avoient été reconnus tels après la variole, et si immédiatement, qu'on pouvoit juger de l'influence qu'avoit eue la maladie sur le développement des scrophules.

vice scrophuleux , ce qui devoit être attribué à un âcre variolique.

130. Une jeune demoiselle de seize ans, grande, menue, pas encore réglée, fut inoculée. La variole fut bénigne; elle se rétablit en peu de temps, si ce n'est autour de l'endroit de l'incision, où il se forma de petits ulcères incommodes, qui durèrent quelques semaines. Pendant ce temps, quoique la malade fût souvent purgée, une grande partie de la parotide droite s'enfla considérablement, aussi bien que les glandes lymphatiques qui sont distribuées autour de la jugulaire interne, et dessous la parotide. Mais ayant employé, après deux prises de muriate doux (calomel), un mélange de quinquina, de racine d'arum, et d'écorce de sassafras en substance, dans du vin de Porto , deux fois le jour, et extérieurement la vapeur du vinaigre chaud , les ulcères se séchèrent, les tumeurs glanduleuses se résolurent complètement , et la malade recouvra sa première santé (1).

Quelque temps après la guérison d'une variole naturelle , pendant le cours de laquelle la rentrée subite des pustules fit craindre pour la vie,

____

(1) Cette observation est du docteur Fordyce , et est insérée dans le premier volume des *Medical. observat. and inquiries* , etc. pag. 184.

mais

mais dont les accidens se calmèrent peu à peu, sans le secours des purgatifs, qui avoient été jugés indispensables, il survint, chez une demoiselle d'environ neuf ans, une carie (*spina ventosa*) au pied, qu'on croyoit d'abord être causée par le vice scrophuleux, mais qui n'étoit que l'effet d'une âcreté variolique : le cautère actuel opéra seul une guérison radicale. On jugea très-bien que la carie de l'os et les petits ulcères, par où sortoit une humeur sanieuse, étoient une suite de la variole, 1°. parce qu'il n'y avoit aucun indice de scrophules, aucune glande engorgée ; 2°. parce que la variole n'avoit pas paru être dépuratoire, et qu'on avoit négligé les évacuans réputés nécessaires (1).

131. De ces faits, il faut en conclure que dès qu'une maladie, ressemblante aux scrophules, se déclare plus ou moins de temps après qu'un enfant a été attaqué de la variole, on ne doit pas mettre trop légèrement les accidens qui la caractérisent au nombre de ceux qui sont occasionnés par le vice scrophuleux. Si la variole, quel qu'ait été son caractère, a mal suppuré ; s'il y a eu rétrocession des pustules, et qu'il ne s'en soit pas suivi un abcès ou des évacuations remarquables ;

____

(1) Cette observation est de M. Bocquis, et se trouve insérée dans le *Journal de Médecine*, tom. LX, pag. 551,

K

si, outre cela, l'enfant ne présente pas les signes de la constitution scrophuleusé, et que les scrophules ne soient point héréditaires ni dans sa famille, ni dans celle de sa nourrice, on sera pour lors fondé à prononcer que les engorgemens glanduleux, que les tumeurs articulaires, que les caries sont moins une production du vice scrophuleux, qu'une suite de la variole.

152. Lorsque la rougeole n'a pas parcouru tous ses temps, qu'elle n'a pas eu ses crises ordinaires, et que l'humeur morbifique, sans perdre son caractère, loin de se jeter sur les viscères, est demeurée confondue dans la masse du sang, cette humeur se dépose quelquefois sur les enveloppes des glandes; d'autres fois sur les membranes intermusculaires, tantôt sur les aponévroses, et tantôt, enfin, sur le périoste. De là, l'engorgement ou la tuméfaction des glandes, soit conglobées, soit conglomérées; des abcès, des ulcères, des hypérostoses, &c. qu'on peut prendre pour des effets du vice scrophuleux; tandis qu'ils ne dépendent réellement que du dépôt de l'âcre rubéolique. Les circonstances antécédentes éclairent le diagnostic; et l'on peut, à cet égard, se guider d'après ce que je viens de dire en parlant de la variole.

133. Dira-t-on, en appréciant sainement l'action des virus variolique et rubéolique sur les ma-

tières lymphatiques, qu'il s'agit ici d'une dégénération secondaire de la lymphe et d'une action
primitive, exercée sur un système déterminé des
solides? Ne suit-on pas, en ce qui concerne
la maladie scrophuleuse provenant de la variole, les effets d'un âcre particulier sur le corps
vivant; la dépuration imparfaite de la lymphe
infectée par cet âcre; une irritation sourde lais-
sée dans l'organe lymphatique, et, si on peut le
dire, l'explosion de cette irritation? Avec l'a-
tonie ou la tension des solides, produira-t-on
jamais une maladie telle que la variole, maladie
toute humorale, ainsi que tant d'autres; n'en
déplaise aux systématiques, toujours prêts à se
gendarmer contre les mots saburre, médecine
humorale, &c. ne se doutant même pas qu'en
proscrivant des êtres réels, pour mettre à leur
place des êtres supposés, ils remplissent d'épaisses
ténèbres un art qu'ils déshonorent encore par
leurs sottes censures.

134. Mais quelle est l'opinion qu'il convient
d'avoir sur ces maladies, qui, ayant leur siége
dans le système lymphatique d'une grande partie, tiennent à des causes que l'observation n'a
pas encore permis d'indiquer?

135. Parmi ces maladies, on peut nommer la
squirrosarque, désignée communément par la
périphrase, *endurcissement du tissu cellu-*

laire (1), et la maladie glandulaire de Barbade,
qui touche évidemment à l'engorgement éléphantiaque des extrémités pelviennes.

136. Dans la squirrosarque, affection morbide
propre aux enfans délaissés et éprouvant toute
l'inclémence d'un air âpre et froid, les sucs albumineux sont concrétés sous la peau, plus rarement dans le tissu cellulaire des parties internes,
et il en résulte des tuméfactions dures, et en quelque sorte squirreuses.

137. La maladie glandulaire de Barbade a cela
de particulier, que, se caractérisant par les symptômes qu'elle produit dans le systême lymphatique, il y a presque toujours une *corde* dure
ou tendue (et quelquefois l'une et l'autre) qui
s'étend sur le trajet des vaisseaux lymphatiques
et vers la glande ; la partie affectée se gonfle, et
prend une apparence luisante et œdémateuse,
sans cependant céder à l'impression du doigt, à
moins que la maladie ne soit récente ; car alors
l'effet de la pression est le même que dans l'ana-
sarque.

Ici, il y a inflammation érythématique, ou
érysipélateuse du corps glanduleux ; il y a davantage quelquefois, puisque la glande lymphatique reste engorgée et dure, et tombe même en

____

(1) *Fondemens de la Science méthodique des Maladies*, tom. 1, pag. 285.

suppuration. Cette maladie a donc les grands traits de l'affection scrophuleuse; et il n'y a peut-être de différence entre la maladie glandulaire de Barbade et l'affection scrophuleuse, que celle qui existe entre une maladie aiguë et une chronique. A la vérité, M. Hendy avance que cette maladie glandulaire ne peut être confondue avec les scrophules; mais les raisons qu'il en donne ne convainquent point, et l'on voit qu'il n'a pas suffisamment apprécié l'action immédiate des climats.

138. La squirrosarque a une éthiologie plus naturelle. Le refroidissement du corps, l'absorption de l'une des parties constituantes de l'air, et son action directe sur les sucs albumineux, qui abondent sous la peau des enfans nouveaux-nés, dans les nombreux réseaux lymphatiques et dans le tissu cellulaire voisin.

SECTION IV.

Des circonstances et des causes propres à développer le vice scrophuleux et à accélérer ses progrès.

139. Le vice scrophuleux étant probablement une matière virulente, d'un genre particulier, il peut se développer de ses propres forces; mais ces cas ne sont pas les plus communs, il est be-

K 3

soin, pour le plus grand nombre, d'un concours de circonstances; et, dans tous les cas, ces circonstances hâtent ou retardent les progrès de ce vice, après en avoir rallenti ou secondé le développement. Le sujet des scrophules ne seroit donc qu'imparfaitement traité, si je ne cherchois à approfondir quelles sont les circonstances les plus propres au développement du vice scrophuleux, et quelles sont les causes qui en favorisent les progrès : tel est l'objet de cette section.

ARTICLE PREMIER.

Des circonstances propres au développement du vice scrophuleux.

140. Le climat, la saison, l'âge, l'habitation, les dentitions, la puissance digestive, la puberté, la grossesse, quelques accidens particuliers, tels qu'une chute, un coup violent, une luxation, une fracture, une peur violente, une indigestion; certaines maladies, et principalement la variole, la rougeole, la syphilis; enfin, quelques médicamens, et en particulier le mercure, m'ont paru être les circonstances les plus favorables au développement du vice scrophuleux; c'est ce que je dois successivement établir dans les détails qu'il est important de donner sur l'éthiologie des scrophules.

141. Il en est sans doute des semences morbi-
fiques, comme des graines végétales ; elles ne
peuvent germer et reproduire que sous leur climat originel, ou sous celui de naturalisation. La
peste endémique dans le Levant, ne se répand en
Europe que par incursions contagieuses ; la variole originaire d'Afrique, la syphilis née en
Amérique, ont été transportées dans différentes
parties du globe, et malheureusement s'y sont
acclimatées; la lèpre et les pians sont bornés aux
Indes ; le trichome (plique polonaise) n'est familier qu'aux Polonois, et les scrophules ne règnent guère qu'en Europe, où chaque nation
est plus ou moins sujette à cette affreuse maladie,
dont le genre est toujours le même, mais dont
les phases, suivant la remarque de M. Lalouette,
ont entr'elles quelques différences relatives à la
variété des climats, à leurs températures, aux
lieux marécageux, à ceux qui habitent les bords
des étangs, des lacs, les bords de la mer, les col-
lines et les montagnes. Les alimens, l'éducation,
les habitudes, les passions et les combinaisons
qui résultent de la variété des tempéramens et
des maladies propres à chaque pays, apportent
les différences que l'on y observe. Mais quelles
que soient ces différences, le génie des scrophules
n'est point défiguré, il se présente toujours sous
la même forme, dans les mêmes endroits, et il

K 4

attaque indistinctement les parties intérieures
comme les externes, et ne ménage pas plus les
parties solides que les parties molles.

142. L'Europe est donc le théâtre ordinaire du
vice scrophuleux, et c'est presque dans cette seule
partie du monde que les scrophules étendent un
trop funeste empire. Elles y règnent en tout lieu
et dans tout pays, froid, chaud ou tempéré, et
elles y ont été connues de tout temps. Mais, quoique cette affection morbide soit si universelle,
cependant elle est plus bornée aux régions froides et humides, et se rencontre beaucoup moins
dans les pays secs et tempérés. Il conste, suivant
les observations du docteur Gregory, que les
scrophules sont plus communes en Angleterre
qu'en Italie et en Espagne, et qu'on les observe
plus fréquemment en Irlande qu'en Angleterre,
et plutôt dans la partie occidentale de l'île, que
dans la méridionale, ce qui peut n'être imputé
qu'à l'humidité plus grande de ces lieux; car,
autant que M. Gregory a pu le vérifier, les scrophules règnent plutôt dans les lieux humides de
l'Angleterre que dans les lieux secs. On voit, en
effet, par tout pays, que les endroits bas et humides, que les coteaux à l'abri du soleil levant,
que les vallées profondes, et sur-tout les bords
des rivières, sont les endroits où les scrophules
sont plus endémiques. Plusieurs auteurs ont fait

cette observation parmi nous ; j'ajouterai , pour montrer la conformité des faits , que Gmelin assure que ceux qui habitent les bords du fleuve Kirenga , hommes et femmes , même les troupeaux , sont très-sujets aux scrophules.

143. Par les observations faites dans diverses contrées européennes, et recueillies avec soin, on trouve une preuve, sinon de l'influence directe du climat, du moins d'une influence immédiate et relative. On sait que l'Espagne est principalement infectée du vice scrophuleux, et que dans cette contrée , ainsi qu'en Italie, les scrophules y sont souvent compliquées avec le virus syphilitique. Peut-être que l'hétérogène qui détermine le trichome (1) , complique également les scrophules chez les Polonois. En Angleterre, le vice scrophuleux s'y montre souvent sous la forme indomptable de la pulmonie tuberculeuse ; tandis qu'en Allemagne, sur-tout aux environs des grands fleuves, ce vice produit plus ordinairement l'étisie mésentérique, et se complique avec le rachitis. Il est connu qu'en Suisse, qu'en Savoie, le vice scrophuleux n'y produit quelquefois, pendant long-temps, que des goîtres de nature scrophuleuse, et qu'en Hollande, on

____

(1) Voyez mes *Fondèmens de la Science méthodique des Maladies*, tome III, page 48y.

trouve quelquefois, sur le même individu, la cachexie, le rachitis et les scrophules.

144. La France n'est pas moins infectée par le vice scrophuleux, qui se développe, avec plus ou moins de rapidité, dans les grandes villes, et presque généralement dans toute la partie haute et montagneuse. Les villages des Pyrénées et ceux des Alpes abondent en scrophuleux ; ils sont très-communs dans le Gévaudan ; on en trouve en grand nombre dans le Dauphiné, dans le Vivarais, en Auvergne, dans les Cévènes, partie montagneuse du Languedoc ; et si l'on ne peut pas dire que, dans les autres contrées, les scrophules y soient également répandues, on trouve néanmoins que le vice-scrophuleux se montre plus ou moins à découvert, quoiqu'il soit vrai de dire que, plus qu'on ne pense, ce vice se borne à former dans la plupart des villes et dans le pays plat et marécageux, ce que j'appellerois volontiers diathèse scrophuleuse ; c'est-à-dire, que plusieurs maladies chroniques y sont un mélange presque indomptable de scorbut et de scrophules.

145. Ainsi que l'ont très-bien remarqué Gregory et Cullen, les scrophules se manifestent d'abord, en général, à une saison particulière de l'année, et dans l'intervalle du solstice d'hiver à celui d'été, mais ordinairement long-temps

avant cette dernière période. On doit observer, en outre, que le cours de cette maladie suit ordinairement celui des saisons. Pendant que les tumeurs et les ulcérations qui lui sont particulières, paroissent d'abord au printemps, les ulcères sont fréquemment guéris dans le cours de l'été qui succède, et ils ne se rouvrent point jusqu'au printemps suivant, pour se conformer de nouveau dans leurs cours avec celui de la saison, comme auparavant. C'est ce que j'ai eu occasion de vérifier quelquefois, et d'une manière très-positive. Hufeland a embrassé cette opinion. Selon lui, l'influence du printemps est une des causes les plus actives du développement des scrophules. Le systême nerveux semble dans cette saison, être soumis à une irritation particulière. Il se fait en nous des mouvemens extraordinaires et quelquefois fébriles. Alors les principes cachés de diverses maladies se développent; c'est en particulier ce qui arrive à celui des scrophules dont les symptômes, chez ceux qui en étoient déjà atteints, prennent à cette époque un caractère plus fâcheux.

146. Il suit de ces observations, que l'hiver est la saison la plus propice au vice scrophuleux, soit que cette saison fournisse les causes éloignées des scrophules, soit qu'elle contrarie et irrite la maladie déjà existante. Par une raison ana-

logue, fondée d'ailleurs sur les faits, les temps brumeux, les constitutions froides et humides (§. 119), doivent être très-favorables et préjudicier fortement aux tumeurs et aux ulcères scrophuleux. Dans un autre endroit, je tirerai de ce résúmé d'une infinité de cas pratiques, des conséquences utiles pour le traitement préservatif des scrophules.

147. En consultant l'expérience, pour fixer l'époque de la vie la plus favorable au développement du vice scrophuleux, on voit que rarement l'existence de ce vice est bien constatée avant la deuxième année, et qu'il ne se manifeste presque jamais, pour la première fois, après l'âge de 18 à 20 ans. Ce n'est pas que les divers accidens, dûs à l'action du vice scrophuleux, ne sévissent avec plus ou moins de force, même au-delà de l'âge adulte. Mais, en suivant avec attention tous les phénomènes de la vie, dans la triste victime de ce mal affreux, il est facile de juger que, chez l'adulte, les effets du vice scrophuleux ne sont plus que les produits d'une cause opiniâtre et invétérée. Conséquemment les scrophules doivent être considérées comme une affection particulière à l'enfance.

148. Dès qu'on vient à rapprocher les observations les plus incontestables sur le vice scrophuleux, on ne peut s'empêcher de conclure

que les enfans seuls doivent en être les victimes. Les scrophules dépendent d'une constitution particulière du systême lymphatique;
les glandes conglobées, en sont préférablement
le siége; leur cause prochaine paroît exister
dans une espèce d'acrimonie acide ; elles attaquent principalement les sujets dont les *coctions* sont foibles, qui abondent en sucs peu
animalisés, et dont les fibres sont lâches et foibles; enfin, le vice scrophuleux constate primitivement sa présence sur les glandes du cou, et
imprime les traces de son influence sur les principales parties du visage, du moins c'est l'ordinaire. Des circonstances pareilles ne paroissent
rassemblées que sur les enfans. A cet âge seulement, le systême lymphatique est très-plein ;
les glandes conglobées ont une certaine activité; le volume de la graisse est plus considérable,
et la partie mucilagineuse de cette liqueur est
plus abondante que sa partie huileuse; l'acescence des humeurs est marquée, ou du moins
la disposition des sucs à l'acidité est très-grande;
les liquides sont mal élaborés, ou du moins ils
n'ont pas ce degré d'animalisation qui distingue
ceux des adultes; les solides sont mous, abreuvés d'humidité et peu forts; enfin, l'action dans
l'enfance est manifestement du côté des parties
supérieures, et les marques les plus sensibles

d'un excès de mobilité ne se font mieux remarquer que dans les yeux et sur les muscles de la face.

Ce qui confirme encore plus la vérité de ces différentes assertions, c'est que, quoique les enfans soient éminemment disposés aux scrophules par rapport à la foiblesse de l'action tonique, au relâchement des parties, à la surabondance des sucs muqueux et graisseux, enfin, à l'espèce de dégénération de leurs liqueurs, sur-tout des sucs croupissans dans les premières voies, on a remarqué que les enfans présentent d'autant plus de disposition aux scrophules, qu'ils sont plus gras et plus muqueux, plus enclins, à raison de ce, à la cachexie acide et à ses innombrables effets.

149. Quoique les scrophules soient une maladie de l'enfance, et qu'elles neparoissent guère que dans l'intervalle de l'âge qui l'a circonscrit, on les a vues se développer même après la naissance, dans l'âge consistant et pendant la vieillesse (1). M. Lalouette (2) cite une famille dans

---

(1) Les deux extrêmes de l'âge se ressemblent beaucoup; aussi les affections de ces deux âges sont souvent similaires, avec la différence qu'imprime à ces époques l'énergie vitale. Pour ce qui est des scrophules, M. Cruikshank pense que la première époque et le déclin de la vie sont aussi favorables aux scrophules. *Loc. citat.*, pag. 280.

(2) *Traité des Scrophules*, etc. tom. 1, pag. 280.

laquelle les scrophules paroissoient ne pas devoir être héréditaires, et dont tous les membres
en furent néanmoins infectés à des époques
très-différentes. Dans l'une, fille de 26 ans, d'un
bon tempérament et bien réglée, le mal se déclara, sans équivoque, par le gonflement des
glandes axillaires et jugulaires, qu'un traitement de vingt mois fit évanouir par résolution.
Une de ses sœurs, âgée de 16 ans, déjà nubile,
eut de pareilles tumeurs glanduleuses, qui cé-
dèrent de même aux remèdes, mais en beaucoup moins de temps. Une troisième sœur, enfin, âgée de 14 ans, eut, avec les pâles couleurs,
des tumeurs sous le menton, le long du cou et
sous les aisselles. Ces tumeurs opposèrent peu
de résistance aux remèdes ; les règles s'éta-
blirent, et elle guérit heureusement. Mais ce
qu'il y a de surprenant, c'est que le père, qui
avoit toujours été très-sain et bien portant, ap-
perçut à 66 ans des glandes à la nuque, sous le
menton, le long du cou des deux côtés, sous les
aisselles et sous les jarrets. Ces glandes acquirent
un si gros volume, sur-tout celles du cou, qu'il
en fut suffoqué pendant la nuit.

150. S'il n'y a aucun principe de contagion dans
cet exemple, on y trouve un portrait frappant
des divers degrés d'énergie dans l'action déve-
loppante du vice scrophuleux. Mais ces cas ne

sont rien moins que communs, et il reste encore pour constant que les scrophules se développent généralement dans l'enfance. On a même vérifié que, lorsque cette maladie se déclare dans un âge avancé, elle se montre rarement sous sa forme naturelle ; quelquefois elle dégénère en goutte, et nous avons vu des pères goutteux donner le jour à des enfans qui, de bonne heure, ont été attaqués de scrophules. Tout cela n'empêche pas que les maladies secondaires ne se forment à des époques très-éloignées des premiers effets du vice scrophuleux. On sait que la pulmonie (1) tuberculeuse, quoique annoncée pendant l'enfance par des signes communs à la constitution scrophuleuse, ne se développe communément que dans l'intervalle de 17 ans à 30 ; et que le développement des autres affections consécutives est relatif à l'activité du vice scrophuleux, à la réaction des organes, et au concours de plusieurs autres circonstances plus ou moins propices.

151. En général, comme les révolutions de l'âge influent sur les effets du vice scrophuleux, il est d'observation que pendant l'enfance ce sont les scrophules proprement dites, parce que les

____

(1) Voyez mon *Traité sur la Phthisie pulmonaire*, couronné en 1783 par la Société royale de Médecine de Paris, seconde édition.

glandes

glandes lymphatiques extérieures deviennent le
siége de la maladie. Cependant, quand le vice
scrophuleux, ce qui n'est pas rare, attaque les
glandes du mésentère, il produit *le carreau;*
maladie commune et propre au premier âge.
Dans l'adolescence, le poumon s'affecte de préférence, et la phthisie pulmonaire survient.
Dans l'âge viril, tous les efforts portent encore
sur le ventre ; les glandes mésentériques sont
de nouveau attaquées, mais les résultats diffèrent; et parmi les maladies qui en proviennent,
l'hydropisie est une des plus communes. Dans
un âge mûr, la peau devient le théâtre des ravages du vice scrophuleux ; aussi voit-on, à cette
époque, les affections cutanées plus ou moins
rebelles.

152. Si les hommes réunis en société ne s'é-
toient pas entassés dans de grandes villes où
mille causes destructives concourent à multiplier les maux et en dénaturer l'espèce, les scrophules ne seroient peut-être endémiques que dans
les pays montagneux, et cette maladie, trop
affligeante par elle-même, auroit peut-être
des effets plus bornés, et un caractère plus trai-
table. L'expérience a du moins confirmé, et
Dionis en a fait judicieusement la remarque,
que de cent enfans scrophuleux qui se présentent, les trois quarts sont paysans ; et suivant les

observations réitérées de Bordeu, les scrophules doivent être regardées comme appartenant plus particulièrement aux gens de la campagne, surtout aux montagnards.

153. En effet, dans les campagnes, sur les lieux élevés, et plus encore dans les pays montagneux, la température est extrêmement inégale, et la fraîcheur des nuits, l'humidité du matin et du soir, contraste singulièrement avec la chaleur et la sécheresse des jours. On croit que, dans de pareilles contrées, l'air atmosphérique se rapproche le plus de sa qualité élémentaire. Mais cet air est-il le plus propice à la santé ? On a répondu que sa faculté dissolvante est trop forte, que son acide (1) constitutif y est trop à nu, et que sa propriété trop excitante use le ton des organes et préjudicie à l'exercice de leurs fonctions. Il y a plus : la terre, dont les productions répondent aux qualités de l'air, fournit sans doute, dans ces lieux, des émanations qui

---

(1) Bordeu qui tenoit ce raisonnement avoit imaginé qu'il y a dans l'air un acide qui en fait partie constituante. Il l'avoit imaginé, puisqu'il ne connoissoit pas l'acide carbonique, qui entre dans l'air atmosphérique pour une aussi petite portion. Mais quand il auroit connu l'action et les résultats de l'oxigène, il n'auroit pas mieux assigné les effets de l'air des montagnes sur la lymphe et les sucs albumineux.

secondent en tout les effets de l'atmosphère ; les
richesses végétales qu'elle offre à ses rustiques
habitans, sont plus propres à la nourriture des
troupeaux qu'à la vie animale de ceux qui les
cultivent : aussi s'y nourrit-on de préférence ou
par nécessité de lait et de ses produits qui y
abondent nécessairement. L'eau qui sort de ses
entrailles, souvent altérée par des sels acido-ter-
reux ou d'autres substances minérales, et produite ou du moins entretenue par la fonte des
neiges, contient des principes qui perver-
tissent l'action digestive, laissent aux alimens le
pouvoir de subir la dégénération qui leur est
propre, peut-être même servent à faire dépasser
le terme de leur fermentation acescente et la
maintiennent, et ne parviennent enfin dans la
masse des humeurs que pour les vicier par un
épaisissement morbifique.

154. Et si l'on joint à toutes ces causes, déjà
trop puissantes, le vice dans la préparation des
alimens, la mauvaise qualité du pain, fait pour
l'ordinaire avec des farines qui ne lèvent point,
l'usage ou l'abus des bouillies, des châtaignes,
du fromage, la boisson du vin tourné, du cidre
aigri, de la piquette de vin vappide ; ou de
quelque liqueur particulière fermentée, mais
acide ; si l'on y réunit la vie trop dure, les travaux du corps précoces, l'insuffisance des vê-

temens, l'inclémence de l'air nocturne, l'insalubrité des habitations et la vie en commun dans
des cases humides ou des appartemens peu aérés,
on aura l'ensemble des causes qui agissent puissamment sur les paysans et les montagnards,
pour les disposer et les rendre sujets aux scrophules.

155. Dans les villes, dans les plaines et dans les
lieux humides et marécageux, où l'influence de
plusieurs circonstances opposées semble devoir
donner naissance à des maladies d'un genre différent, les scrophules s'y développent néanmoins, et paroissent y être d'autant plus communes, que les villes sont plus grandes. Il est
connu que le vice scrophuleux est plus fréquent
et se développe avec plus de rapidité dans les
grandes villes que par-tout ailleurs; mais aussi
il est d'observation que les scrophules forment
une maladie très-populaire; et que lorsqu'elle
se montre dans une autre classe de citoyens,
ce qui n'arrive pas souvent, elle n'y paroît pas
sous une forme aussi hideuse et sous un aspect
aussi effrayant.

156. Cela posé, qu'on visite le peuple, qu'on
étudie ses mœurs, qu'on le suive dans ses habitudes, dans ses pouvoirs, dans son régime, et dans
les effets de ces agens divers sur sa complexion,
sa santé et ses infirmités habituelles; sans doute

qu'on ne tardera pas à se convaincre que la constitution du peuple dans les grandes villes est,
en général, dépravée, mauvaise; que ses humeurs très-susceptibles de la désunion putride,
sont presque dans un état permanent de viscosité âcre (*mucor*), tandis que les solides paroissent avoir une certaine roideur qui alterne
assez rapidement avec le relâchement et l'atonie. Et comment ces fâcheux accidens ne se-
roient-ils pas propres aux enfans du peuple ?
Lui qui vit dans des lieux bas, humides, mal
sains, resserrés, dans des ateliers infects ou mal
tenus ; qui se nourrit nécessairement de mets
grossiers et de vil prix ; qui donne une préférence forcée aux viandes enfumées, au lard,
aux fruits aigres ou gâtés, au vin le plus mauvais ; lui qui habite toujours les quartiers les
plus bas, les plus mal bâtis, où se trouvent
les eaux de puits les plus séléniteuses et les
moins pures ; enfin lui que la misère décou-
rage , que le travail énerve , que les bons
alimens ne réparent pas, que l'ivrognerie avi-
lit, et qui, par une étrange communicabilité ,
est exposé chaque jour à ces affections contagieuses nées de la malpropreté, et fomentées ou
envenimées par une cacochymie générale.

157. Pour connoître toute l'action que le séjour des villes peut avoir sur le développement du

vice scrophuleux, il ne faut qu'observer avec soin le montagnard transporté dans le sein des cités. Soit l'air qu'il y respire, soit les alimens dont on l'y nourrit, soit enfin les nouvelles mœurs qu'il prend, ou l'ennui qui suit un train de vie inaccoutumé, tout contribue à l'altération de sa santé. Bientôt le vice scrophuleux se développe, il produit les désordres les plus affreux; et tel qui dans ses montagnes auroit vécu long-temps sans scrophules, est bientôt dans les villes la triste victime de ce mal affreux. Non seulement Bordeu a vu que les scrophules se déclarent quelquefois, en peu de temps, dans des montagnards devenus habitans des plaines ; mais encore cet observateur avoit souvent vérifié que les cadets des familles montagnardes , qu'on avoit envoyés faire leurs études dans les villes, étoient constamment, ou les seuls scrophuleux de la famille, ou du moins les plus gravement affectés par les scrophules.

158. On pensera peut-être que les circonstances dans lesquelles se trouvent les citadins et les montagnards, étant très-différentes, les effets du vice scrophuleux doivent sensiblement varier dans ces deux classes d'individus; c'est ce que l'observation a plusieurs fois démontré. Dans les villes, le vice scrophuleux, souvent compliqué avec le syphilitique, se porte,

rarement avec furie sur les glandes lymphatiques extérieures, et, semblable au miasme
variolique que la foiblesse des forces organiques ne peut pousser au-dehors, il se jette,
pour l'ordinaire, sur les glandes lymphatiques
internes, et produit les maladies secondaires qui
dépendent de leur engorgement. Aussi, dans le
sein des villes, voit-on régner l'étisie mésentérique, et tous ses produits; la pulmonie tuberculeuse, et ses affreux effets; les tumeurs blanches des articulations, la carie vertébrale, les
ulcères extérieurs opiniâtres; ce qui provient
autant de la constitution scorbutique des sujets,
que de la foiblesse radicale de constitution naturelle aux enfans des villes; foiblesse due à des
causes connues de tout observateur, et dont les
principales sont le mauvais air, les habitations
insalubres, la débauche, etc.

159. Dans les montagnes, au contraire, où le
vice scrophuleux est le plus souvent exempt de
complication, et où les habitans ont seulement
le système glanduleux très-susceptible d'empâtement, une lymphe un peu inerte, on trouve les
scrophules fortement prononcées, c'est-à-dire,
que les glandes lymphatiques extérieures sont,
pour l'ordinaire et pendant très-long-temps, les
seules affectées par le vice scrophuleux; aussi
les effets consécutifs d'un engorgement consi-

dérable de ces parties sont-ils très-apparens et portés au plus haut degré : c'est ce qui fait qu'on voit très-fréquemment, avec les scrophules, le goître, la tumeur des glandes salivaires, le gonflement pâteux du cou , et l'embarras de ses glandes sébacées.

160. Plus d'une fois on a été frappé de la connexion qu'il y a entre le mouvement du vice scrophuleux et les grands développemens de la machine, en particulier le travail de la dentition. Plusieurs enfans très-sains en apparence , et dans lesquels on n'avoit pas apperçu les traits caractéristiques de la constitution scrophuleuse, ont fortement présenté les signes précurseurs des scrophules après la première dentition , et cette maladie s'est développée complétement au sevrage , et au plus tard à l'époque de la seconde dentition.

Si l'on cherchait la solution de ce phénomène, et qu'on pût la trouver dans le rapport qui existe entre l'excitement des glandes conglobées, et les grands développemens de la machine, on résoudroit une objection qu'on doit se faire, lorsqu'on se décide à imputer la cause, soit réelle, soit accessoire des scrophules, à une surabondance d'humeurs acides, savoir : pourquoi les scrophules ne se développent point dans les enfans à la mamelle, à cet âge où le corps

exhale souvent l'acide tout pur, et où par conséquent cette maladie devroit faire les progrès
les plus rapides ?

161. On ne peut guère douter avec raison que
le vice scrophuleux ne se porte sur le système des
glandes conglobées, soit que ce vice, inhérent à
la lymphe, épaississe assez ce fluide, pour que
son cours soit enfin arrêté dans les rameaux ra-
diés des vaisseaux des glandes lymphatiques, et
dans les cellules intermédiaires, au moindre
surcroît d'un levain acide; soit que le vice scrophuleux soit renforcé dans son action par le suc
acescent que les vaisseaux lymphatiques de ces
glandes pompent, pour être mêlé à la lymphe
dont il modère l'animalisation (1), suivant les
conjectures de M. Vrignault.

162. En tenant l'une de ces assertions pour démontrée, il est de fait que les progrès du vice

---

(1) On a eu plusieurs idées sur l'usage des glandes
conglobées; celles de M. Vrignault tendent à établir
que le suc acescent dont il est question retarde l'animalisation de la lymphe, et la maintient dans un état
gélatineux, très-propice au développement des parties.
Jusqu'à quel point cette conjecture est-elle vraie ?
MM. Mascagny et Cruikshank pensent que les fonctions
des glandes sont de donner aux nouveaux sucs nourriciers un certain degré d'assimilation, etc. Cette opinion
n'est pas contredite par celle de M. Vrignault.

scrophuleux doivent être lents, inappréciables même, tant que les glandes conglobées sont dàns une espèce d'inertié, ou bien tant que leur action n'est point excitée par les grands mouvemens de l'économie animale. Or, dès qu'il est connu que l'activité des glandes conglobées n'est jamais plus fortement excitée qu'à l'époque des grands développemens de la machine, il suit que la présence du vice scrophuleux ne peut être constatée par des effets non équivoques, que lorsque des révolutions considérables, en changeant la manière d'être de l'individu, et sur-tout en réveillant l'action du système glanduleux, ou en frappant ensuite ce système d'affaiblissement, auront secondé et mis en jeu l'hétérogène particulier ou le levain accessoire qui doit aider au développement des scrophules, ou auront dissipé les obstacles qui s'opposoient à son développement.

163. C'est cette activité rehaussée des glandes conglobées, plus propre, au premier aspect, à prévenir la formation des scrophules, qu'à la favoriser; qui, par l'effet d'une action consécutive, détermine, dans le système des vaisseaux sanguins, une action plus forte dont peut-être un des résultats est d'augmenter la quantité de ce suc acescent versé dans le tissu cellulaire des glandes conglobées; c'est cette activité qui se-

conde l'absorption de ce suc, et augmente par
conséquent la quantité des humeurs acides qui
dénaturent la lymphe, et nuisent d'autant plus
à la combinaison de ses principes; c'est enfin à
cette même activité qu'est dû, soit le mouvement du vice scrophuleux, soit l'engorgement
des glandes qui, devenant le centre d'action,
deviennent aussi celui de la direction des humeurs, soit enfin l'atonie consécutive des glandes spécialement affectées par le vice scrophu-
-leux; atonie qui, précipitant l'engorgement des
glandes, rend raison de l'apparition comme subite, et de la multiplication rapide des tumeurs
scrophuleuses dans quelques enfans qui sortent
d'une dentition (1) plus ou moins pénible.
Aussi, frappés de l'action de cette circonstance,
quelques-uns ont dit que l'atonie des vaisseaux
sanguins, conjointement avec la diminution de
l'absorption, paroît être la cause occasionnelle
principale des obstructions scrophuleuses (2).

____

(1) Quelquefois, à la suite ou pendant des dentitions
pénibles, les glandes du cou se tuméfient par irritation; mais ces cas ne sont pas scrophuleux.

(2) M. Blizard, anatomiste anglais, pense que la quantité de la masse absorbante se règle sur les différens
degrés de plénitude du système sanguin; et, dans le
sens que je viens de l'expliquer dans le texte, on peut
dire que l'atonie des vaisseaux sanguins favorise la formation des scrophules.

164. A toutes les époques de la vie, où l'on est fondé à croire que les grands développemens du corps influent sur l'activité des glandes conglobées, les scrophules se développent d'une manière frappante. Le phénomène de la dentition fournit, de cette vérité, une preuve complète. Si cette époque paroît être celle qui agit le plus fortement en faveur du vice scrophuleux, c'est que, tant qu'elle dure, il y a surabondance et mouvement du suc osseux, comme il y a polyæmie et application difficile des sucs nourriciers. Or, combien cette double circonstance ne doit-elle pas aider au développement du vice scrophuleux, sur-tout lorsqu'une diarrhée salutaire n'entraîne pas au-dehors une partie de ces humeurs qui, par leur poids, sont un accablant fardeau pour les forces organiques ? On pourroit croire encore que la dentition influe, sous un autre rapport, sur la formation des scrophules, puisque le travail des dents concentre ou dirige, sur la mâchoire et le cou, les mouvemens de l'action vitale.

165. Ce que je viens de dire de la dentition est applicable, à beaucoup d'égards, à l'exercice des fonctions digestives, aux révolutions de la puberté, ainsi qu'à celles de la grossesse.

166. Et d'abord, quant aux effets de la puissance

digestive; si l'on s'étoit attaché à mieux connoître, ou du moins à bien apprécier la série des
lésions organiques qui, dans l'économie animale,
paroissent dériver les unes des autres, on n'auroit pas manqué de voir que l'exercice des fonctions digestives occasionne quelquefois le développement du vice scrophuleux. Je ne puis du
moins en douter moi-même, après avoir vu dans
des sujets disposés, les scrophules ne se déclarer
que lorsque, après le sevrage, l'action de la
puissance digestive sembloit dominer les autres
fonctions. Dira-t-on que, chez ces individus,
on devoit reconnoître une succession habituelle
de mauvaises digestions? Cela peut être; mais
j'ai long-temps traité un enfant issu d'un père
scrophuleux, qui n'avoit encore, à l'âge de trois
ans, que les signes les plus obscurs de la constitution scrophuleuse, et chez qui le vice scrophuleux se développa d'une manière très-rapide,
après une forte indigestion. Bordeu, en avouant
que les alimens pesans et lourds font faire aux
montagnards des digestions qui les rendent sujets aux scrophules, croyoit au contraire que la
difficulté qu'ils ont à digérer, suspend le développement du vice scrophuleux, ou pourroit,
en fixant les oscillations vers l'estomac, les
empêcher de se porter irrégulièrement vers le
système glanduleux. Mais pour qui connoît à fond

les différens effets d'une même cause qui agit à des époques et dans des circonstances différentes, ces observations n'ont rien de contradictoire, et elles cessent de devenir un problême.

167. Une époque marquée dans le cours de la vie humaine par le développement rapide des parties de la génération et des mamelles, par les changemens simultanées de la voix, et par un nouvel ordre introduit dans la série ou la correspondance des fonctions, doit être une époque consacrée aux plus grands mouvemens dans l'économie animale. Cela est si vrai, qu'il est de notoriété, que souvent la puberté est une crise orageuse de l'enfance. Mais comme on n'a que trop souvent expérimenté que les mouvemens organiques changent ou développent des maladies, on a vu que le vice scrophuleux long-temps assoupi s'étoit manifesté pendant la puberté (1) par des signes non équivoques. Tous les observateurs s'en sont apperçus. M. Charmeil a dit que le vice scrophuleux, qui est rarement combattu dans le bas âge, fait souvent des progrès vers

----

(1) La puberté, comme la dentition (Voyez la note à la page 171), donne quelquefois lieu à quelques engorgemens glanduleux par irritation. Mais ces glandes ne sont pas scrophuleuses; et M. Daignan n'a pas distingué ce cas, lorsqu'il a mis, avec trop d'extension, les scrophules parmi les maux qui dérivent de la puberté.

celui de puberté ; et M. Faure, qui n'a point méconnu qu'à cet âge les scrophules disparoissent quelquefois, ou tout au moins qu'elles diminuent insensiblement, n'a pas manqué d'ajouter qu'on voit aussi, à cette même époque, les tumeurs scrophuleuses changer de caractère et devenir squirres, tant dans les parties internes que dans les externes.

168. Les raisons que j'ai présentées dans le §. 163 pourroient servir ici pour établir que la cause majeure du développement du vice scrophuleux à l'époque de la puberté, est le surcroît d'activité que les mouvemens organiques de cette époque communiquent au systême des glandes conglobées ; lorsque ces mouvemens n'ont pas toute l'étendue d'action qu'ils pourroient avoir, ou lorsque ces mouvemens, pour avoir été trop actifs, amènent une atonie, avec laquelle les scrophules font ordinairement tant de progrés. Ce qui semble prouver ce qui vient d'être avancé, c'est que, d'ordinaire, le vice scrophuleux se développe plus souvent chez les filles que chez les garçons parvenus à l'âge de puberté ; et ce phénomène tient aux différences visibles que les tempéramens présentent lorsque les deux sexes se développent et se perfectionnent.

169. M. Vrignault a expliqué ces événemens d'après l'opinion qu'il a adoptée. Ce médecin voit

dans le résultat général de la puberté, chez l'homme, tout ce qui est propre à fortifier la constitution et à diminuer l'action du système lymphatique. Tandis que, chez les filles nubiles, il trouve que le tempérament retient beaucoup de la constitution primitive du premier âge; que l'action particulière des glandes conglobées, excitée par le développement des mamelles, ne l'est néanmoins qu'au point de favoriser l'absorption du suc acescent que les vaisseaux lymphatiques de ces glandes pompent, et de conserver la lymphe dans un état moyen de consistance et d'animalisation. (§. 161.)

Quand ces raisonnemens ne seroient qu'imaginaires, il n'en resteroit pas moins comme certain qu'après la puberté l'homme est plus fort que la femme ; que le tempérament de celle-ci approche plus du lymphatique que le tempérament du jeune homme. Que, dans celui-ci, la chaleur est plus grande, les mouvemens plus forts, l'énergie plus marquée; que dans la femme il y a plus de relâchement, plus d'humidité : conséquemment que chez cette dernière, on trouve à un plus haut degré la réunion des circonstances qui, poussées trop loin, sont ce qu'il y a de plus favorable au développement des scrophules.

170. M. Petit (1) a vu des femmes qui avoient

____

(1) *Maladies des Os*, tom. 11, pag. 305.

été

été guéries de plusieurs glandes scrophuleuses
dans leur jeunesse, et qui, dans leur première
grossesse ou peu de temps après, étoient retom-
bées dans cette maladie, soit, dit-il, qu'elles
eussent acquis quelques virus de leurs maris,
ou que le lait aigri dans la masse du sang eût
coagulé la lymphe, ou enfin que ce nouvel état
eût développé l'ancien vice scrophuleux que le
traitement n'avoit qu'affoibli. Suivant Bordeu,
les femmes scrophuleuses, lorsqu'elles deviennent nourrices, sont souvent sujettes à des engorgemens considérables dans le genre glanduleux. M. Alph. le Roi a vu une femme grosse
qui avoit été scrophuleuse dans sa jeunesse; les
accidens s'étoient dissipés à la puberté. Elle devint grosse, ne fit aucun remède, nourrit son
enfant, et à peine l'eut-elle sévré, que l'ancien
virus se développa chez elle et lui occasionna la
perte d'un œil. Elle devint grosse une seconde
fois; on lui donna le conseil de nourrir encore pour
dissiper un prétendu lait répandu, et elle eût
le malheur de devenir aveugle. Il est donc constaté que la grossesse, et ses suites, peuvent favoriser la formation des scrophules; et ce phénomène, bien apprécié, doit rentrer dans la classe
des faits qui prouvent que les grands changemens survenus dans l'économie animale, et que
les causes qui influent puissamment sur l'action

M

des glandes conglobées, et sur la nature de la
lymphe, sont très-propres, en développant le vice
scrophuleux, à faire naître les maux qui en
dépendent.

171. Il est probable que les sucs les moins animalisés sont nécessaires et les plus favorables au
développement de l'embryon, parce qu'il faut
que les solides soient toujours assez lâches pour
se prêter à leur extension. C'est à cet effet que,
peu après l'imprégnation, il survient une-inten-
sité progressive d'action dans les mamelles, et
qu'elle se communique à tout le système des
glandes conglobées. La surabondance du suc lai-
teux et acescent qui s'ensuit, retarde d'autant
plus l'animalisation de la lymphe, que dès-lors
les agens de la digestion languissent habituellement ; de-là, ces nausées, ces goûts bizarres,
cette cacochylie acide, qui, poussée jusqu'à un
certain point, fatigue les femmes nouvellement
enceintes ; de-là, le ramollissement, le gonflement des cartilages ; de-là, quelquefois la difficulté de la formation du cal dans un os cassé
pendant la grossesse ; de-là, enfin, la plupart
des conditions qui renforcent la nature du vice
qui produit les scrophules.

On peut demander, d'après cela, si le lait
d'une femme grosse ne mérite pas d'être placé
parmi les causes qui secondent le développement

du vice scrophuleux. Les auteurs ont assez généralement accusé cet aliment de produire les
scrophules; et quoique des faits bien avérés puissent porter à disculper, dans plusieurs cas, le
lait (1) d'une femme enceinte, on sent trop bien
que, puisse la grossesse donne aux humeurs de
la femme un degré d'acescence plus ou moins
considérable, il faut qu'un lait pareil soit d'une
qualité propre à faire germer, dans le corps qui
s'en nourrit, le principe virulent qui doit donner naissance aux scrophules.

172. De tous les cas imprévus, dont le développement du vice scrophuleux peut être la suite,
les fractures sont ce qu'il y a de plus capable à
le favoriser, en tant qu'elles déterminent un
mouvement dans la matière osseuse, sans compter la révolution qu'excitent dans l'individu les
douloureux résultats de ces fractures. Ce n'est
pas tout, les observateurs sont remplis de faits
par lesquels il conste que les scrophules ont paru,
dans des sujets qui en étoient menacés, après
une chute, un coup violent, une luxation, une
peur, une indigestion; ces accidens agissent,
sans doute, en déterminant une commotion, la
stagnation des sucs, enfin en introduisant un

____

(1) Voyez mon *Traité des Convulsions dans l'enfance*,
seconde édition, pag. 84.

nouvel ordre, à la faveur duquel le vice scrophuleux agit et se développe.

Dans les cas de fracture, de luxation, il arrive
assez souvent que le vice scrophuleux, bien loin
de se manifester par l'engorgement des glandes
conglobées, ne s'annonce que par les ravages
qu'il produit sur les parties offensées. Dans ces
circonstances on est fondé à le soupçonner,
toutes les fois que les accidens simples, bien traités, présentent une anomalie remarquable, sans
que cette anomalie puisse raisonnablement être
imputée à aucun autre vice connu. On sait que,
dans tous les cas douteux, on ne peut être mis
sur la voie que par le rapprochement exact d'une
infinité de circonstances, et qu'ordinairement
il faut remonter aux infirmités endémiques dans
les familles, et ne pas oublier que, dans les corps
vivans, quoiqu'on ne trouve pas de connexion
apparente entre les causes et les effets, les résultats les plus étranges peuvent être expliqués à
l'aide des lumières que fournissent les sources
qui viennent d'être indiquées.

173. Ainsi le vice scrophuleux assoupi, faute
de ce degré d'activité, qui contribue à son développement, se manifeste à l'occasion des maux
qui n'ont, avec les scrophules, qu'une analogie
imparfaite, et, pour ainsi dire, nulle. Les maladies, dont le rapport avec les scrophules est

beaucoup plus étroit, doivent donc développer le vice scrophuleux avec beaucoup de force ; aussi le virus syphilitique, le vice cancéreux ont, plus que d'autres affections, la faculté de faire manifester le vice scrophuleux, parce qu'ils ont l'un et l'autre, sur le système glanduleux, une action très-immédiate.

174. La maladie syphilitique, suivant Jean Hunter, devient souvent la cause immédiate d'autres maladies, en réveillant la tendance vers l'action. Cela ne vient pas de ce qu'elle est syphilitique, mais de ce qu'elle a détruit les actions naturelles ; en sorte qu'au moment où l'action et la disposition syphilitiques sont terminées, l'autre se déclare ; et dans plusieurs cas, on a vu cette tendance si forte, qu'elle se déclaroit avant que l'affection syphilitique fût entièrement subjuguée : car, en continuant les remèdes mercuriels, les symptômes sont devenus plus graves, au lieu qu'en attaquant la nouvelle disposition, et en la rendant moins active que l'affection syphilitique, celle-ci a repris le dessus ; ces effets ont même eu lieu plusieurs fois alternativement. Il n'y a que la combinaison méthodique des deux traitemens, si la chose est possible, qui mette obstacle à ces développemens respectifs. Dans les cas contraires, quoique la maladie syphilitique ait été parfaitement guérie, celle à laquelle

on étoit disposé peut se développer avec la plus grande activité, quand même on parviendroit à corriger la disposition particulière que tel organe a reçue de la maladie syphilitique. En outre, comme plusieurs des infirmités qui proviennent de cette cause, paroissent propres à ces causes, et semblent être une production de la constitution de la maladie et de la méthode curative, il est sans doute, difficile d'indiquer de quelle nature sera la maladie; cependant, en général, elle tiendra de la constitution une tendance particulière; et si l'on est au fait de la tendance générale de la constitution, on peut la considérer comme la cause la plus forte dont le caractère de la maladie tiendra plus que de toutes les autres. En Angleterre, ces infirmités ont le plus souvent une tendance scrophuleuse, la maladie participant plus de cette tendance, que d'aucune autre.

175. Les bubons fournissent un exemple remarquable de ce qui précède. Il est des cas, d'après Hunter, où la maladie syphilitique n'a fait qu'irriter la glande comme un froid ou un accès de fièvre, et produit une scrophule à laquelle elle étoit déjà prédisposée. En pareille circonstance, la tuméfaction vient presque toujours doucement, ne cause que peu de douleur, et paroît hâtée dans ses progrès par le mercure

administré dans l'intention de détruire la disposition syphilitique. Quelques-uns de ces bubons
passent en suppuration, dans le temps qu'on
s'applique à les résoudre, et d'autres, qui probablement avoient antérieurement une teinte
syphilitique, deviennent si indolens, que le
mercure ne produit pas d'effet sur eux, et qu'à
la fin ils se dissipént, soit spontanément, soit
au moyen d'autres secours : ce qui apparemment a induit quelques médecins à croire que
les bubons ne sont jamais syphilitiques. En général, la nature scrophuleuse de la maladie est
rendue sensible, par le développement et les
progrès qu'elle fait par l'usage des moyens
qui détruisent l'affection syphilitique. J'aurai
occasion de revenir encore sur cette matière.

176. D'après ce que je viens de rapporter sur la
manière dont le vice syphilitique développe le
vice scrophuleux, on concevra facilement que
le même effet peut être également produit par
beaucoup d'autres maladies. La variole jouit,
à cet égard, d'une grande faculté. Bordeu a reconnu, aux dépôts de lait, une vertu particulière pour développer le vice scrophuleux. On a
vu la rentrée de la matière des croûtes laiteuses
favoriser la sortie des véritables scrophules, et
le même événement avoir lieu après une cour-

M 4

bature, après un accès de fièvre (1). Dans ces cas divers, la cause occasionnelle n'a agi qu'en irritant la glande, et en favorisant par là le développement du vice scrophuleux : circonstance remarquable, et qui sert de réponse à ceux qui, dans les cas particuliers, doutent de l'action des causes communes des maladies.

177. M. Strack a observé, en parlant du levain de la fièvre intermittente, que, dans plusieurs cas, l'inefficacité du quinquina ne provenoit que de ce que le levain fébrile, tapi dans quelque partie, ne recevoit point l'action spécifique du remède; et que, pour mettre en contact le venin et le fébrifuge, par conséquent pour obtenir un effet curatif du même moyen, il falloit insister sur quelques apéritifs, dont l'effet est alors de faire sortir, pour ainsi dire, le levain de sa tanière. Cette réflexion lumineuse indique que les causes de maladie peuvent rester long-temps sans se développer dans les corps qui les recèlent; mais que, si l'on vient à administrer, par quelque vue que ce puisse être, des remèdes propres à résoudre les matières qui, enveloppant le levain, le rendoient comme nul ou

____

(1) Beaucoup de fièvres dans les enfans finissent par les engorgemens des glandes, qui se résolvent; mais ces cas sónt différens des scrophules.

même inaccessible, pour lors le levain se développe, il produit les effets qui lui sont propres,
et il peut être avantageusement combattu par
les secours faits pour le détruire.

178. C'est ainsi qu'on a vu le vice scrophuleux,
caché dans des sujets qui en présentoient à peine
les indices généraux les plus équivoques, se développer par l'action des secours qui excitent
puissamment le système absorbant. Le mercure
est mis à la tête de ces secours, et c'est aussi, de
tous les remèdes, peut-être celui qui développe
le plus fortement le vice scrophuleux, sur-tout
quand il agit sur la constitution (1). M. Lombard (2) en a sagement fait la remarque. «Si les
maîtres de l'art, dit-il, avoient eu égard au chapitre des observations, et qu'ils eussent pris la
peine de ne se décider qu'après de justes com-
paraisons, ils auroient vu que, si des scrophules
rebelles à quantité de remèdes proposés par la

___

(1) Quand le mercure agit sur la constitution, il produit une irritabilité universelle, et il rend la constitution susceptible de toute espèce d'impression; c'est ce
que M. Hunter a remarqué avec la plus grande sagacité.
Il est bon néanmoins d'observer qu'il ne faut attribuer
au mercure que les accidens qui dépendent d'une disposition particulière.

(2) *De l'utilité des évacuans dans la cure des tumeurs,*
pag. 109 et 110.

chirurgie et l'empirisme, avoient été radicalement guéries par l'usage des préparations mercurielles et du mercure en frictions, il y en avoit d'autres, et c'est le plus grand nombre, où ce minéral employé sous toutes espèces de formes, les irrite et favorise leur développement ». M. Vigaroux (1) a prouvé le même objet par des observations concluantes. Ce praticien a vu plusieurs malades attaqués de la syphilis, chez lesquels le mercure administré avec la plus grande attention, même après des préparations aussi longues que bien dirigées, a fait développer le vice scrophuleux caché jusques là, et même avec la rapidité la plus incroyable et les résultats les plus fâcheux. Dans ces circonstances, si le mercure est donné à trop grandes doses, il fixe le vice scrophuleux, et porte de préférence, par une disposition particulière, aux glandes conglobées du mésentère, aux conglomérées du pancréas, dont la sécrétion est une espèce de salive secondaire, plutôt qu'aux glandes de la bouche et de la gorge.

____

(1) *Observations sur la vérole*, pag. 32 et suiv.

ARTICLE II.

Des Causes auxquelles sont dûs les progrès du vice scrophuleux.

179. Je viens d'exposer les circonstances les plus générales du développement du vice scrophuleux. Si ces circonstances ont lieu pour des sujets attaqués de scrophules, sans doute elles doivent en hâter le cours; mais, pour l'ordinaire, les progrès de ce vice, comme en partie les raisons de son développement, sont dûs aux erreurs commises dans l'usage des choses qui sont l'objet de l'hygiène, et que, par un abus dans les dénominations, on a appelées non-naturelles. Il me reste à indiquer, suivant le titre de cet article, quelle est l'influence de ces nouvelles causes sur la production, le développement et les progrès des scrophules.

180. Malgré les efforts de quelques modernes, pour détruire l'influence de l'air sur la production des maladies, il me paroît très-raisonnable de penser que ce milieu dans lequel nous vivons agit fortement sur l'économie animale, et qu'il règle, jusqu'à un certain point, les mouvemens organiques qui constituent la santé ou la maladie; et je ne saurois douter que le vice scrophuleux ne soit plus ou moins favorisé par les

qualités relatives de l'air. Un pays humide, où
la température de l'air varie continuellement,
est propice aux scrophules. Selon M. Sims, et
suivant nos observations et celles des meilleurs
praticiens, le progrès de cette maladie est remarquable lorsque l'air est humide et chaud,
parce qu'une telle température favorise les
stases de la lymphe, et seconde ou hâte sa dégénération. On sait que l'humidité jointe à la
chaleur est le plus puissant promoteur de la
désunion putride; on sait que lorsque l'air est
humide et chaud, tous les virus développent
une énergie singulière; et si l'on s'imaginoit
que l'action du vice scrophuleux dût être ré-
primée par un état de l'air qui contraste singulièrement avec la discrasie scrophuleuse, on
n'auroit qu'à se rappeler qu'indépendamment de
la complication du vice scrophuleux et du vice
scorbutique, dont un air humide et chaud doit
exalter la double activité, il est connu que le crou-
pissement des liquides, que la langueur des excrétions, que le relâchement de la fibre, qui sont des
effets de l'état de l'air dont il est ici question,
sont plus que propres à influer pernicieusement
sur les sujets scrophuleux, chez la plupart desquels on a souvent de fortes raisons de soupçonner l'épaississement de la partie albumineuse du
sang, et la dissolution de sa partie gélatineuse.

C'est du moins chez les citadins, que de pareils effets sont remarquables : aussi les progrès des phénomènes scrophuleux, dont ils sont la victime, sont-ils très-marqués, lorsqu'une chaleur humide soutenue provoque puissamment et l'atonie de leurs solides, et l'altération de leurs liquides.

181. L'air humide et froid paroît trop analogue à l'état des solides et des fluides dans les scrophules, pour ne pas lui attribuer encore la vertu d'accroître les effets du vice qui les produit. Le froid épaissit les fluides et en retarde infiniment le cours ; l'humidité relâche les fibres et diminue cette force tonique qui les fait réagir sur les sucs dont elles dirigent les répartitions. Si tout le corps est alors en souffrance, on présume que les principales altérations seront pour la lymphe et les vaisseaux qui la distribuent. La lenteur du mouvement de cette liqueur, le peu de ressort des vaisseaux qui la charrient, et plus que tout, les résistances qu'opposent au cours de la lymphe les diverses anfractuosités des glandes conglobées, en donnent des raisons suffisantes, et l'observation en démontre encore mieux la vérité. Pendant les temps froids et humides, le vice scrophuleux se propage davantage, l'engorgement des glandes se multiplie, et c'est principalement sur les scrophuleux qui

habitent des endroits marécageux, des vallées
nébuleuses, des coteaux presque toujours om-
bragés, que ces sortes de phénomènes sont plus
constans et plus remarquables : de manière
qu'on peut dire que l'air humide et chaud est
plus nuisible aux citadins affectés de scrophules,
tandis que les montagnards sont plus incommodés de l'air froid et humide; et plus généralement encore que les peuplades qui renferment
des goîtreux, des cretins, des scrophuleux, sont
celles qui habitent ordinairement des lieux humides, marécageux et peu aérés (1).

182. Il est des constitutions de l'air sous l'influence desquelles les fièvres malignes se terminent par de vrais engorgemens des glandes conglobées, et par des tumeurs lymphatiques; et ces
constitutions favorisent fortement les progrès du
vice scrophuleux; on peut en dire autant des fièvres nerveuses lentes (2) (névroses pyrétiques :

---

(1) Alph. Le Roy, *Médecine maternelle*, pag. 56.

(2) On pourra s'étonner peut-être de ce qu'ayant
souvent employé, dans mes ouvrages, des termes nouveaux, je n'étende point ce néologisme jusqu'à me
servir, lorsque l'occasion s'en présente, des mots fièvre
ataxique, fièvre adynamique, fièvre adéno-méningée,
fièvre angio-ténique, etc. que tant de jeunes médc-
cins prononcent avec enthousiasme, et par une suite
d'une vénération en quelque sorte superstitieuse pour le

lorsque ces sortes de fièvres malignes sont plus sporadiques que de coutume, il est rare qu'on ne soit pas frappé de la rapidité avec laquelle certaines scrophules parcourent leurs périodes.

183. Mais on doit imputer avec autant de fonment les rapides progrès des scrophules au contraste insalubre des nuits fraîches et humides, avec les journées très-chaudes et sèches. Dans les montagnes, cette cause est souvent très-apparente ; les vallons jouissent, dans le jour, d'une température très-chaude, tant à raison de leur position que par rapport à la réflexion des montagnes ; mais lorsque le soleil n'est plus sur l'horizon, il s'élève, en très-grande abondance, des vapeurs qui répandent une humidité d'autant plus dangereuse, qu'elle supprime et arrête tout-à-coup des excrétions que la chaleur

---

professeur qui les a créés. De pareilles dénominations sont un des plus grands abus que l'on puisse faire relativement à la nomenclature, puisque non-seulement elles n'annoncent rien d'exact, mais encore donnent une idée fausse de la chose. Est-ce la superbe méthode de l'analyse qui a conduit à consacrer des dénominations semblables ? Ce ne seroit point la montrer sous ses beaux côtés. Il y a, en vérité, pour les choses et pour les hommes, de tels succès, qu'ils sont une preuve péremptoire, et de la dégradation des sciences, et de l'étrange corruption du temps qui l'a amenée.

du jour avoit sollicitées. Peut-être que les parties supérieures ressentent plus volontiers les effets de cette fraîcheur nuisible, par la raison qu'elles y sont habituellement exposées. En Espagne, où l'on a à craindre cette cause d'insalubrité, les scrophules y sont très-communes; et je tiens de quelqu'un qui a eu plusieurs occasions de le vérifier, que ceux qui ne sont pas soigneux de se garantir, pendant la nuit, d'une humidité dangereuse de l'air, voient l'engorgement de leurs glandes faire des progrès plus sensibles, et quelquefois leurs tumeurs venir douloureuses et suppurer, d'indolentes et de froides qu'elles étoient auparavant. Sans doute que la recrudescence ou l'apparition des symptômes scrophuleux, bornée ou plus commune dans le printemps, est due autant aux variations subites et successives de l'air, qui sont naturelles à cette saison., qu'à cette force expansive qu'on sait être répandue, à cette époque, dans toute la nature.

184. Cependant on n'a point encore assez considéré l'action propre du calorique et celle de la lumière sur les corps vivans. On ne doute point aujourd'hui que ces deux agens ne soient absorbés par nos corps; qu'ils ne se mêlent à leurs fluides, qu'ils ne s'incorporent dans leurs substances; qu'ils n'ayent enfin les facultés toniques

et

et excitantes. L'air mérite donc une considération majeure dans la doctrine médicale des
scrophules, puisqu'on trouve, dans la privation
ou dans l'introduction de ces agens, des explications supérieures à beaucoup d'autres auxquelles on attache sans peine sa croyance, et
des résultats conformes et aux phénomènes
principaux des scrophules, et à la manière dont
elles se guérissent : ce qui conduit au perfec-
tionnement de l'étiologie et de la thérapeutique
de cette affection morbide.

185. Autant que l'air, peut-être, la nature des
alimens et des boissons contribue aux progrès
du vice scrophuleux, en causant cette foiblesse
qui prive chaque organe du degré d'énergie
qu'il devroit avoir. Aussi a-t-on remarqué que
la foiblesse *des coctions* étoit la circonstance la
plus favorable au développement du vice scrophuleux. En effet, le sang et toutes les humeurs
secondaires sont formées par le chyle, et celui-
ci provient des alimens dont on a fait sa nourriture ; ce qui établit un rapport très-intime entre
la nature des liqueurs et celle des substances
alibiles. Si l'énergie de l'action digestive supplée
pour un temps, et tempère le vice des alimens,
tôt ou tard les sucs nourriciers qui en proviennent, portent dans les vaisseaux une liqueur
grossière dont l'animalisation est difficile, et

N

qui donne naissance à de fâcheuses affections, ou devient la cause du progrès de celles qui existent.

186. Et tel est le propre des substances dont la digestibilité ne répond point aux forces de l'esto-mac. Ces substances sont toutes celles qui contiennent un mucilage épais, enfermé dans un parenchyme plus ou moins coriace; et lorsqu'on voit qu'elles composent presqu'uniquement le régime de ces paysans; parmi lesquels les scrophules sont si communes, on ne peut se refuser à admettre que ce régime purement végétal (1), qu'une longue habitude de légumes secs, que l'usage soutenu du pain de seigle, de celui de maïs, des fèves, haricots, lentilles, orge, pois, pommes de terre, châtaignes, &c. produit enfin un chyle épais, que les tendres organes des enfans s'assimilent et perfectionnent avec peine, et qui, introduisant dans les liqueurs un vice d'épaississement, favorise ou augmente l'engorgement déjà formé dans les glandes.

187. Une consommation de laitage et de ses

______

(1) Le régime végétal, contre l'opinion commune, est très funeste au peuple et aux enfans, parce qu'outre les raisons alléguées dans le texte, ce régime est trop peu substantiel. M. Bacher l'a prouvé dans le 70.ᵉ vol. de l'ancien *Journal de Médecine*, pag. 410.

produits, telle qu'en font le plus grand nombre des
montagnards, est nécessairement liée avec l'aptitude scrophuleuse, puisqu'on voit que les scrophules sont aussi généralement communes parmi
ceux qui, dans les montagnes, mangent beaucoup
de fromage, de beurre, de lait, qu'elles le sont
parmi ceux qui, habitant des lieux moins élevés
se nourrissent principalement de farineux et de
légumes secs.

De part et d'autre, on trouve une habitude
d'alimens visqueux, froids, relâchans, propres
à empâter les viscères et à engouer les vaisseaux.
Mais ce qu'il y a de remarquable encore, c'est
que le chyle qui en provient est d'un caractère
très-acescent ; et si les forces organiques, si la
chaleur de l'atmosphère, si la sécheresse de l'air,
en un mot, si un concours de circonstances particulières ne détruisent pas les mauvaises qualités de ce chyle; au contraire, si ces qualités sont
favorisées et renforcées par le relâchement et la
foiblesse des fibres ; par la fraîcheur de la température et l'humidité du climat ; le développement et les progrès des scrophules sont inévitables.

188. Dans le vice du régime si contraire à la
santé des nécessiteux et des enfans du peuple, il
en est peu qui soient aussi propices au vice scrophuleux que l'usage des mauvais fruits, des fruits

verts, ou seulement à demi-mûrs. Le mucilage nourricier n'est dans ces alimens qu'une matière acide et âpre, dont les effets sur les solides et sur les liqueurs, sont assez connus. L'épaississement des uns et la corrugation des autres, en sont les résultats. Quelles dispositions pour le vice scrophuleux !

Ce vice qui trouve une matrice si propre pour son développement, ou un accessoire si favorable pour ses progrès, fermente, s'étend, infecte une plus grande quantité de sucs, atteint un plus grand nombre de glandes, s'assimile plusieurs autres humeurs, et pour lors il porte une impression profonde presque générale ; il affecte, pour ainsi dire, avec la même activité, la lymphe, la graisse, le mucus ; les effets consécutifs se multiplient, ils se prêtent mutuellement un secours d'autant plus formidable que, par la dépravation successive de toute la constitution, il est quelquefois difficile de différencier de la cause primitive, tous les désordres, soit consécutifs, soit secondaires.

189. Les mauvaises eaux agissent à l'instar des alimens, elles servent au développement du vice scrophuleux, ou favorisent ses progrès. D'expérience faite sur les eaux que fournissent les puits de la ville de Rheims, on n'a pu douter de leur influence sur les maladies goîtreuses et scrophu-

leuses, depuis que, par la substitution des eaux de la petite rivière de Vesle, le nombre des goîtreux et des scrophuleux, si grand parmi les habitans de cette ville, est diminué de moitié, et diminue tous les jours d'une manière même sensible (1).

190. Tous les observateurs ont pareillement accusé les eaux de neige et de glace, celle des sols imprégnés de sulfate et de carbonate calcaires, de produire directement les scrophules.

Mais quelles sont, dans ces diverses eaux, les qualités qui constituent essentiellement leur insalubrité? c'est ce qui n'est point encore bien connu. Cependant il y a toute apparence, et il semble permis d'avancer, d'après les travaux chimiques et l'examen des eaux potables, que la bonté de l'eau venant d'une certaine quantité d'air pur qui s'y trouve dans un état d'absorption, ou dans celui de combinaison, et de la plus petite quantité possible de sulfate de chaux, ou autre matière salino-terreuse, celle-là sera la plus mauvaise, qui sera privée d'air, ou pourvue d'un air altéré ou surabondant, et qui contiendra la plus grande quantité possible de substances salines ou de matières terreuses, assez intime-

____

(1) Voyez *Mémoires de la Société royale de Médecine de Paris*, tome II, pag. 280 de l'*Histoire*.

N 3

ment combinées avec un acide ou avec l'air. De pareilles eaux (1) agissent de plusieurs façons chez ceux qui en font habituellement usage : ou elles exercent leurs impressions malfaisantes dans le travail de la chylification, ou bien dans celui des sécrétions soit muqueuses, soit nutritives, soit terreuses et excrémentitielles.

191. Suivant M. Thouvenel, la chylification est primitivement lésée chez les personnes obligées

----

(1) L'analyse nous apprend que l'eau de pluie contient beaucoup d'air, un peu d'acide carbonique, du muriate et du nitrate calcaires.

L'eau de neige nouvellement fondue diffère de la précédente, en ce qu'elle contient une moindre quantité de muriate et de nitrate calcaires, et qu'elle est entièrement privée d'air.

L'eau de fontaine ne contient aucun corps étranger, lorsqu'elle coule sur un sable bien pur ; autrement elle est le plus souvent chargée de carbonate de chaux, de muriate de chaux, de soude ou de carbonate de soude.

L'eau de rivière, lorsqu'elle n'est pas salie par la terre qui s'y délaie dans les grandes crûes, contient les mêmes sels que l'eau de fontaine qui n'est pas pure, mais souvent en moindre quantité.

L'eau de puits tient en dissolution du sulfate de chaux et du nitrate de potasse, en même temps que les sels dont il a été parlé plus-haut. *Leçons élémentaires de Chimie*, etc. par P. A. Adet. Paris, an XIII. — 1804. Pag. 246.

de boire des eaux de neige, des eaux imprégnées
de sulfate ou de carbonate calcaires, et ce n'est
que par l'altération successive des fonctions,
qu'elles donnent lieu aux vices goîtreux, rachitique et scrophuleux. S'il est vrai qu'il doive
y avoir, dans les bonnes eaux potables, une certaine quantité d'air pur, ou fréquemment renou-
velé, légèrement combiné, capable d'augmenter leur qualité dissolvante, et de devenir, par
son dégagement et sa nouvelle union avec les
molécules muqueuses et huileuses du chyle, un
moyen de mixtion plus parfaite, un agent promoteur de leur fermentation digestive, et enfin
un principe constitutif de la matière sacharine
chyleuse, destinée à former la partie (1) rouge
du sang; les eaux où cet air manquera, ou sera
excédent et dépourvu des qualités requises, four-
niront un véhicule moins convenable pour les
alimens, l'extraction du chyle deviendra moins
complète, et sa combinaison moins homogène,
ou sa décomposition sera partielle, et enfin sa

---

(1) A l'époque où M. Thouvenel écrivoit sur la chimie ou sur les faits chimiques de cet ordre, on ne
connoissoit point encore le phénomène de la coloration
du sang. On sent néanmoins que les idées de ce chimiste ne sont pas tout-à-fait dépourvues de vérité,
puisque l'air et l'oxigénation du sang influent sur ces
grandes opérations.

N 4

tendance à l'acescence se portera au-delà du terme d'une bonne digestion.

192. Mais l'acide carbonique, principe constitutif de la terre calcaire, et l'acide sulfurique, un des élémens de la terre gypseuse, ne feront-ils aucun tort à l'économie animale, lorsqu'ils y seront en excès, à la faveur de l'usage des eaux imprégnées de carbonate calcaire (1), ou de sulfate de chaux (2)? Si l'acide phosphorique surabonde chez les scrophuleux, ne se combinera-t-il pas avec la chaux, et multipliant dans le corps la terre des os, dont la distribution est vicieuse, celle-ci n'influera-t-elle pas sur la formation du calcul et sur les maux du système osseux et articulaire? S'il en faut croire des conjectures fondées sur des faits qui se prêtent un mutuel appui, non-seulement les eaux insalubres agissent en viciant la digestion, mais encore elles influent pernicieusement sur le travail des sécrétions, et principalement des terreuses; sans compter que ces eaux, en raison de leurs parties salines sujettes à se décomposer, introduisent dans le corps une quantité d'acide étranger, dont les combinaisons dans l'économie animale, ne sont pas bien connues, mais dont les effets sur la produc-

____

(1) La craie.
(2) Le plâtre.

tion scrophuleuse sont indiqués par l'expérience.

193. Quoi qu'il en soit, nous devons compter encore au rang des causes défavorables à la constitution scrophuleuse, l'usage des boissons factices de mauvaise qualité, telles sont le vin nouveau, le vin tourné, la bière et le cidre. Le vin nouveau (et le peuple en boit-il d'autre!) nuit par la quantité d'acide tartareux qu'il renferme; le vin tourné préjudicie en introduisant dans les liqueurs un principe acide déjà développé; et puisqu'il est reconnu que le poiré est contraire aux personnes menacées de la pierre ou de graviers, que la bière engendre des humeurs visqueuses, et que le cidre qui est doux et piquant en même temps, peut causer des obstructions, on doit craindre que ces liqueurs soient funestes aux scrophuleux et à ceux qui sont menacés ou disposés aux scrophules.

194. Je n'ai pas besoin de disserter long-temps sur les effets du sommeil et du repos, et sur ceux de la veille et de l'exercice, pour démontrer quelle est la part que ces agens hygiéniques peuvent prendre au développement et aux progrès du vice scrophuleux. M. de Brieude a remarqué qu'en Auvergne, le métier de dentellière développe le vice scrophuleux, par rapport à la vie sédentaire et à la position courbée auxquelles ce métier astreint. Et pourquoi rapporterois-je

d'autres exemples ? il suffit de dire que le sommeil trop prolongé, et l'inaction soutenue étant
une source connue de la cachexie, du relâchement des solides, de la viscosité des sucs, et de
la foible animalisation des liqueurs ; ils doivent favoriser le progrès des scrophules, pour
ceux sur-tout qui vivent de farineux, et qui
passent rapidement d'une vie dure et très-exer-
cée à une vie molle et oisive. M. de Bordeu a
prouvé ce dernier objet par un exemple remarquable. Un pauvre pâtre des environs de Barèges,
se portoit à merveille, et paroissoit plus vigoureux et plus sain que ses frères, ses aînés, chez
lesquels cependant les scrophules commençoient
à paroître. Il couchoit sur la dure, ou tout au
plus sur le gazon, qu'il partageoit avec ses bre-
bis ; il n'avoit pour vivre que le peu de mauvais
pain que ses parens pauvres pouvoient lui fournir, avec quelques verres de petit-lait, souvent
fort aigri. Il s'avisa de mendier, il frappa tout
le monde par sa candeur et par ses saillies naturelles ; il mérita les bontés d'une princesse qui
étoit alors à Barèges ; mais il en profita peu, car
depuis qu'il fut placé comme il faut, couché à
son aise, nourri mollement, et qu'on lui eut
donné les premiers principes d'éducation, il devint très-malade, son foie et son mésentère s'engorgèrent, les scrophules se décidèrent, et il fut

bientôt réduit à l'état le plus affreux , dont cet infortuné ne tarda pas à être la victime.

195. Il n'est pas probable que les passions de l'ame puissent être comptées parmi les causes qui excitent le vice scrophuleux, parce que les passions n'exercent pas sur les enfans cet empire de fer qu'ils exercent sur les adultes; cependant les grandes frayeurs peuvent développer ce vice., parce qu'il survient alors dans la machine un de ces grands mouvemens auxquels j'ai attribué ailleurs le développement du vice scrophuleux. La dureté envers les enfans peut encore être admise au rang des causes éloignées de ce développement, puisque l'état de contrainte dans lequel vivent les enfans qu'on mène durement, est si propre à troubler les mouvemens naturels de l'économie animale.

196. Mais les matières excrémentitielles retenues, influent fortement sur les progrès du vice scrophuleux, au point que quelques - uns ont cru que les scrophules ne doivent leur existence qu'à des évacuations supprimées et retenues par des causes toujours subsistantes, et ensemble à la foiblesse des organes digestifs, occasionnée par le refoulement de ces matières excrémenti-tielles, dont la nature cherche à se débarrasser par toutes sortes de voies. En effet, quand de pareilles matières sont trop long-temps retenues,

l'équilibre est bientôt rompu, et par un effet général du plus grand nombre des causes morbifi-
ques, les actions naturelles se détruisent, d'où
résultent ensuite le développement et les progrès
des germes préexistans et des dispositions particulières.

Cela posé, on voit comment et pourquoi la
matière de la transpiration insensible retenue,
pourquoi la suppression d'une diarrhée, pourquoi le refoulement d'une humeur qui a fait
éruption à la peau, pourquoi la rétention des
premières menstrues et la suppression des règles,
ont donné lieu aux scrophules, ou renforcé la
marche et l'activité du vice scrophuleux. Il y a
plus encore, la transpiration des enfans et celle
des montagnards, comme de ceux qui ont adopté
leur régime, exhale une odeur acido-animale (1):
or, si la matière de cette transpiration est ar-
rêtée par les variations d'une température inégale, par la malpropreté, qui nuit si fort au
cours de cette excrétion, etc. elle portera dans
la masse des liqueurs une humeur étrangère que
l'observation a présentée tout au moins comme
cause seconde et très-auxiliaire des scrophules.
Les tumeurs qui seront déjà développées, feront

____

(1) Ce fait prouve, pour les enfans, le danger de la
vie en commun.

des progrès, et le cours de la maladie deviendra
et plus orageux et plus rapide.

Bordeu a vu que les glandes grossissent quelquefois énormément à la suppression de quelque
évacuation ; il a vu de même que la suppression
et la rétention des mois ont agravé les scrophules, et favorisé leurs progrès. Beaucoup de
praticiens ont remarqué le même phénomène.

SECTION V.

*Derniers traits de l'histoire du vice scrophu-
leux ; déplacement de ce vice, et pronostic
des maladies qu'il détermine.*

197. Le diagnostic des scrophules, si obscur
quelquefois dans les cas particuliers et isolés,
devient lumineux et certain, en comparant ensemble les signes de la constitution originelle,
les symptômes de la maladie équivoque, et la
nature des causes qui ont favorisé son développement et ses progrès. J'ai embrassé, dans mes
détails, ces trois sources de connoissances pathologiques ; mais ils ne suffisent pas pour compléter l'histoire du vice scrophuleux. Ce vice,
déposé dans une partie quelconque, où il produit des effets connus et suffisamment appréciés,
se déplace quelquefois, soit à raison de sa surabondance ou de son excessive âcreté, soit à rai-

son des mouvemens organiques, résultats des forces vitales à propos secondées. Dans le premier cas, le déplacement du vice scrophuleux est défavorable ; il constitue la métastase et annonce dans la matière morbide un caractère réfractaire qui résiste *à la coction*, et des forces insuffisantes ou mal dirigées. Dans le second cas, au contraire, le vice scrophuleux, avantageusement déplacé, est expulsé par divers émonctoires en grande partie ou en totalité, et c'est ce qui forme une crise plus ou moins complète. Du résumé de ces diverses considérations, naît le jugement plus ou moins favorable qu'on peut porter sur les scrophules ; et les effets généraux du vice scrophuleux.

198. A quelque période qu'on soit des scrophules, il se fait même assez souvent des métastases et des métaptoses avec une célérité dont on n'auroit pas cru le vice scrophuleux susceptible.

Baillou a vu dans un enfant des tumeurs causées par ce vice, et qui paroissoient et disparoissoient. Amatus Lusitanus parle de quelques tumeurs scrophuleuses qui passoient du cou aux tempes, et de là à la nuque; et Bordeu a remarqué que les tumeurs scrophuleuses vont et viennent quelquefois, et se transportent d'un endroit du corps à l'autre. L'exemple qui a été rapporté dans le §. 94, d'après M. Posse, prouve

avec quelle facilité le virus scrophuleux se déplace quelquefois, et occupe successivement des
siéges différens. Le §. 108 contient d'autres faits
de ce genre, et je me dispenserai d'en citer ici
d'analogues. J'ajouterai, en citant le témoignage
de Bordeu, qu'il se fait quelquefois, dans les
scrophules, des rejets sur la poitrine, de la matière qui va aboutir aux glandes des scrophu-
-leux, principalement lorsque, dans la dernière
période de la maladie, on insiste mal-à-propos
sur l'usage des délayans. Je dirai encore, d'après
M. Hevin, qu'on a vu plus d'une fois des tumeurs scrophuleuses au cou, compliquées d'une
ophtalmie habituelle et d'un gonflement aux ailes
du nez et à la lèvre supérieure, et ces derniers
symptômes se dissiper en même temps que les
glandes du cou, des aisselles et des aines augmentoient de volume.

199. Mais ce n'est point là tout ce qu'on peut
craindre du vice scrophuleux : il se fait quelquefois, dans les scrophules, des métaptoses d'autant
plus funestes, que la nouvelle maladie qui tire sa
source de la première, s'est établie lentement,
et après plusieurs années de la santé, en apparence la plus parfaite. C'est ainsi que la pulmonie se déclare, pour l'ordinaire dans l'adolescence et dans l'âge viril, chez ceux qui ont été
scrophuleux dans leur enfance.

Quelquefois, au lieu du développement des scrophules dans un sujet qui avoit paru en être fortement menacé, on a vu survenir la carie vertébrale, avec paralysie des extrémités inférieures, la *spina ventosa,* la carie, connue sous le nom d'arthrocèle, ou tumeur blanche des articulations. Dans d'autres cas, les humeurs infectées par le vice scrophuleux conservent à jamais une qualité particulière qui, pendant toute la vie, est la source des accidens les plus fâcheux. Cette remarque n'avoit point échappé à M. Lorry. Le terme de l'enfance, a dit cet observateur (1), n'est pas toujours celui des maux causés par le vice scrophuleux ; et quelque réelle que puisse paroître la guérison, le systême glanduleux conserve quelque chose de plastique et de concret, qui se réunit dans les maladies auxquelles on est exposé pendant la vie, et sans qu'elles dépendent du vice scrophuleux ; les viscères en sont facilement obstrués ; la graisse, trop grossière pour se liquéfier ; ne fournit point à la bile et aux autres humeurs une huile de bonne qualité ; elle procure, dans les maux qui surviennent, une foiblesse qu'on ne sauroit dissiper, et elle produit souvent, dans les os et

____

(1) *De Morborum conversionibus et mutationibus,* pag. 457.

dans

dans les articulations, des abcès dont le traitement est long, ennuyeux, et la guérison à peine possible. Quel est donc le prix des moyens employés dans l'enfance, pour opérer la destruction du vice scrophuleux ?

200. La métastase de ce vice peut se faire sur toutes les parties, soit internes, soit externes. Cependant on observe que la poitrine en est le plus souvent le siége, lorsque la métastase est malheureuse ; et que la peau la reçoit le plus ordinairement ; quand la métastase est moins désavantageuse. La poitrine est située au-dessous des parties qui sont communément affectées par le vice scrophuleux, et les communications de la nuque, du cou et de la gorge, avec les viscères contenus dans la cavité thorachique, sont on ne peut plus intimes, à raison de la disposition du tissu cellulaire. Aussi on observe également que les tumeurs du cou précèdent souvent, à l'avance, l'engorgement des glandes lymphatiques du poumon, et la formation de la pulmonie scrophuleuse ; et que ces mêmes tumeurs des glandes conglobées du cou annoncent quelquefois l'heureuse résolution des glandes du poumon, et la terminaison avantageuse de la phthisie pulmonaire.

101. Quant à la peau, elle devient dans les scrophules, comme dans une infinité d'autres

O

maladies, le siége des métastases, sans doute par l'effet d'une foiblesse originelle, et avec plus de raison peut-être, parce que la peau est un émonctoire général, et que les humeurs qui s'exhalent à sa surface, la détruisent et la dépravent, soit par rapport à l'âcreté intrinsèque de cette humeur, soit parce que celle-ci éprouvant, le contact de l'air, s'oxide, devient plus âcre, et même corrosive ou s'épaissit, et s'amoncèle en croûtes.

202. Les humeurs infectées par le vice scrophuleux acquièrent une ténacité trop considérable, pour que leur atténuation ne se fasse pas avec peine et beaucoup de lenteur. Aussi est-il vrai que les scrophules constituent une maladie longue et difficile à terminer. Mais tel est le propre des cachexies lymphatiques; elles diffèrent des maladies aiguës ou inflammatoires; en ce qu'elles sont plus lentes à se former, durent plus long-temps; et leurs terminaisons sont moins régulières, ce qui vient de ce que leur siége est fixé dans des parties moins organiques et moins irritables. Cependant on leur remarque des périodes ou des terminaisons plus ou moins constantes; et peut-être qu'on en guériroit un plus grand nombre, si l'on étoit persuadé qu'elles ont, comme les maladies aiguës, *leur crudité*, *leur coction*, *leurs crises*; en un mot, leur marche régulière, mais plus lente, moins sensible, moins

forte, plus exposée par-là même à être troublée.

203. C'est déjà un avantage que le vice scrophuleux, avant son développement, au lieu de se porter sur les viscères, se jette sur les glandes conglobées extérieures, pour y être détruit par la voie
de la suppuration. Cette marche est la plus générale, et peut-être la plus simple. Les tumeurs
sont formées, il s'établit un travail sourd qui
tend et prépare leur destruction ; les glandes se
fondent, et la suppuration qui les détruit est
elle-même le produit d'une *coction* lente, et l'effet
des efforts critiques qui ont lieu. J'ai observé
(§. 68) que ce mouvement salutaire, dont la
destruction du vice scrophuleux est l'objet, commence ou du moins paroît très-marqué dans le
cours du printemps et de l'été. J'en ferai à pré-
sent la remarque ; tandis que, par un concours
de circonstances, la force vitale opère la guérison partielle d'une maladie rebelle, pour l'ordinaire les gens de l'art choisissent le même temps
pour traiter les sujets scrophuleux ; aussi les remèdes qu'ils ont vu réussir à cette époque, sont
devenus inutiles et sans vertu, entre leurs mains,
dans des circonstances moins favorables ; et faute
d'avoir su apprécier les effets de la force vitale
avec ceux de l'art, non-seulement ils ont pris
pour des cures radicales ces crises partielles qui
emportent les accidens scrophuleux les plus ap-

parens, mais encore ils ont attribué à certains médicamens ces propriétés éminentes qu'ils ne tenoient que de l'action, en quelque sorte périodiquement excitée par les forces de la vie.

204. Toutes les tumeurs scrophuleuses ne se fondent point par la suppuration, mais ces cas sont plus rares; cependant, dans ces circonstances, les mouvemens de la force vitale n'en sont pas moins réels aux mêmes époques; et lorsqu'on suit avec attention ces malades, on s'apperçoit d'un gonflement plus sensible dans leurs glandes, suivi de leur résolution, et d'une augmentation manifeste de toutes les sécrétions, du moins de quelque sécrétion importante. J'ai vu un enfant cracher, presque sans toux et sans efforts, une quantité considérable de matière muqueuse, qui paroissoit même parfois lymphatique, dans le temps que ses glandes jugulaires se fondoient; mais une forte transpiration accompagnée d'une odeur fétide, des urines chargées sont et plus communes et plus généralement avantageuses.

205. Non-seulement la force vitale parvient, par parties, à chasser le vice scrophuleux, et à dépurer les humeurs qui en ont été infectées, mais encore elle est l'agent d'une crise générale qui décide la guérison. Pour l'ordinaire, il faut l'espace de cinq ou six années, pour que ce grand événement ait lieu. A cette époque, le mouve-

ment des artères devient accéléré, et le malade
paroît menacé d'une maladie aiguë. Peu à peu
l'épiderme s'assouplit, la peau perd de son éclat,
les malades qui avoient conservé de l'embonpoint
maigrissent, leurs ulcères naturels ou artificiels
fournissent une matière mieux digérée, mais pour
tarir bientôt pour toujours ; toutes les sécrétions
fournissent plus ou moins abondamment, et la
matière qu'elles donnent est mieux conditionnée ;
les glandes lymphatiques s'affaissent ; en un mot,
tout le corps prend une autre tournure, la constitution paroît changer : elle change, en effet,
lorsque la révolution qui subjugue le vice scrophuleux, est secondée par les efforts de la puberté, et l'application des moyens convenables.

206. On sent que ces phénomènes heureux ne
se laissent appercevoir que sur ceux dont la constitution a conservé assez de forces pour reprendre
un état naturel, et que les malades chez lesquels
le vice scrophuleux a contracté des associations
dangereuses, ne peuvent point les éprouver.
Dans ces malheureux individus, si l'art est pour
eux inutile, on voit la maladie prendre une
tournure tout-à-fait scorbutique ; les fluides se
décomposent ; la matière des ulcères qui se multiplient, devient ichoreuse ; les tumeurs qui se
forment s'affaisent bientôt ; les dépôts leur succèdent ; en un mot, les crises sont malheu-

reuses, et précèdent quelquefois la colliquation mortelle des fluides.

207. Ayant également attribué aux changemens de la puberté le développement et l'extinction du vice scrophuleux, j'ai besoin de lever, par quelques réflexions, cette contradiction apparente.

Selon mes observations ; la crise dans laquelle la machine se trouve à l'époque de la puberté, est à peine salutaire à la moitié des scrophuleux ; et ceux qui éprouvent cet avantage, sont les enfans dont la constitution n'a point été radicalement altérée ; ceux dont les viscères n'ont reçu aucune atteinte profonde de la part du vice scrophuleux ; ceux chez qui la maladie a suivi une marche uniforme et simple, après s'être developpée entre la cinquième et la septième année ; enfin, ceux qui, livrés à des observateurs attentifs, ont modifié leur traitement, ont été réservés dans le choix des moyens, et ont adopté les secours les plus convenables.

Pour ceux qui se sont trouvés dans une circonstance contraire, la puberté n'est qu'une époque pleine de dangers. Ce n'est pas que les marques extérieures et toujours effrayantes, quoique salutaires des scrophules, ne s'effacent assez souvent dans les révolutions pénibles de la puberté ; mais ce n'est là qu'une crise imparfaite et funeste ; le siége du mal change, mais le mal

n'est point guéri; les glandes conglobées des viscères, peut-être respectées jusques-là, s'affectent
d'une manière orageuse pour l'événement; et le
fondement des maladies secondaires une fois soli-
dement établi; il n'est pas commun qu'on puisse
arracher ces malades aux lenteurs d'une affection mortelle. Quelques-uns tombent, au temps
de la puberté; dans la période d'une dépravation putride, les ulcères se multiplient, et la
fièvre lente s'établit; j'en ai eu sous les yeux
des exemples.

208. Si le vice scrophuleux est subjugué par
des coctions et *des crises* partielles; qui se terminent enfin par *une coction* et *une crise* complète, de la manière dont je l'ai expliqué plus
haut, ce n'est que chez ceux qui sont affectés
des scrophules proprement dites; et non chez
ceux qui sont strictement dans le cas de la diathèse scrophuleuse. A ce compte, les crises s'observent plus rarement dans les grandes villes que
dans les campagnes ou les pays montagneux; et
la raison est apparente. Peut-être que les sujets
qui sont dans le cas de la diathèse scrophuleuse,
essuyent aussi des dépurations critiques, et la
chose est probable; mais ces mouvemens dépu-
ratoires sont si obscurs, si lents, qu'il est difficile de les reconnoître et de les observer.

209. Les affections causées par le vice scrophu-

leux forment une classe de maladies très-étendue, distinguée par de fortes nuances, et dont l'événement est relatif à l'importance des parties affectées. En général, le pronostic des scrophules est affligeant, en ce qu'étant héréditaires, elles se transmettent d'une génération à l'autre, et influent sur la dégénération de l'espèce humaine. Cette ville (1) fournit un exemple frappant de cette vérité. Il y arrive toutes les années une quantité de filles de la partie haute et montagneuse de la province où les scrophules sont endémiques ; ces filles servent d'abord en qualité de domestiques, et finissent par s'établir ; ces mariages forment un croisement de races qui est défavorable aux générations successives. Il est aisé à un médecin, tant soit peu judicieux, de connoître les familles dans lesquelles ces étrangères ont une fâcheuse influence ; leur race n'est pas d'une belle venue, la mortalité des enfans y est forte, et la partie qui reste est ou mal saine, ou exposée aux scrophules, ou la proie de quelques maladies anomales, qui tirent assez souvent leur source du vice scrophuleux.

---

(1) Lorsque j'écrivois ce passage, j'habitois Nismes, ville principale du département du Gard, et où se rendent, des montagnes des Cévennes, plusieurs jeunes personnes pour y servir ou pour y travailler.

210. Ce n'est pas que les scrophules ordinaires, et sur-tout celles qui sont accidentelles, ne parcourent communément leurs différentes phases sans danger, et n'aboutissent plusieurs fois à une cure radicale ; ce n'est pas que dans ces espèces de scrophules, tous les accidens, sans en excepter les caries, ne se terminent souvent de la manière la plus avantageuse; mais le cours de ces maladies est toujours long; il faut, pour seconder leurs heureuses terminaisons, une suite de soins, de régime et même de médicamens, auxquels il est rare que les enfans du peuple puissent être assujettis, faute de moyens ou à défaut d'éducation. Des causes actives toujours renaissantes, retardent chez eux, ou contrarient tout-àfait les mouvemens de la force vitale ; le vice scrophuleux qui n'a pu être détruit, produit des maladies nouvelles, et ce n'est là qu'un changement de forme, qu'on ne prend que trop souvent pour la défaite totale d'un implacable ennemi.

211. Les scrophules constitutionnelles, celles qui proviennent d'un funeste héritage et sont accompagnées d'un vice organique des glandes, exposent au plus grand péril, et la plupart à une mort inévitable, moins par les ravages qu'elles causent immédiatement, que par les affections secondaires, dont l'engorgement des glandes de

la poitrine et du ventre est la cause. Les plus communes de ces affections sont le *carreau*, l'hydropisie, la phthisie pulmonaire, l'asthme, maladies affreuses, et toujours mortelles lorsqu'elles ont fait ce progrès, qui ne les rend plus susceptibles des ressources de l'art et de la nature.

212. Quand le vice scrophuleux est uni avec des vices d'une autre espèce, le pronostic des maladies qui en résultent est toujours affligeant. La complication des scrophules avec la syphilis, n'alarme pas quelques praticiens (1), tandis que d'autres l'ont jugée indomptable, parce que la lymphe est fortement viciée par ces deux espèces d'acrimonie : ils croient même que c'est de cette complication que résultent ces affections rebelles et ces traitemens si souvent infructueux qui, dans les grandes villes, font tout-à-la-fois et la honte des médecins, et le désespoir des malades. Mais le vice scrophuleux, marié avec le scor-

____

(1) M. Vigaroux est un de ceux qui pensent que la complication de la syphilis et des scrophules est très-embarrassante ; M. Perylhe dit le contraire. On conciliera ces deux auteurs, si on se souvient qu'il y a deux périodes dans les scrophules ; que dans l'une, les humeurs sont épaisses, et dans l'autre, presque dissoutes ; par conséquent, que la complication de la syphilis et des scrophules n'est très-fâcheuse que dans le second cas.

butique, passe à l'unanimité, pour constituer une complication dangereuse, principalement chez les citadins pauvres et mal gouvernés. Le vice rachitique, en se réunissant au vice scrophuleux, est beaucoup moins à craindre, parce que l'analogie qui se trouve entre ces deux virus, confond, jusqu'à un certain point, la cure des maux qui en proviennent. Enfin, le vice dartreux, qu'on trouve quelquefois réuni avec les scrophules, constitue la complication la plus innocente.

213. En suivant la série des accidens scrophuleux, on trouve une différence dans les jugemens qui les concernent. Les tumeurs scrophuleuses forment l'accident le plus simple, et l'ulcère auquel elles donnent naissance, ne rend pas le mal plus fâcheux, et le pronostic plus effrayant, toutes les fois que les glandes extérieures sont seulement affectées. L'engorgement du réseau lymphatique des articulations, n'est guère plus mauvais que celui des glandes conglobées disséminées dans le tissu cellulaire et le corps muqueux ; mais la carie du corps des vertèbres, celle des têtes des os longs et articulés, est presque toujours redoutable. On doit beaucoup moins craindre la carie des autres os ; il est en effet d'observation, que quoique la carie produite par d'autres causes soit très-difficile à guérir, celle qui est l'effet du vice

scrophuleux se guérit presque aussi prompte-ment que les ulcères des parties molles. Cepen-dant, on a vu la carie détruire en entier les plus grands os, tels que le fémur ; et ce qui doit être digne d'attention, c'est que, dans ces cas, on ait trouvé dans les parties cariées une chaleur considérable quelque temps après la mort (1).

214. Si j'envisage la curabilité des maux causés par le vice scrophuleux, le pronostic n'en devient pas plus favorable. Laissons à ceux qui ont con-fondu les scrophules avec un simple empâtement du système glanduleux, avec un engorgement accidentel des glandes conglobées, avec le gon-flement des glandes, qui survient quelquefois après la révolution de la puberté, enfin avec les affections glanduleuses qui précèdent ou rem-placent assez souvent les exanthèmes chroniques ; laissons-les nous dire, avec Dionis, qu'on guérit facilement les scrophules par un bon régime et par les remèdes généraux ou particuliers. Ceux qui ont été chargés du traitement de ces maladies pensent, avec Rhazès, Lommius, Baillou, et tant d'autres, que le vice scrophuleux, à l'instar du terrible monstre de Lerne, repousse long-temps de nouvelles têtes, et, nouveau Prothée,

---

(1) Voyez l'observation de M. Noel, insérée dans le *Journal de Médecine*, tom. LI, pag. 132.

prend des formes variées, mais élude long-temps les efforts les mieux concertés de la nature et de l'art.

215. Lorsque la première période des scrophules dure très-long-temps, qu'on a affaire à des montagnards et même à quelques citadins, d'ailleurs assez bien constitués ; lorsque les tumeurs scrophuleuses ont avancé lentement vers l'état d'inflammation, et n'ont dégénéré en ulcère que long-temps après que l'on a senti la fluctuation ; lorsqu'à la suite des traitemens méthodiques administrés, on éprouve une augmentation manifeste des sécrétions ; enfin, lorsqu'après les crises partielle ou générale des scrophules, les sujets grandissent, on peut se flatter de quelques succès, et même assurer que ces sujets sont délivrés du vice scrophuleux.

216. Dans les cas contraires, il faut toujours appréhender des rechutes, de nouvelles métamorphoses du vice scrophuleux, et une suite de maux qui tirent de lui leur origine. On est sur-tout menacé de cet événement, lorsqu'il s'agit des malades plongés dans la misère, ou de ceux qui, se négligeant dans les soins qu'ils se donnent, sont exposés à la dégénération des humeurs et à la complication des affections morbides, graves d'ailleurs par elles-mêmes.

217. Quand le vice scrophuleux se déplace pour

se porter sur les viscères, le malade est presque
toujours en danger, parce qu'il est difficile de
lui faire quitter prise, et de s'opposer à ses ravages intérieurs, d'où dépendent les maladies
secondaires qui peuvent en être la suite. Mais le
cas est encore plus fâcheux toutes les fois que,
caché dans les replis des glandes, jusqu'à ce que
les progrès de l'âge changent les mouvemens de
l'économie animale, ce vice se développe dans
les glandes des viscères nobles, et sans se manifester au-dehors, produit des maladies qui, même
en débutant, sont devenues incurables.

218. On doit placer parmi ces maladies mortelles le rétrécissement de l'œsophage, par l'engorgement des glandes conglobées répandues
dans ce canal ; le vomissement chronique et l'inanition, procurés par l'obstruction du pylore ; la
pulmonie, déterminée par l'obstruction et la suppuration des glandes lymphatiques ; l'atrophie
des enfans, produite par l'obstruction des glandes
du mésentère, et l'hydropisie résultant de l'endurcissement des glandes placées dans les organes du ventre ou de la poitrine.

SECONDE PARTIE.

Des moyens soit généraux, soit particuliers
de détruire le vice scrophuleux et de guérir
les maladies qui en proviennent.

219. La première Partie a été destinée à des recherches étendues sur l'histoire du vice scrophuleux, et les maladies nombreuses qui en résultent. Mais à quoi serviroit ce long travail, si je
n'étendois ces recherches aux moyens, soit diététiques, soit médicinaux, qui peuvent retarder
les progrès de ce vice, en diminuer l'intensité,
et prévenir les maladies secondaires dont ce vice
peut être la cause? Pour mettre quelque ordre
dans cette discussion, j'examinerai, en premier
lieu, les secours qu'on peut opposer au développement du vice scrophuleux, c'est-à-dire, que
j'indiquerai la méthode préservative; j'expose-
rai, en second lieu, le traitement méthodique
des scrophules proprement dites; enfin, je jet-
terai un coup-d'œil rapide sur les maux qui dérivent du vice scrophuleux, pour découvrir si l'on
peut prévenir ou étouffer, dans leur naissance,
les diverses affections que ce vice occasionne.

Cette seconde Partie est donc naturellement
divisée en trois articles. Avant de passer aux

détails qu'ils comportent , je me permettrai une réflexion générale sur la valeur des remèdes anti-scrophuleux , ou des médicamens que l'on fait entrer dans le traitement méthodique des scro-phules.

220. Si nous jetions un coup-d'œil sur les Traités de matière médicale, même sur les Monographies écrites soit sur les scrophules , soit sur les mala-dies de la lymphe en général, nous serions bien-tôt convaincus que s'il y a peu de maladies qui résistent plus opiniâtrement que la maladie scro-phuleuse aux efforts de la médecine, il y en a peu néanmoins pour lesquelles on ait vanté un plus grand nombre de remèdes. Toutes les dro-gues les plus actives de la matière médicale , tous les médicamens chimiques reconnus pour avoir le plus de prise sur le système animal , ont été passés en revue, et une grande partie ont été célébrés pour leurs propriétés anti-scrophuleuses. Un bien petit nombre cependant ont conservé quelque réputation, que des médecins très-éclai-rés regardent même aujourd'hui comme peu mé-ritée. Ici , comme dans bien d'autres maladies , les remèdes qui ont été employés avec succès, chez certains individus , ont pu l'être fort inu-tilement pour d'autres (1) ; et le praticien, trop

______

(1) *Bibliothèque germanique medico - chirurgicale ,* première année, tom. 1, pag. 244.

tôt

tôt séduit, ou trop tôt rebuté, aura généralisé
plus qu'il n'auroit dû le faire, son opinion, de
leur avantage ou de leur nullité. D'autre part,
il est tant de composés prétendus anti-scrophuleux, faits dans un temps de barbarie de l'art de
formuler, et contre les règles de la science chi-
mico-pharmaceutique, qu'il n'est point étonnant
que des remèdes emphatiquement prônés, d'a-
près des effets incertains ou mal appréciés, ayent
jeté de la défaveur sur la matière médicale anti-
scrophuleuse.

Malgré ces réflexions, je ne me détermine pas
moins à faire l'histoire la plus complète possible
de la thérapeutique des scrophules. Il importe
que le médecin connoisse tous les efforts qui ont
été faits pour combattre une maladie fâcheuse;
la connoissance des mauvaises formules, et l'o-
pinion qu'on a eue des remèdes simples, peuvent
guider sa marche, assurer sa pratique, et peut-
être faciliter des essais dont les résultats seront
plus heureux.

ARTICLE PREMIER.

Méthode préservative des scrophules.

221. Quand le germe des scrophules ne pourroit point être détruit avant l'époque de son action, et qu'on ne pourroit prétendre qu'à énerver

P.

l'activité de ce vice et retarder son développement, le traitement préservatif du vice scrophuleux seroit toujours un objet de la plus grande
importance. Malheureusement les médecins sont
rarement consultés, pour prévenir des maux
dont le développement paroît être un problême.
Cependant, comme les scrophules sont héréditaires et endémiques, comme elles s'annoncent,
pour l'ordinaire, par des signes précurseurs,
qu'il est plus ou moins facile de saisir, il est
d'autant plus essentiel de les combattre de bonne
heure, qu'on peut alors étouffer, dans sa source,
une suite de maux, soit primitifs, soit secondaires; ou du moins affoiblir un levain destructeur qui mine, tourmente et détruit souvent l'individu qui en est atteint, après avoir communiqué la même affection à ceux auxquels il a donné
naissance.

On préviendroit, à coup sûr, le développement des scrophules, si l'on pouvoit réussir à
détruire le germe scrophuleux, et corriger le
vice organique des glandes; si l'on pouvoit éluder les conditions nécessaires au développement
de ce vice; enfin, si l'on pouvoit éviter ou corriger les causes qui influent sur ce développement et sur ces progrès. Voyons comment et par
quels moyens on peut espérer de remplir ces différentes vues.

SECTION PREMIÈRE.

*Des moyens propres à détruire le vice scro-
phuleux et à remédier à la lésion organique
des glandes.*

222. Sans doute, ce n'est que par approxima-
tion, et par des inductions tirées de la manière
dont le vice scrophuleux affecte les corps vivans,
qu'on a pu se hasarder de présenter quelques conjectures sur la nature de ce vice. Mais ces conjectures doivent-elles régler le choix des moyens
propres à détruire le germe des scrophules ? Les
esprits exacts peuvent refuser une base, en apparence aussi peu solide. Cependant un examen
réfléchi démontre que ces conjectures tendent à
tracer un plan préservatif, fondé sur les altérations connues qui précèdent le développement
du vice scrophuleux, et, ce qui est plus précieux
encore, avoué par l'expérience.

En effet, soit que le levain scrophuleux se
trouve ordinairement compliqué avec le rachitique, soit que les altérations du système, dans
les scrophules et le rachitis, tendent à se rapprocher, soit enfin que les désordres de l'ossification précèdent, correspondent ou soient liés,
en quelque sorte, avec certaines altérations du
système lymphatique, on s'est convaincu, par

P 2

l'observation, que la constitution scrophuleuse
est principalement caractérisée par les indices
qui manifestent une foiblesse générale, une trop
forte oxigénation des sucs albumineux, ou si
l'on veut, beaucoup de disposition à se concréter ;
enfin, une sorte de décomposition de la matière
osseuse.

De cet apperçu bien vérifié, il naît cette conséquence, que les remèdes qui affectent assez
directement la force vitale, pour que le mécanisme de l'organisation en soit mieux dirigé,
modifié ou fortifié, doivent exercer une vertu
singulière contre le germe scrophuleux, arrêter
son développement, et même empêcher ses progrès.

223. Je mets dans cette classe de remèdes, les
martiaux, comme jouissant d'une propriété particulière contre la foiblesse de la sanguification ;
les rubiacés, parce qu'ils possèdent une faculté
principale contre les langueurs de l'ossification ;
et les alkalis, parce qu'ils ont une vertu marquée contre les effets des vices de l'ossification ,
soit qu'ils absorbent l'acide phosphorique qui
abandonne sa base naturelle, soit qu'ils neutra-
lisent les acides étrangers qui se sont formés dans
les premières voies, et qui nuisent, de plusieurs
manières, aux diverses fonctions de l'économie
animale.

224. Les observations et expériences que M. Menghini a publiées dans les mémoires de l'Institut de Bologne, ne laissent aucun doute au sujet du rôle que joue le fer relativement à la partie rouge du sang; et l'état de cette humeur animale dans la maladie nommée chlorose (pâles couleurs), joint à l'utilité du fer, que l'observation a depuis long-temps indiqué aux bons médecins praticiens, démontrent jusqu'à quel point les martiaux influent sur la force de la sanguification. Des faits constatés ont, en outre, prouvé que le fer est un des toniques le plus répandu dans le système de la nature : aussi n'est-il point surprenant que ce soit un de ceux qui réussissent presque toujours le mieux dans les maux qui viennent de la vraie atonie des fluides et des solides.

La disposition scrophuleuse exige donc l'application du fer sous toutes sortes de rapports, puisqu'elle est caractérisée par un vice d'affoiblissement radical dans toutes les parties du corps vivant; et comme il paroît démontré que le fer est un des moyens que la nature emploie pour donner de la force aux fibres animales et végétales qui en ont besoin, on est fondé à croire que la privation de cette substance donne lieu, chez les scrophuleux, à la foiblesse du sang et des parties organiques; par conséquent, qu'un

des moyens très direct, pour rétablir toutes choses
dans leur intégrité, consiste à rendre aux parties,
par une administration méthodique et soutenue
des martiaux, l'élément de la composition qui
leur manque. Si le fer agissoit avec autant d'efficacité sur la lymphe, qu'elle le fait sur le sang
proprement dit, peut-être que cette substance
détruiroit spécifiquement le germe scrophuleux.
Mais la partie lymphatique contient non-seulement une moindre quantité de fer ; mais encore
elle n'en est chargée que très-peu après un certain usage des préparations de ce métal. Cependant ce remède n'en est pas moins utile; il fortifie
les solides et anime leurs oscillations; il augmente
les mouvemens vitaux des fluides, et perfectionne
leur formation : en un mot, en invigorant toute
la constitution, et peut-être en modifiant l'action réciproque que les différens systêmes d'organes exercent les uns sur les autres, il détruit
les causes des maladies qui tirent leur source
d'un défaut général d'animalisation dans les sucs,
d'une perte de ressort dans les solides, enfin d'un
vice de mixtion dans les parties constitutives des
uns et des autres.

225. C'est d'après ces vues générales et les effets
bien avérés du fer, que j'en propose les diverses
préparations, comme d'une utilité singulière,
pour prévenir ou remédier aux atteintes du germe

scrophuleux. On peut dire plus : on emploiera toujours le fer avec succès chez les sujets où la disposition scrophuleuse est marquée par la pâleur du teint, par une apparence de foiblesse, de relâchement, de défaut de chaleur naturelle; chez ceux qui ont des dispositions à quelque écoulement séreux ou muqueux, et chez qui les acides paroissent dominer dans les premières voies.

Ainsi on choisira l'oxide jaune de fer (1), ou la limaille de fer, quand il faudra combattre les acides qui proviennent de la dégénération du lait, et inciser les viscosités qui se forment par le vice des digestions muqueuses de cet aliment. Le tartrite de fer (2) méritera la préférence dans tous les cas où il sera important de soutenir les excrétions, et notamment celles qui se font par les selles. Le muriate d'ammoniaque (3) martial vaudra mieux lorsqu'il sera utile de soutenir ou d'augmenter la transpiration. S'il existe une trop grande liberté des excrétions, et qu'il convienne de s'y opposer, on fera choix du sel de mars de rivière ; enfin, l'éther martial sera beaucoup mieux indiqué, toutes les fois qu'au besoin de

---

(1) Le safran de mars apéritif.
(2) Le tartre martial ou chalybé.
(3) Le sel ammoniac martial.

fortifier, se joindra la nécessité de calmer les mouvemens irréguliers, ou l'excès des forces sensitives. Tous les praticiens connoissent les diverses teintures martiales, et savent les adopter, lorsqu'il est plus facile de faire prendre le fer sous une forme liquide.

226. Dès qu'on eut connu la propriété de la garance pour teindre en rouge les os des animaux qui en prennent, on ne manqua pas d'en tirer cette induction, que la garance doit posséder une vertu particulière contre les langueurs de l'ossification. On en vint à l'expérience, et il en résulta que cette substance mérite de tenir un rang distingué parmi les remèdes propres au rachitis. On a néanmoins contesté, avec une apparence de raison, que la vertu de la garance vint plutôt de la faculté qu'elle a de teindre en rouge le suc osseux, que du pouvoir qu'on lui a reconnu de guérir les obstructions, d'atténuer les viscosités, de pousser par les urines et de fortifier l'estomac. Quoi qu'il en soit, c'est dans les principes, et mieux encore dans les menaces du rachitis, que la garance a été trouvée singulièrement utile, ou, comme l'a dit M. Œttinger (1), dans le rachitis

____

(1) *De viribus radicis rubiæ tinctorum anti-rachiticis a virtute ossa animalium vivorum tingendi, non pendentibus;* dans le Recueil de Baldinger, tóm. v, pag. 252.

simple ; c'est-à-dire, à l'époque où le mal n'est encore que le retardement ou la simple lésion de l'ossification ; où la cachexie existante ne suppose que l'atonie des solides et la dégénération muqueuse des humeurs, qu'on peut enlever en rétablissant l'action tonique.

Mais on doit se souvenir, quand on veut faire usage de la garance, soit en poudre, soit en décoction, que ce remède étant doué d'une qualité astringente assez énergique, il peut, lorsqu'il est mal placé, occasionner des accidens remarquables, sur-tout gonfler les glandes et hâter la dégénération des liqueurs par le reflux ou la stagnation des matières excrémentitielles. Aussi la garance doit être employée de très-bonne heure, et dans le traitement prophylactique ; autrement elle nuit, ou du moins, comme l'a dit M. Levret, on trouve qu'elle ne guérit point le rachitis causé par le vice scrophuleux.

227. Les absorbans et les alkalis ont toujours joué un grand rôle, et même ont obtenu le premier rang dans le traitement des maladies causées par le vice scrophuleux ; et les effets de ces médicamens augmentent les présomptions qu'on peut avoir sur la nature de l'acrimonie qui est propre à ce vice. En effet, les acides surabondent dans les premières voies et dans les humeurs des sujets scrophuleux, la matière des os en est dé-

composée, la lymphe est épaissie, presque tous les sucs subissent une espèce de dégénération muqueuse : les alkalis sont donc indiqués sous toutes sortes de rapports, ils détruisent les aigres étrangers, ils purifient la masse des liqueurs, ils sont de puissans fondans de la lymphe, outre leurs vertus générales, qui sont de stimuler les solides, de dessécher les fibres trop relâchées, de pousser par quelques couloirs, et d'agir très-énergiquement dans tous les maux où ces indications se trouvent plus ou moins réunies. Ces considérations avoient porté M. Hufeland à dire que rien ne produit le vice scrophuleux chez les enfans d'une manière plus marquée, que la présence des matières acides dans les premières voies; c'est ce qui explique, dit-il, les effets préservatifs des remèdes absorbans dans cette maladie.

Parmi les remèdes de cette classe, on distingue le carbonate de potasse (1), l'eau de chaux et le savon.

228. Le carbonate de potasse, proposé et célébré par M. Levret, comme un remède héroïque dans les engorgemens de la lymphe, a constamment réussi à M. Buchhave, médecin danois (2), pour combattre les accidens les plus

______

(1) Sel de tartre.

(2) *Acta regiæ Societatis medicæ Hauniensis*, vol. 1, pag. 317 et suiv.

fâcheux de la cacochylie acide. Mais pour être heureux dans l'administration de ce médicament, M. Buchhave veut qu'à son exemple, on donne trois ou quatre fois par jour à l'enfant, vingt gouttes ou une cuillerée à café d'une solution de demi-once de carbonate de potasse, dans une livre d'émulsion ou d'eau commune, et de six drachmes d'alkali dans la même quantité de liquide, si les accidens sont urgens. Rosen et Abildgaard (1) ont parlé très-avantageusement du carbonate de potasse employé contre le rachitis; et depuis les expériences de Pringle et Macbride, sur les alkalis, on est plus rassuré sur les qualités trop putréfactives de pareilles substances.

229. L'eau de chaux, que quelques-uns ont considérée comme un savon liquide, a de même joui d'une très-grande faveur contre les affections dépendantes du vice scrophuleux; et sa propriété alcaline doit la faire considérer comme un remède utile et qui n'est point à négliger. Elle atténue puissamment les humeurs visqueuses; elle détruit les aigres qui se développent pendant la digestion, dans les estomacs foibles; elle est fort utile dans les maladies qui dépendent d'un acide spontané, et de plus, la terre subal-

____

(1) *De eximia salis tartari efficacia in rachitide*, dans le premier volume des *Collectanea societatis medicæ Hauniensis*, pag. 1.

caline qui la constitue. est plus tonique que toutes les autres. Morton a prétendu surajouter aux vertus naturelles de ce remède, en choisissant une infusion de salsepareille et de raisins secs pour le menstrue de son eau de chaux ; et M. Reid a recommandé une infusion de myrrhe dans l'eau de chaux, prétendant que la myrrhe rend la solution de la chaux plus parfaite que si elle eût été opérée dans tout autre menstrue, tandis que cette teinture est moins désagréable à l'estomac, et ne le charge nullement. Une attention qu'on n'a pas toujours dans l'usage de l'eau de chaux, c'est de ne point prescrire en même temps le savon par rapport à la décomposition qui résulte du mélange de ces deux substances, à moins qu'on n'ait envie d'employer l'alcali caustique dégagé du savon, qui devient alors la partie active.

230. Le savon réunit les vertus des remèdes précédens, et son usage exige moins de précautions, ce qui doit le rendre préférable dans une infinité de cas. Il atténue les liqueurs épaissies, il détruit l'acidité des liqueurs animales, il favorise les digestions en en détruisant les mauvais produits, et il prévient le développement du vice scrophuleux, en corrigeant et subjuguant la cacochymie qui le seconde.

Ce remède reçoit du muriate d'ammonia-

que (1) et du fer, auxquels on peut l'unir, de
nouvelles propriétés qui le rendent plus utile.
Dans le savon ammoniacal, dont l'usage médical a été proposé par M. Bertholet, l'alkali fixe
du savon s'unit à l'acide du muriate de soude (2),
pendant que l'alkali volatil se combine avec
l'huile, et il en résulte un savon qui a des vertus
plus actives que le savon ordinaire, et qui a sur
le savonule de potasse (3) l'avantage d'être d'une
composition très-facile et très-prompte, d'être
toujours uniforme et de se bien conserver dans
les vaisseaux fermés.

L'union du savon et du fer, suivant les procédés de M. Lalouette, forme un savon martial
et un remède tout à la fois fortifiant et apéritif.
Comme corps savonneux, il agit sur la lymphe
qu'il dissout, et comme substance martiale, il
rend l'élasticité aux parties qui l'ont perdue,
accélère la progression des liquides dans les capillaires, sans les froncer, et agit tant sur les
solides que sur les fluides, avec d'autant plus
d'énergie, que ces petites-masses métalliques
n'étant point dissoutes par aucun acide, ne
portent nulle part, ni la constriction, ni le res-
serrement.

____

(1) Sel ammoniac.
(2) Sel marin ou de cuisine.
(3) Le savon de Starckey.

SECTION II.

Des secours au moyen desquels on peut écarter les conditions nécessaires au développement du vice scrophuleux.

231. Puisque la méthode préservative du vice scrophuleux n'est fondée que sur l'atonie des solides et le vice particulier des liqueurs, on sent que des remèdes (§. 223) qui peuvent obvier à ces altérations, doivent être très-efficaces non-seulement pour retarder le développement du vice scrophuleux, mais encore pour le détruire. En vain partiroit-on, pour en contester l'utilité, des effets mauvais ou nuls qu'ils ont pu produire dans le traitement plus ou moins avancé des scrophules ; les circonstances sont trop différentes, pour que l'action des médicamens ne soit pas très-différente aussi. Les époques des maladies font presque toujours varier la vertu des remèdes ; et il n'est pas permis d'impugner leurs propriétés, parce qu'ils n'agiront pas toujours d'une manière uniforme. L'expérience a souvent démontré que tel moyen qui, administré lorsque les indications des scrophules sont simples, est propre à opérer les changemens les plus avantageux, ne fait plus rien, et même nuit quelquefois lorsque le mal est plus avancé, et que les

indications sont déjà compliquées ou composées.

232. Quelque directe que soit l'action du vice
scrophuleux sur la lymphe, il est convénu que
la foiblesse des *coctions* et celle des solides en
général, sont des conditions nécessaires au développement de ce vice. Sous ce point de vue,
les toniques doivent constituer une partie essentielle de la méthode préservative des scrophules.
Aussi l'observation nous a-t-elle montré tout le
cas que l'on devoit faire, dans ces circonstances,
du bain froid, des frictions sèches, et indifféremment de tous les moyens propres à fortifier
les digestions et à accroître d'une manière durable les forces de toute la constitution ; car on
s'est souvent convaincu, que lorsque les solides
sont une fois relâchés, les fluides, en conséquence de ce relâchement, deviennent visqueux
et incapables de faire leurs fonctions ; réciproquement, que lorsque les fluides sont d'abord
viciés, le relâchement des solides en est une suite
inévitable ; et que dans l'un ou l'autre de ces
deux cas, on peut remédier aux altérations primitives où secondaires des fluides, en portant
seulement des impressions directes sur les solides.

233. Le bain froid et les lavages faits avec de
l'eau froide sont, de tous les toniques connus,

ceux qui promettent le plus pour préserver des scrophules. On s'est assuré déjà que ces moyens ont été les plus efficaces pour prévenir le rachitis;, arrêter les progrès de la maladie, et même pour la guérir entièrement. Or, sans compter les fréquentes complications des vices rachitique et scrophuleux, il existe, entre la manière avec laquelle ces deux virus affectent l'économie animale, assez de rapprochemens, pour qu'on soit fondé à croire que les moyens généraux d'y obvier leur sont également convenables. Cependant nous possédons une suite de faits qui sont très-favorables à l'usage du bain froid; et c'est presque en cette qualité que quelques auteurs ont dit, que les bains de mer sont souverainement utiles. M. de Bordeu a vu un jeune homme, dont tous les frères étoient scrophuleux, et qui s'étoit préservé de cette maladie en se baignant souvent dans l'eau froide, et rompant même quelquefois la glace, comme on le fait dans certains pays du nord. Je dirai ailleurs que l'eau froide est un des meilleurs toniques qu'on puisse employer contre plusieurs accidens scrophuleux; et j'ajouterai ici que les lavages froids sont de la dernière nécessité pour ceux qui grandissent d'une manière rapide.

234. Les lavages froids et l'immersion totale dans l'eau froide, considérés comme des forti-

fians

fians de toute la constitution, sont encore très-
-propres à fortifier l'estomac et à prévenir le mauvais état des premières voies. Mais l'usage de ces
moyens ne doit point exclure celui des frictions
sèches, qui, étant utiles aux enfans en santé,
sont nécessaires à tous ceux qui sont menacés
de scrophules. Ces frictions facilitent la circulation, elles entretiennent ou rétablissent le jeu
des solides, elles déplacent les sucs stagnans et
résolvent les humeurs épaissies. Il n'y a pas de
moyens plus efficaces pour dissiper les vents et
rétablir les organes de la digestion chez les enfans, que de frotter tous les jours le bas-ventre —
avec une pièce de flanelle.

235. Les évacuans et les stomachiques sont les
autres secours qui s'opposent au développement
du vice scrophuleux, en détruisant, comme je
l'ai dit, une partie des conditions qui le secondent. Les digestions chez la plupart des enfans,
même bien constitués, sont imparfaites ou lan-
guissantes, ce qui donne lieu à des congestions
muqueuses qui, devenues le foyer des acides,
reçoivent de ceux-ci un caractère âcre et tenace.
Un doux émétique réitéré de temps en temps,
est ce qui convient le mieux dans ces circonstances. Son action est prompte, excitante, anti-
spasmodique et même discussive. Dès qu'il a fini
son effet, et par une suite de la secousse géné-

rale qu'il excite, on a vu souvent les engorgemens naissans se résoudre d'une manière complète. Les purgatifs ne peuvent pas le remplacer,
quoique ces médicamens, comme on le verra
plus bas, paroissent assez convenables dans le
traitement des scrophules déclarées.

236. Quant aux stomachiques, ils sont nécessaires, non-seulement comme propres à relever
les forces digestives, mais encore comme avantageux pour influer sur les forces de tout le systême, et les accroître d'une manière durable.
L'extrait des plantes amères combiné avec celui
des plantes antiscorbutiques, doit être principalement recommandé. Ces remèdes, sans exciter
un mouvement tumultueux dans la circulation,
agissent principalement sur les premières voies
dont ils augmentent le ressort, ce qui, en rendant les digestions meilleures, fortifie toute la
machine et corrige la mauvaise qualité des humeurs, que ces médicamens atténuent même jusqu'à un certain point, ou du moins rendent
susceptible d'une atténuation prochaine. C'est
dans cette classe qu'on doit ranger les extraits
d'absynthe, de gentiane, de fumeterre, de cresson, de cochléaria, et sur-tout les extraits sec
et mou de quinquina. Je reviendrai ailleurs sur
les éloges qu'on a donnés à cette dernière substance : qu'il me suffise de communiquer ici une

observation dans laquelle le quinquina a paru avoir exercé une vertu préservative très-marquée.

M. D...... originaire du Vivarais, et sorti d'une famille dans laquelle le vice scrophuleux avoit exercé ses ravages, porte lui-même ce teint qu'on a vu être propre aux scrophuleux, et qu'on remarque à un très-haut degré dans son épouse. De deux enfans, fille et garçon, issus de cette tige, l'une étoit une fille qui est morte à l'âge de dix ans, d'une maladie scrophuleuse, dont j'ai donné ailleurs (1) l'histoire; l'autre est un garçon parvenu à sa septième année, et dont il s'agit dans l'observation présente. Cet enfant qui avoit la peau très-blanche et les joues d'un assez vif incarnat, parut menacé d'une maladie de langueur dès l'âge de trois ans ; mais bientôt cette affection prit une forme scrophuleuse, et se caractérisa par l'engorgement des glandes lymphatiques du cou et de celles des aisselles. La lèvre inférieure s'enfla, et peu à peu l'enfant fut affecté de nyctalopie. Les paupières versoient une grande quantité de chassie ; les glandes diminuèrent de volume, et la nyctalopie fut le symptôme qui parut mériter la plus sérieuse attention. Elle dura treize mois, qu'on employa à faire des remèdes

______

(1) *Mémoire sur le carreau*, pag. 96.

de toute espèce, sur les indications fournies par le vice de la lymphe, l'engorgement des glandes et l'affection des yeux. Un dégoût soutenu, joint à une petite fièvre, détermina à essayer le quinquina, d'abord en décoction et allié avec le polypode de chêne, ensuite seul et en substance, tantôt en extrait, tantôt en poudre. Dans peu les chairs commencèrent à se raffermir, les glandes se dissipèrent, ce qui prouve qu'elles n'étoient que tuméfiées ; l'appétit se réveilla, et les yeux s'accoutumèrent insensiblement à la lumière. La nyctalopie céda parfaitement après deux mois de l'usage de quinquina. Le crystallin a resté un peu convexe, et quoique la vue soit encore un peu tendre, le sujet de cette observation jouit d'ailleurs, depuis long-temps, d'une santé parfaite.

SECTION III.

Des moyens qui tendent à éviter ou à corriger les causes qui influent sur le développement et les progrès du vice scrophuleux.

257. Le troisième chef de ma division relative au traitement préservatif des scrophules, comprend la manière d'éviter ou de corriger les causes qui influent sur le développement et les progrès du vice scrophuleux. En discutant, dans

un autre endroit, la valeur de ces causes, j'ai
montré qu'elles tiroient leur origine des agens
hygiéniques, si mal-à-propos appelés choses non
naturelles; c'est donc dans cette source qu'il faut
puiser cette partie de moyens prophylactiques
qu'il me reste à exposer.

238. Convaincu par l'observation que l'air est
plus ou moins favorable à l'état des scrophuleux, les auteurs qui ont approfondi l'histoire
des scrophules exigent tous que les enfans, autant
qu'il est possible, respirent un air sain, ou du
moins propre à retarder le germe de la maladie
dont ils sont menacés. Ce précepte, dira-t-on,
est difficile à remplir par cette classe de gens,
parmi lesquels règnent pour l'ordinaire les scrophules, sans examiner que souvent le but est
rempli par des attentions légères. En effet, il
ne s'agit pas toujours d'un déplacement parfait,
ni d'une émigration absolue; il ne faut quelquefois que changer de vallée, de coteau; quitter
l'exposition du couchant, pour prendre celle du
levant; abandonner le séjour des caves humides,
pour se transplanter dans des greniers; préférer
les faubourgs peu peuplés, au centre des villes
mal saines; pour trouver les avantages qu'on
cherche et qu'on désire. Le succès sera sans doute
plus marqué pour ceux qui pourront essayer
des transplantations plus tranchantes, et choisir

dés climats opposés. Par exemple, les citadins se trouveront très-bien de l'air des montagnes ; mais les montagnards ne trouvent pas une ressource dans l'air des villes, par des raisons que j'ai déjà suggérées. L'air de la mer est très-utile aux scrophuleux ; et l'on a vu plus d'une fois que ceux qui ont entrepris d'aller sur mer, ont trouvé sur cet élément des guérisons inattendues, et, pour ainsi dire, le remède des vices de la constitution.

239. Quelque parti qu'on prenne à cet égard, rien ne doit empêcher les pratiques salutaires qui tendent à purifier l'air, et à rendre les habitations plus salubres. Il n'en coûte pas de renouveler très-souvent l'air des lieux où l'on tient les jeunes gens qui vivent en commun, et de tenir ces asyles dans la plus exacte propreté. En hiver, il convient de les chauffer en allumant des poëles, et mieux-encore en faisant du feu dans les cheminées ; car l'habitude que l'on a prise de priver rigoureusement les enfans du feu est pernicieuse. Dans les lieux où il croît des herbes aromatiques, c'est un grand bien que de faire servir leurs vapeurs dégagées par la combustion, pour parfumer les habitations, sur-tout celles qui sont humides et mal exposées. Ces procédés, qui sont toujours peu coûteux, procurent néanmoins les plus grands avantages.

240. On n'a point à reprocher aux habitations des paysans et du peuple, d'être inaccessibles à l'air par des fermetures exactes; bien au contraire : mais, pour la plupart, l'emplacement des fenêtres est mal disposé; elles s'ouvrent sur des cours remplies de fumier, sur des rues étroites embarrassées d'immondices. On peut dire plus, le paysan loge souvent avec ses cochons, son âne, ses poules, ses lapins, ses moutons, et n'ayant pas pour coutume de se garantir de la malpropreté, qui en est une suite inévitable; il s'expose, avec sa famille, à contracter des maux rebelles, ou à envenimer ceux dont il porte le germe et vers lesquels il est disposé. Des changemens de peu de conséquence, obvieroient à ces inconvéniens. Mais c'est au magistrat à opérer ces révolutions avantageuses, et lui seul peut obliger à transférer loin des habitations ces sources empoisonnées qui altèrent la santé du peuple.

241. Le grand air, dont il est bon de laisser jouir souvent les malades, le cède encore en vertus antiscrophuleuses aux effets de l'insolation, à ceux de l'éclat de la lumière. La puissance du calorique et de la lumière est marquée sur tous les corps de la nature; elle ne se fait pas moins ressentir sur des malades qui doivent en partie leur état morbide à une sorte d'interruption ou

mieux à un affoiblissement de cette affinité qui doit exister entre les humeurs animales et les tissus organiques, et le calorique et la lumière. C'est par suite de cet affoiblissement que l'oxigène agit vivement sur les sucs albumineux, et que tout le système éprouve une diminution dans le degré de chaleur et de coloration qui est propre ou nécessaire pour une partie de ses fonctions. On a vu d'ailleurs (§. 203.) combien l'été influe sur la solution partielle de la maladie scrophuleuse; si métaphoriquement appelée par le vulgaire humeurs ou tumeurs froides (§. 1.).

Il est donc conforme à la véritable étiologie de cette maladie, à l'idée que l'on s'en fait, à l'expérience et à l'observation médicales, d'introduire directement, dans l'économie animale, les fluides vivifians qui manquent à sa constitution.

242. D'après cela, et malgré que la saine médecine applique au traitement des scrophules, des drogues actives et chaudes, on doit faire un point essentiel de la médecine prophylactique de réchauffer tout le corps et d'augmenter ou de ranimer l'affinité qu'il doit avoir pour le calorique et pour la lumière.

On y parvient en faisant promener souvent les malades au soleil; en exposant à son action avec les précautions requises pour la tête, di-

verses parties du corps ; à insister sur les frictions sèches faites habituellement sur tout le
corps, à faire porter sur la peau des étoffes de
laine fine : tous moyens capables de remplir le
but que l'on se propose et l'un des plus grands
qu'on puisse avoir dans la prophylactique des
scrophules.

243. Le choix des alimens offre de même un
bon moyen pour prévenir ou étouffer le germe
scrophuleux, parce que c'est de ce principe que
dérivent les causes qui le favorisent de la manière la plus évidente. Pour remplir ces vues et
prendre le mal dans sa source, Bordeu propose
l'allaitement artificiel pour les enfans qui sont
infectés du vice scrophuleux, croyant que le lait
des animaux résiste plus à la disposition scrophuleuse. Cet auteur, qui a trop souvent mis
sur le compte du tissu muqueux, les affections
du systême lymphatique, avoit principalement
intention de rendre le suc nourricier plus compacte, et de croiser, par la préférence qu'il donnoit au lait de vache ou de chèvre, les effets naturels du lait de femme, qui paroît avoir plus
d'analogie avec toutes les modifications que
peuvent prendre les sucs des enfans. Du reste,
Bordeu a vu, dans les montagnes, des enfans
nourris de cette façon, être plus sains et plus
vigoureux que leurs frères, qui avoient été

nourris par leur mère atteinte des scrophules.

Ce projet ne seroit point admissible, s'il s'agis-soit des enfans issus des parens qui ne sont point scrophuleux; mais il peut être encouragé pour ceux qui, à leur naissance, n'ont d'autre ma-melle à prendre que celle de la mère scrophu-leuse qui les a portés. Si l'allaitement maternel peut être toléré, c'est lorsque la mère veut bien suivre un traitement analogue aux circons-tances, commencé pendant la grossesse, et con-tinué sans interruption durant l'allaitement. Pour lors, l'enfant suce un lait médicamenteux; et cet aliment ainsi modifié peut contrarier jus-qu'à un certain point le développement du germe scrophuleux, et peut-être même le détruire. C'est -du moins un objet d'expérience à suivre, il peut être fertile en heureux résultats. Autrement, une nourrice mercenaire, saine et bien constituée, est préférable à la mère scrophuleuse qui vou-droit remplir les fonctions de l'allaitement, parce que le vice scrophuleux se transmettant avec le lait, celui d'une mère malade ne peut tendre qu'à infecter de plus en plus l'enfant qui a pris dans son sein le vice qui doit altérer sa constitution et peut-être miner son existence.

244. Dans tous les cas, le lait ne doit point faire la seule nourriture de l'enfant, et la durée de l'allaitement doit être aussi courte qu'il sera pos-

sible. Comme il convient de prévenir la cacochylie acide et de seconder l'animalisation des
sucs, on évitera l'usage soutenu des farineux,
celui des légumes secs et des fruits verts ou gâtés;
on choisira les panades bien aromatisées, auxquelles il sera même bon d'ajouter un peu de
bon vin; on insistera sur les racines succulentes,
telles que celles de la carotte, du navet, de la
scorsonère, du salsifis, du chervi ou gyrolle;
sur les herbes antiscorbutiques, comme les choux,
les oignons, les poireaux, le cerfeuil, la roquette,
la moutarde; sur les viandes des animaux faits,
telles que le mouton, le bœuf; et sur celles
qui passent pour contenir des sucs voisins de
l'ammoniacation, telles que les écrevisses; sur
les fruits rouges d'été, etc. : les farineux dont
l'usage doit être restreint, seront cuits avec les
viandes appropriées, avec les œufs, avec les
herbes convenables, pour que leur acescence en
soit corrigée. On a observe que l'usage modéré
des châtaignes n'étoit point contraire aux scrophuleux, et que celui du chocolat, du café leur
étoit profitable.

245. Mais quelque bon que soit le choix des alimens, il faut les donner avec sobriété et mesure,
parce qu'il est important d'entretenir beaucoup
de régularité dans la succession des mouvemens
organiques et dans l'ordre des fonctions diges-

tives. On ne s'écartera point de ce but, si, en général, le régime est sec, fortifiant, à moins que les circonstances n'exigent des modifications particulières.

246. Comme la boisson doit contribuer à produire ces bons effets, on aura l'attention de fournir à ces enfans de l'eau très-pure, du bon vin, et par intervalle une infusion aqueuse de graines de genièvre légèrement contuses, ou une décoction faite avec les racines de persil, de fenouil, d'asperge, de céleri, etc. Le docteur Heberden propose l'eau distillée pour boisson. On a plusieurs moyens de purifier l'eau, et c'est à quoi l'on parvient en la filtrant, en la faisant bouillir, et mieux encore en exposant à l'air pendant plusieurs jours dans des vaisseaux à large ouverture, une certaine quantité d'eau, qu'on a soin d'agiter par intervalles et de battre avec un instrument de bois.

247. A ces salutaires pratiques, il faut joindre les bienfaits que procure toujours la gymnastique. Le repos et l'inaction sont la source de plusieurs maux; le repos plaît même aux enfans scrophuleux, naturellement indolens et même ingénieux pour trouver des prétextes à rester sédentaires; le mouvement et l'exercice, généralement favorables, corrigent les vices de la constitution. Ils sont sur-tout très-utiles aux scrophuleux,

et peuvent beaucoup dans le traitement prophylactique des scrophules. Ainsi donc à cet âge
où les membres trop foibles encore ne peuvent
point jouir des fruits d'un exercice varié, on
aura recours à l'usage du berceau, de l'escarpo-
lette, des petits chariots traînés sur un ter-
rain inégal et pierreux, aux frictions sèches
faites habituellement sur toutes les parties du
corps.

248. Les frictions équivalent alors aux effets de
l'exercice chez les adultes. Bientôt les membres
fortifiés permettent de suivre le penchant naturel de l'enfance, et de se livrer à toutes sortes
de mouvemens; il faut y engager ceux qui en
sont éloignés par la crainte du mal qui les me-
nace, parce qu'une action presque continuelle,
peut seule contrarier le germe qui est toujours
prêt à éclore. Il n'est pas difficile, quand on
s'en occupe sérieusement, d'enhardir l'enfant à
s'exercer, sous l'espoir d'une de ces récompenses
qui sont d'un si grand prix pour celui qui les
reçoit, et qui coûtent si peu à celui qui les accorde.

249. S'il est possible de faire voyager l'enfant,
devenu plus raisonnable, on aura trouvé l'art de
joindre l'agréable à l'utile; les citadins iront
parcourir les montagnes; les montagnards voya-
geront de vallée en vallée: pour les uns et les

autres les courses sur mer ne sont point à mépriser.

250. Mais quel que soit le plan qu'on veuille
suivre, il est très-important de ne pas passer un
seul jour sans occuper ces individus de quelques
jeux réglés de la gymnastique. On sait que le
billard, le palet, la boule, les quilles, le mail,
la paume, le volant, le ballon, etc., donnent
plus d'action aux muscles du cou, développent
le jeu des articulations, et agitent assez fortement toute la machine, pour atténuer les liqueurs épaissies, augmenter la réaction des solides, et soutenir le cours des excrétions, dont
l'irrégularité seconde toutes les causes de maladie.

251. Les auteurs sont unanimement d'accord
sur l'indication du mouvement en général, pour
donner plus de fluidité aux liqueurs, et dissiper
les engorgemens lymphatiques; mais personne
n'a mieux prouvé que M. Tissot (le chirurgien)
l'utilité des mouvemens musculaires forts, et
long-temps continués, soit pour prévenir les
scrophules et le rachitis, soit pour aider l'action
des médicamens que ces maladies exigent. Sa
gymnastique médicinale et chirurgicale (1) contient deux exemples, où les mouvemens variés,

______

(1) Page 276.

et soutenus par l'attrait du plaisir, les prome-
nades et l'escrime, parvinrent à guérir radicalement les premiers effets du vice scrophuleux
sur deux enfans, pour qui les moyens les plus
efficaces, successivement tentés, avoient été inutiles; et M. David nous assure qu'il est parvenu
à guérir, sans autres remèdes que quelques fondans connus, quelques purgatifs administrés de
temps en temps, et l'usage d'exercices vigoureux
pris à la campagne, et en plein air, plusieurs
jeunes gens attaqués d'humeurs scrophuleuses
au cou, aux pieds, aux doigts, et dont quelques-unes de celles-ci étoient accompagnées
d'ulcères fistuleux, avec carie (1).

M. le professeur Alphonse le Roi a fait connoître un fait qui donne un nouveau poids à
tout ce que je viens de dire. Un portier, habitant
une loge très humide, eut, dit-il, de sa femme,
très-saine et très-forte, un enfant qui, à sa dentition, eut des convulsions, des engorgemens
d'articulations et des dispositions scrophuleuses
bien manifestes. Il était impossible de faire jouir
cet enfant d'une habitation plus saine; j'ordon-
nai de le coucher dans le lieu le plus élevé de la
maison : cet enfant très-libre alloit et venoit

---

(1) *Du mouvement et du repos dans les maladies
chirurgicales*, page 82.

chez les différens particuliers qui la compo-
soient. Par-tout on lui donnoit en abondance
de la viande succulente ; je le faisois purger fréquemment, et je recommandois qu'il sortît le
plus possible; et qu'au moins il fût en liberté
dans une cour assez étendue. Par cet excès de
nourriture succulente, qui paroissoit très-blâ-
mable, et par beaucoup de mouvemens, l'enfant
a triomphé de la diathèse scrophuleuse que lui
avoit donnée le lieu de son éducation (1). Il est
donc une manière simple de réparer les maux
qui proviennent de la privation d'un air pur ;
et les praticiens doivent la trouver dans l'usage
d'une nourriture succulente et abondante, dans
la vie libre et fortement exercée, enfin dans
l'administration des laxatifs placés par intervalles.

252. C'est un grand art que de varier les jeux
et les exercices, afin de tenir dans une action per-
pétuelle, des enfans pour qui le repos est toujours meurtrier. Pour ne pas s'écarter de ce but,
on ne permettra pas que ces enfans dorment
trop long-temps ; le coucher le plus dur leur
sera le plus salutaire.

253. En suivant avec attention les divers
points d'hygiène, sur lesquels je me suis assez

---

(1) *Médecine maternelle*, page 203.

étendu,

étendu, on doit présumer que le cours des excrétions sera régulier. Il convient en effet de ne
jamais perdre cet objet de vue, parce que les
corps des scrophuleux, ou de ceux qui y sont
disposés, engendrent aisément, ou sont toujours
prêts à créer beaucoup de matières excrémentitielles. On réussira même d'autant plus facilement à prévenir le développement du vice
scrophuleux, qu'on fera concourir l'influence
des agens hygiéniques, pour porter toutes les
excrétions un peu au-dessus de leur état ordinaire; ayant soin d'ailleurs, si l'indication s'y
trouve, d'exciter, par des évacuans relatifs,
celle de ces excrétions qui pourra être défec-
tueuse, comme aussi celle dont l'accroissement
pourra être manifestement salutaire.

254. A cet effet, on veille sur les vêtemens, tant
relativement à leurs qualités qu'à leurs quantités; et on ne doit pas oublier que la propreté,
utile à tout le monde, est plus nécessaire encore aux scrophuleux pour soigner leur transpiration. C'est une habitude très-sage de parfumer, dans les mêmes vues, les vêtemens et
même les draps de lits, avec la fumée de l'encens, celle des baies de genièvre, etc. L'excrétion
qui se fait par la peau, est une dès plus im-
portantes; on travaillera toujours pour sa santé,
lorsqu'on cherchera à la rendre régulière.

R

255. Fondés sur les effets, quelquefois cura-
tifs, des évacuations qu'amène la puberté, quelques-uns ont cru que les mariages précoces pouvoient être un moyen d'éteindre le vice scrophuleux, ou du moins de le rendre si léger,
qu'il faisoit peu de ravages. Ces assertions sont
appuyées sur quelques résultats d'observations,
qui prouvent que la santé des enfans qui doivent
provenir des mariages contractés par des personnes scrophuleuses, paroît dépendre de la
jeunesse des pères et des mères. On a vu que
les scrophuleux au premier degré, pour me
servir des propres expressions de Bordeu, font
des enfans plus sains que ceux qui le sont au
deuxième ou au troisième ; et comme on a remarqué quelquefois que les aînés des familles
sont plus vigoureux que les cadets, on a été
porté à admettre qu'il est utile de marier les
scrophuleux fort jeunes, tant par rapport à eux,
que par rapport à leurs enfans.

Il seroit sans doute plus profitable à l'huma-
nité que le mariage fût interdit aux scrophuleux, comme à ceux qui sont attaqués d'autres
maladies héréditaires ; mais comme cette loi
porteroit une atteinte trop considérable à la po-
pulation de quelques cantons, on doit favoriser,
pour les scrophuleux, les mariages faits de
bonne heure, parce que ce moyen paroît propre

à accélérer la grande crise des scrophules chez ceux dont la puberté est tardive; sans compter que l'usage du mariage peut asservir chez les femmes le cours des menstrues à des périodes réglées, et donner aux hommes cette force et cette vigueur qu'ils doivent au développement régulier, et à l'érection des organes destinés à la reproduction de l'espèce.

256. L'effet des passions bien dirigé peut encore servir au traitement préservatif des scrophules. Ces malades sont ordinairement mous, paresseux et indolens; il faudroit leur inspirer de la gaîté et de la vivacité. C'est pour de pareils malades que les ris et les jeux sont utiles; le contentement et la joie imprimeront à tout leur être une modification très-heureuse; les petites contradictions, qui peuvent amener un certain degré de colère, peuvent encore tourner en bien; mais il faut éviter de leur procurer cette morne apathie, qui dépend trop souvent des passions tristes de l'ame.

257. La méthode préservative dont je viens d'exposer les indications et d'indiquer par quels moyens particuliers on peut les remplir, est fondée sur les vues que j'ai présentées sur les scrophules. Elle n'offre que des médicamens opposés à l'acide morbide, à l'altération connue de la lymphe qui en éprouve l'action, à la foi-

blesse et même à une certaine atonie des solides qui en dérivent.

258. Mais il est une considération qui n'est point à mépriser, à laquelle néanmoins le professeur Hufeland a donné trop d'importance.

Ce praticien fonde particulièrement sa pratique, dans la maladie scrophuleuse : 1°. sur les moyens de rétablir le ton des fibres motrices dans tout le système animal, et en particulier dans les vaisseaux lymphatiques et les glandes ; 2°. sur ceux de calmer l'irritation de ces organes, et de résoudre le spasme qui empêche le libre exercice des fonctions. D'après cela, et établissant deux routes à suivre pour remplir cette dernière indication, il pense que la première est dans l'usage des remèdes propres à diminuer l'éréthisme nerveux, tels que les bains tièdes, les anti-spasmodiques, les narcotiques ; et il montre la seconde, dans celui des médicamens qui, exerçant une action directe sur les organes affectés, y excitent une irritation d'un genre différent de celle qui constitue la maladie, et par ce moyen font cesser celle-ci. C'est ainsi, dit M. Hufeland, pour donner du poids à son opinion, qu'un ulcère putride et de mauvaise apparence vient à changer de nature lorsqu'il est irrité par quelque caustique, et s'achemine bientôt à sa guérison. Les médicamens dont il est ici question, sont les mercuriels, les antimoniaux, les sels alkalis, le gayac, etc.

259. Il est incontestable que, dans la considération de l'état général des sujets scrophuleux, il n'y ait des périodes ou des temps dans lesquels on trouve de l'irritation, et que, sous ce rapport, il ne convienne d'administrer quelquefois des bains tièdes, la saignée par les sangsues et des médicamens tempérans et narcotiques. Mais combien de semblables remèdes exigent d'attention, non-seulement pour les employer, mais encore pour en continuer l'emploi! L'irritation est souvent, quoique vive, très passagère; les remèdes affoiblissans l'augmentent, parce qu'elle a la débilité du corps, ou celle d'un grand systême d'organes pour base ou pour condition, ainsi que je l'ai expliqué dans mon Traité sur les convulsions chez les enfans (2ᵉ édit., pag. 15 et suiv.): Cette irritation est donc de nature à être combattue avec des remèdes qui attaquent directement la cause, et tels que ceux que M. Hufeland lui-même propose dans la vue de déterminer une irritation susceptible de changer celle qui constitue la maladie.

Mais comme le praticien doit connoître toutes les complications et les diverses ressources que l'art lui présente pour les détruire, il faut qu'il sache que les débilitans et les vrais calmans,

R 3

maniés avec prudence et habileté , peuvent quelquefois préparer et même hâter la guérison des scrophules.

ARTICLE II.

Méthode curative des scrophules.

260. Tout ce que j'ai dit depuis le §. 222 jusqu'au §. 259, paroît très-propre à étouffer le germe scrophuleux, ou du moins à l'adoucir jusqu'au point de corriger son influence sur la constitution, et de diminuer ses ravages ultérieurs. Mais dès que les scrophules sont déclarées, il faut de nouveaux moyens et des secours plus actifs, sans abandonner néanmoins le plan diététique que j'ai tracé, et que les circonstances seules peuvent faire changer ou détruire.

Le traitement méthodique des scrophules est vaste, et renferme des points de discussion importans et variés. Il me reste à l'exposer dans les détails que je vais donner. Mais je m'imposerois une tâche trop difficile, ou du moins le développement de mes idées et celui des ressources de l'art seroient incomplets, si, avant d'exposer la cure des tumeurs et des ulcères scrophuleux , je ne faisois pas l'analyse des moyens qui peuvent triompher du vice qui les occasionne. Conséquemment cette méthode curative est susceptible d'être divisée en deux sections; la première

sera réservée au traitement général des scrophules, et la seconde au traitement particulier.

SECTION PREMIÈRE.

Traitement général des scrophules.

261. On a dit, et tous les accidens propres
aux scrophules servent à le démontrer, que
cette maladie doit être divisée en deux longues
périodes, dans chacune desquelles on trouve des
indications particulières, et même différentes.

Dans la première période, la lymphe est
âcre et épaisse, les glandes sont engorgées, et
le sang est encore d'une assez bonne qualité.

Dans la seconde, quel que soit l'état des
glandes et des ulcères, les humeurs sont plus
ou moins altérées, et ces altérations font tous
les jours des progrès plus sensibles.

Ces deux états sont si opposés, que les indications à remplir dans l'une et l'autre période
doivent nécessairement être opposées, et les remèdes avantageux dans l'une, seront pernicieux
dans l'autre. C'est faute d'avoir saisi cette diversité d'indications, qu'on a peut-être publié
tant d'observations contradictoires sur les effets
des anti-scrophuleux les plus efficaces. Je tâ-
cherai d'éviter cet écueil, en m'expliquant sur
l'utilité respective de ces remèdes.

262. Le traitement du vice scrophuleux dans

R 4

la première période des maux qu'il occasionne,
étant relatif aux altérations connues des humeurs, ne comprend qu'une indication, celle
d'atténuer convenablement la lymphe, et d'évacuer régulièrement les produits de cette atténuation. Pour la remplir dans toute son étendue,
on a fait concourir non-seulement les remèdes
qui ont la propriété de briser et d'atténuer les
liqueurs épaissies, mais encore ceux qui, en
agissant sur les solides, pouvoient, en redoublant
leurs oscillations, parvenir aux mêmes fins par
une action différente. Dans le fond, les mêmes
médicamens produisent souvent l'un et l'autre
effet, soit qu'une substance ne puisse point agir
sur les fluides sans stimuler les vaisseaux qui les
contiennent, soit que par le rapport qui lie l'état
des liqueurs et l'action des solides, les états de
ces deux systêmes se correspondent et se suivent
d'une manière immédiate.

263. Les fondans de la lymphe sont en grand
nombre, et quoiqu'ils réussissent plus constamment dans les cas d'épaississement simple de cette
humeur, on n'a pas laissé que d'en tirer un bon
parti contre l'altération particulière qui est causée par le vice scrophuleux. Je vais successivement traiter de l'usage qu'on a fait, dans cette
dernière circonstance, dé l'or, du mercure, de
l'antimoine, du fer, du soufre, des sels, des

végétaux doués d'une propriété résolutive ; enfin, du savon, des absorbans, de l'électricité.

264. Malgré les prétentions de l'alchimie, l'or étoit assez généralement regardé comme un remède inutile ; mais M. Lalouette père a prétendu que l'or a tous les avantages du plus grand apéritif que possède la médecine, et que, dans le traitement des maladies scrophuléuses, ce métal devient, sinon un spécifique, du moins un remède particulier très-efficace, étant soutenu d'une bonne méthode.

Les procédés pour composer l'anti-scrophuleux du praticien que je viens de citer, sont connus ; on sait que l'or n'est pas dissous radicalement dans ce nouveau remède, et qu'il y est diversement combiné avec le savon et avec le fer. Si cette considération pouvoit affoiblir l'idée qu'on peut se former sur les vertus médicinales de l'or, on pourroit objecter, d'une part, qu'il n'est pas moins probable que ce métal, quoique non détruit, mais seulement prodigieusement atténué par les dissolutions qu'on lui fait subir, doit avoir, comme le mercure et les autres métaux, la propriété de diviser et de résoudre la lymphe épaissie ; de l'autre, que si le savon et le fer, donnés séparément ou seulement réunis, ne réussissent pas aussi bien que lorsqu'ils sont associés avec l'or, il faut con-

clure que celui-ci leur communique une force
nouvelle, et leur donne, pour ainsi dire, une
propriété spécifique.

265. En effet, et telle est l'opinion de M. Lalouette, l'or étant de tous les métaux celui dont
les principes sont le mieux combinés, et ce métal, incontestablement regardé comme le plus
parfait de tous, possédant, dans le degré le plus
éminent, toutes les propriétés caractéristiques
des métaux; en outre, l'or étant de toutes les substances de cette classe celle qui a une pesanteur
spécifique plus considérable, dont les parties
sont plus tenaces, et les lames plus opaques,
on doit en conjecturer qu'il est aussi plus propre à fondre en agissant partie sur les solides,
dont les réactions en seront augmentées, partie
sur les humeurs, dont les molécules constitutives, et vicieusement cohérentes, en seront divisées ; sans compter que l'or peut avoir des
vertus à lui propres, comme le mercure, le fer, le
cuivre, le plomb ont les leurs si bien constatées.

A la vérité, les préparations faites avec l'or
exigent, comme les remèdes tirés d'une autre
source, un temps considérable pour opérer la
guérison ; mais une pareille opération prouve
bien moins contre l'action atténuante du remède, qu'en faveur de la nature réfractaire de
la maladie.

Malgré tout ce qui vient d'être dit, l'or et ses préparations n'ont pu prendre quelque crédit dans le traitement des scrophules; ce qui est une forte présomption pour leur inefficacité. M. Lalouette est peut-être le seul qui ait insisté sur leur usage; et les exemples de guérisons, obtenues avec de tels remèdes, n'ont jamais eu le caractère qui entraîne les praticiens vers une méthode dont rien ne semble garantir le succès.

266. Le mercure, cette substance métallique aussi singulière qu'efficace, produit des effets trop précieux dans l'épaississement lymphatique par cause syphilitique, pour ne pas offrir des succès dans les cas de lymphe épaissie par le vice scrophuleux (1). On a fait des essais multipliés du mercure dans les scrophules; mais c'est avec des résultats si inégaux, que les uns lui ont reconnu une propriété directe, et en ont recommandé l'usage, tandis que les autres l'ont vu sans effet, ou n'en ont obtenu que de mauvais, et ont proscrit ce médicament de la cure méthodique des scrophules.

Si l'analogie, si les effets connus du mercure,

____

(1) Le mercure développe quelquefois les scrophules comme excitant l'action des glandes, ou diminuant la maladie syphilitique, qui contrebalance l'établissement des scrophules; mais en continuant, le mercure guérit dans les cas où le mercure ne peut pas nuire.

si les exemples de ceux qui s'en sont servi , avec
fruit, dans les tumeurs, dans les ulcères et dans
les maladies secondaires procurées par le vice
scrophuleux, sont capables de fixer les vertus
de ce remède , il doit jouir d'une grande vertu.
Peut-être que les cas malheureux, ou la nullité
d'effet, n'ont été dus qu'à la manière d'employer
un médicament utile; et qu'en faisant plus d'attention à la forme de son administration , les
succès seront et plus constans, et moins équivoques.

267. Il est probable que la résolution des glandes
conglobées dépend particulièrement de l'action
directe du remède fondant sur la partie obstruée.
D'après ces vues, il s'agit de faire un tel usage
du mercure, qu'il parvienne directement aux
glandes lymphatiques, sur lesquelles se sont portés les effets de la maladie. Or, la seule direction
des vaisseaux lymphatiques peut éclairer le praticien dans l'usage d'un fondant, dont l'administration arbitraire devoit rarement conduire
au succès.

C'est d'après cette direction mieux connue,
qu'il faut rejeter les applications mercurielles
locales (1), et leur préférer, 1°. les frictions

____

(1) Parce qu'on sait que les vaisseaux lymphatiques
qui partent de la peau, dont la glande est immédiate-

faites dans la bouche avec le muriate de mercure doux (1), suivant la méthode de M. Clare,
lorsque les glandes supérieures du cou se trouvent engorgées, ou dans les cas d'ophtalmie scrophuleuse (2) : 2°. Les frictions faites sur les bras
avec l'onguent de mercure, lorsque les glandes
axillaires et les glandes jugulaires inférieures
sont affectées : 3°. Les préparations salines données à l'intérieur, et les lavemens mercuriels, suivant la méthode anti-syphilitique de M. Royer,
lorsque les glandes mésentériques sont obstruées :
4°. Les frictions avec l'onguent de mercure faites
sur les extrémités inférieures, ou avec l'onguent
de muriate oxigéné de mercure faites sous la
plante des pieds, suivant la méthode de M. Cy-
rillo, quand les glandes inguinales sont gorgées ;
enfin, les fumigations mercurielles, selon les
principes de M. Lalouette, ou les bains anti-
syphilitiques indiqués par M. Baumé, toutes les
fois que les glandes éparses dans le tissu cutané

---

ment couverte, ne prennent pas leur cours vers la substance de la glande, mais marchent obliquement, en se
dirigeant vers le tronc commun.

(1) Le calomel ou calomélas.

(2) M. Assalini a vu guérir une ophtalmie vénérien-
ne, en faisant rouler dans la bouche une légère dissolution de sublimé corrosif. *Essai médical sur les vaisseaux lymphatiques*, page 142.

paroîtront l'exiger, ou qu'il sera nécessaire de combattre, par cette méthode, quelques effets indirects du vice scrophuleux.

268. Ces principes sur l'administration du mercure dans les scrophules, d'où paroissent dépendre les grands avantages que cette substance métallique semble nous promettre, sont néanmoins subordonnés aux circonstances, qui exigent une préférence dans le choix de ses préparations. Tant que les glandes sont dures et indolentes, ou comme on a coutume de le dire dans un état parfait de *crudité*, les préparations insolubles de mercure seront plus avantageuses, parce qu'il faut des forces principalement dirigées vers les solides, et qui, en stimulant la fibre et augmentant son ressort, en multiplient ou en dirigent l'action sur les humeurs qu'on cherche d'ailleurs à diviser et à rendre susceptibles d'évacuation par les boissons.

Ces sortes de préparations se bornent souvent à affecter le canal intestinal, et il en résulte, par des réactions soutenues qui s'étendent à tout le système, qu'on agace continuellement des tumeurs indolentes, qu'on donne de l'activité, de la fluidité aux sucs épaissis qui les obstruent, qu'on prévient l'inertie de la fibre pour l'avoir stimulée à propos et à temps, enfin, qu'on opère des résolutions complètes. De là viennent les

éloges que des praticiens très-éclairés ont accor-
dés à l'usage des pilules de Beloste, du muriate
de mercure doux (1), et le carbonate de mercure (2).

269. Mais, dès que la fibre a été convenablement
stimulée, et que par l'administration préalable
ou conjointe des excitans, on a déterminé une
sorte de travail dans les parties malades, pour
lors les frictions mercurielles ont des succès moins
équivoques et des effets beaucoup plus rapides.
C'est alors que se réalisent les faits publiés par
des observateurs judicieux, en faveur de l'usage
des frictions mercurielles, sur-tout lorsqu'elles
ont été combinées avec celui des bains de mer,
des bains ou de la boisson des eaux minérales
chaudes et sulfureuses.

270. Enfin, si les tumeurs sont ulcérées ou prêtes à le devenir, et qu'on soit fondé à craindre les
suites de l'atonie des solides, il vaut mieux avoir
recours au muriate oxigéné de mercure simple
ou préparé à la manière de Van-Wi, parce que
ce remède qui est très-pénétrant et qui irrite
au plus haut degré, relève puissamment l'action
des forces musculaires, et peut prévenir une métastase fâcheuse. Aussi voyons-nous que ceux qui

____

(1) Le mercure doux, la panacée, le calomélas.
(2) La dissolution du mercure par l'acide crayeux.

ont réussi avec cette préparation saline de mercure, l'ont appliquée dans le cas d'ulcère de
mauvais caractère avec ou sans carie, et au moment de la fonte des tumeurs causées par le vice
scrophuleux. Le muriate oxigéné réussit sur-
tout dans les cas de maladie scrophuleuse due à
la variole. J'en ai obtenu la preuve, et on trouve
dans le second volume du recueil des observations de médecine des hôpitaux militaires, l'histoire d'une cure opérée par le muriate oxigéné
de mercure, sur un sujet dont la poitrine avoit
été déjà délabrée par l'usage de l'extrait de ciguë.

271. Une troisième circonstance qui modifie les
effets du mercure, c'est la qualité constitutionnelle des humeurs, et la complication des scrophules avec d'autres maladies ou avec quelque
état morbide. L'union des vices syphilitique
et scrophuleux, rend l'administration du mercure toujours sûre, si elle n'est pas décisive pour
la guérison, pourvu que les scrophules ne soient
encore qu'à la première période, que les vices
réunis n'ayent point occasionné des inflammations, et que le sujet ne soit point doué d'une
irritabilité générale que le mercure augmente si
cruellement. Il faut croire que c'est faute d'avoir
apprécié l'influence de ces trois états qui contre-
indiquent les mercuriaux, que des praticiens,
d'ailleurs très-habiles, ont placé la complication
de

de la syphilis et des scrophules parmi les cas qui n'admettent point les préparations tirées du mercure.

272. Puisque cette substance métallique tend à décomposer nos liqueurs et à leur faire contracter un caractère âcre et putride, on ne peut la placer, sous aucun rapport, dans la seconde période des scrophules; à moins qu'on n'en soutienne l'usage avec des toniques, des fortifians généraux de toute la constitution. Par une conséquence naturelle, le mercure sagement dosé et donné seul ou conjointement avec d'autres fondans, conviendra plus exclusivement aux montagnards qu'aux citadins. MM. Bordeu et Charmeil, qui ont traité les scrophules dans les Alpes et dans les Pyrénées, ont eu à se louer d'un grand et long usage du mercure; tandis que MM. Fothergill et Ackenside, qui ont eu à guérir les scrophules dans une grande ville, n'auroient peut-être pas réussi sans combiner l'usage du muriate de mercure doux ou du muriate oxigéné de mercure avec le quinquina, et l'oxide d'antimoine sulfuré orangé (1), ou l'extrait de ciguë. On dit que l'efficacité du sirop de Bellet contre les scrophules et le rachitis, est incontestable; on sait au moins que les docteurs

____

(1) Le soufre doré d'antimoine.

S

Bouvard, Portal et Salmade ont mis ce remède en vogue, et publié des faits qui garantissent son efficacité. La composition de ce remède n'a pas été parfaitement connue; mais tout porte à croire qu'il consiste dans un nitrate de mercure, alcoholisé ou combiné avec l'éther nitrique. Le remède de la Bastays, prôné contre les scrophules par son auteur, tireroit-il sa principale vertu du mercure?...

273. Pour remplir les indications ordinaires des scrophules, toutes les préparations de mercure peuvent être avantageuses. On peut joindre à celles que j'ai nommées le mercure gommeux de Plenck, le remède altérant de Plummer et l'eau de mercure de Theden. Mais il faut des indications particulières, et que j'aurai occasion de faire connoître, pour employer les combinaisons de mercure et de fer : de ce nombre, sont la poudre mercurielle martiale de M. Lalouette, les préparations martio-mercurielles de M. Navier, le sublimé martial de M. Hartmann, etc. les combinaisons du mercure et de l'antimoine sont plus généralement utiles; il est des cas où ce médicament réussit parfaitement s'il est combiné avec l'opium, la ciguë, la jusquiame, etc.

Il est effectivement des sujets très-sensibles, qui exigent une semblable combinaison, pour assurer les effets du mercure, et sur-tout ceux

d'une préparation mercurielle, dont la manière
d'agir soit modifiée par la substance avec laquelle
le mercure a été uni. Tel est par exemple le
sulfure de mercure noir (1) et le sulfure de mercure antimonié (2). Un mélange de l'un de ces
sulfures, même de tous les deux, de feuilles de
ciguë en poudre, de magnésie et de sucre, constitue une combinaison mercurielle qui ne porte
point sur les glandes salivaires, et qui agit avec
beaucoup d'avantages sur la peau.

274. Au reste, on n'oubliera point, en ce qui
concerne le mercure, que, ainsi qu'on l'observe
dans la maladie syphilitique, le mercure fait cesser les accidens scrophuleux, sans guérir la maladie. Aussi ne doit-on pas se presser de regarder la
cure comme terminée, quand on en voit disparoître les symptômes les plus manifestes. J'ai fait
la même observation sur les scrophules qu'on
traite, même avec les meilleurs médicamens,
pendant l'été.

275. En raison de ses facultés atténuantes et
apéritives, l'antimoine mérite d'être rangé parmi
les ressources qu'on peut opposer au vice scrophuleux. Ce remède pousse à la peau, et augmente même toutes les excrétions; on lui accorde

____

(1) L'éthiops minéral.
(2) L'éthiops antimonial.

même quelque peu de vertu narcotique. Aussi,
dès la naissance de la chimie, l'antimoine a
attiré l'attention des chimistes ; et en s'exerçant
sur ce demi-métal, ils ont inventé un grand nombre de médicamens, dont plusieurs sont encore
aujourd'hui en usage.

276. On donne le sulfure d'antimoine, réduit
en poudre impalpable, et le tartrite antimonié de
potasse (1), seul, à petite dose, ou mêlé avec
les yeux d'écrevisses, suivant la méthode de
Fothergill, qui recommande cette combinaison
dans les commencemens d'engorgemens des glandes contenues dans le mésentère des enfans.
L'oxide d'antimoine hydro-sulfuré rouge (2),
est vanté pour détruire les matières glaireuses,
pour désobstruer, ouvrir tous les couloirs, enfin
pour fortifier réellement toute la constitution :
il reçoit du muriate de mercure doux et du camphre, auxquels on peut l'associer, de nouvelles
vertus, et cette combinaison remplit plusieurs
indications qui s'offrent dans le traitement des
scrophules. Le muriate de mercure doux, et
l'oxide d'antimoine hydro-sulfuré rouge, tri-
turés ensemble, se corrigent et s'améliorent réciproquement ; et le camphre, qu'on incorpore

------

(1) Le tartre stibié.
(2) Le kermès minéral.

dans ce mélange par une nouvelle trituration , favorisée avec quelques gouttes d'alcohol, y surajoute une vertu sédative. La matière médicale , suivant M. de Lassone , possède peu de remèdes aussi énergiques pour opérer des cures inattendues dans plusieurs maladies chroniques rebelles et invétérées , qui se démontrent souvent par l'engorgement et l'endurcissement des organes glanduleux.

277. MM. Malouin et Lewis, en donnant les procédés pour composer un sulfure antimonié de mercure noir (éthiops antimonial), ont proposé ce médicament dans les tumeurs des glandes et les maladies scrophuleuses. Quelques-uns ont vanté l'oxide d'antimoine sulfuré orangé, l'éthiops antimonié d'Huxam , et les tablettes antimoniales de M. Jacquet. M. Lheman a prôné les vertus fondantes et apéritives de l'acétate de potasse antimoniale (1) ; tandis que MM. Guericke, Dehne, et plusieurs autres, ont avancé que l'oxide d'antimoine sulfuré orangé liquide (2) est le plus puissant des remèdes, lorsqu'il s'agit de diviser la lymphe épaissie, de résoudre toutes les congestions qu'elle forme, et de corriger son épaississement acrimonieux. Du reste, la com-

____

(1) La terre foliée de tartre antimoniale.
(2) Le soufre doré d'antimoine liquide.

S 3.

position de ces auteurs est un savon liquide,
dans lequel se trouve un véritable oxide d'antimoine sulfuré-orangé ; puisque tout l'art consiste à combiner, avec une huile quelconque,
tirée par expression, une lessive alkaline parfaitement saturée, et préalablement imprégnée
de sulfure d'antimoine. Cette lessive alkaline
sulfureuse forme, avec l'huile, un savon liquide
qui se charge et retient le sulfure d'antimoine ;
et cette espèce de savon, imprégné d'oxide sulfuré orangé, constitue avec l'alcohol, qui le dissout facilement, une véritable teinture d'antimoine, chargée d'oxide sulfuré orangé. Un pareil composé ne peut qu'être utile.

278. Les praticiens qui sont les seuls capables de
faire autorité en médecine pratique, en rendant
justice aux bons effets de l'antimoine, se sont attachés à différencier les cas qui exigent telle ou
telle préparation. Le professeur Hufeland a fait
à cet égard, quelques réflexions cliniques.

Suivant lui, l'antimoine en substance a ses
avantages, sur-tout lorsque l'estomac est irritable, et que les préparations ordinaires occasionnent bientôt après des nausées et des vomissemens. On doit encore lui donner la préférence,
dans les cas où l'estomac est très-relâché ; car le
sulfure d'antimoine n'affoiblit pas autant que
les sels antimoniaux. Il est préférable, quand on

est forcé d'en faire un long usage, quand on veut provoquer des sueurs dans les éruptions dartreuses opiniâtres, qui dépendent d'un vice scrophuleux.

L'oxide d'antimoine hydro-sulfuré liquide, est le plus échauffant des préparations de cette substance minérale ; il convient toutes les fois qu'il est nécessaire d'exciter une forte irritation et de produire une fièvre artificielle.

Dans tous les cas et dans toutes les périodes de la maladie scrophuleuse, même lorsqu'elle paroît la plus compliquée, les autres préparations d'antimoine peuvent convenir, parce qu'elles remplissent presque toutes les indications, ex-cepté celle de rendre le ton aux parties foibles et relâchées.

279. Mais l'antimoine fournit un remède non moins précieux encore contre les scrophules; c'est le tartrite de potasse antimonié donné à dose suf-fisante, pour exciter le vomissement. De toutes les méthodes, celle qui admet les vomitifs ré-pétés, paroît souvent avantageuse. Il ne s'agit pas de placer ce médicament dans le principe du traitement, pour enlever ces sucs épais et crus, ces glaires, dont les premières voies sont tapis-sées ; mais il convient de l'administrer à des in-tervalles très-rapprochés, pour ranimer l'action vitale, relever le ton des parties, et pour donner

S 4

lieu, ou du moins pour favoriser, par les se-
cousses qu'il procure, l'atténuation de la lymphe
et la résolution des embarras glanduleux. Des
gens très-instruits fondent presque tous leurs
succès sur cette pratique. On sait, par le rapport de M. Michaëlis, que MM. Wiat et Smyth
guérissent, au moyen des vomitifs réitérés, des
tumeurs scrophuleuses, et que ce dernier fait le
plus grand cas de ces médicamens contre les
scrophules.

L'usage de l'oxide de mercure jaune (1), administré comme émétique, est très-familier à
M. Dusaussoi, chirurgien du grand Hôtel-Dieu
de Lyon; et s'il faut en croire M. Reid, et plusieurs habiles praticiens anglais, il n'y a pas de
meilleure pratique pour triompher de la phthisie tuberculeuse, que de donner tous les jours,
et même deux fois par jour, une dose modérée
d'ipécacuanha. Le grand effet de l'émétique est
de relever le ton de la machine, et d'augmenter
l'absorption du système absorbant. Aussi le docteur Hunter disoit avoir vu un bubon se dissiper
en trois heures, par l'action du vomissement.
Il y a plusieurs exemples de tumeurs qui ont été
dissipées après l'usage des émétiques; et dans

---

(1) Le turbith minéral.

les tumeurs lymphatiques des articulations (1),
plusieurs médecins et chirurgiens en usent avec
succès.

---

(1) Il me paroît très-vraisemblable que le mouvement antipéristaltique, et les efforts que l'on fait en
vomissant, puissent augmenter la résorption dans
toutes les parties du corps, et conséquemment dans la
partie où la lymphe est épanchée. En effet, les émétiques doivent certainement augmenter l'action des
vaisseaux lactés et des vaisseaux lymphatiques de l'abdomen et du thorax, et par conséquent faciliter le cours
du chyle par le canal thorachique. Dans le vomissement, le diaphragme est porté avec force de bas en
haut; dans les mouvemens, ce canal thorachique sera
comprimé, et le chyle et la lymphe, contenus dans sa
cavité, seront forcés à se porter plus haut, en suivant
la direction des valvules. Le chyle et la lymphe, rete-
nus dans le mésentère, seront aussi comprimés par
l'action des muscles du bas-ventre, qui, dans les efforts
que l'on fait pour vomir, compriment les viscères qui
y sont contenus; et par-là il se formera un vide dans
le canal thorachique et dans les vaisseaux lactés. Ce
vide sera bientôt rempli par une lymphe nouvelle,
qui sera absorbée par les vaisseaux lymphatiques du
bas-ventre; et ceux-ci, en se vidant, pomperont la
lymphe des glandes inguinales et lombaires; celles-ci,
vidées à leur tour, seront remplies par la lymphe que
les vaisseaux des extrémités résorbent; et en effet, s'il
existe une collection de lymphe dans ces parties, pourquoi ne seroit-elle pas absorbée? Assalini, *Essai médical sur les vaisseaux lymphatiques*, pag. 88 et 89.

280. Le fer n'offre pas dans la cure méthodique des scrophules, les ressources qu'il présente
dans le traitement préservatif de cette maladie,
parce que ce métal agit spécialement en resserrant
le tissu des fibres, et conséquemment en fermant,
du plus au moins, les couloirs par où doivent
s'échapper les résultats de la dépuration, qui
constitue le point important des scrophules. Il
paroît cependant que cette crainte est portée
beaucoup trop loin, et qu'elle a décidé des praticiens très-judicieux à rejeter trop généralement le fer du traitement des scrophuleux.

281. Ce minéral, dont les propriétés médicamen-
teuses se réduisent à une seule, qui est la tonique,
convient aux constitutions froides, débiles, ou
à ceux qui pèchent par relâchement de la fibre,
et dans ces cas, elles agissent comme apéritives
et désobstruantes ; aussi en a-t-on tiré bon parti
dans toutes les maladies chroniques, qui avoient
leur source dans la foiblesse : il a réussi dans les
obstructions commençantes , dans les embarras
dus primitivement au défaut de ressort des fibres ;
état bien différent de l'atonie consécutive, ou
le ressort forcé, si l'on peut s'exprimer ainsi :
on lui a vu produire une petite fièvre salutaire
qui dégageoit les viscères, dissipoit les embarras,
sur-tout qui emportoit cette fébricule à laquelle
les enfans sont quelquefois sujets pendant la nuit,

et qui dépend, pour l'ordinaire, des obstructions qui ont si soûvent lieu dans le premier âge. A l'exemple de Morton, on l'a donné avec profit dans plusieurs cas de phthisie scrophuleuse, et contre cette toux opiniâtre qui moleste quelques enfans scrophuleux ; enfin, ce remède a toujours paru utile dans une infinité d'excrétions symptomatiques, et dans les circonstances, plus communes qu'on ne pense dans les scrophules, où l'atonie favorise et permet les congestions dans un viscère noble.

282. Le fer et ses diverses préparations sont contre-indiqués par l'état de la constitution et les époques des maladies qui sont défavorables à l'emploi du mercure (§. 272.) ; et c'est ce qu'il ne faut pas perdre de vue, parce que les mauvais effets dus à la mauvaise administration d'un remède restreignent trop souvent l'usage avantageux qu'on pourroit en faire. Quand le fer est réellement indiqué, il convient d'en choisir les diverses préparations, d'après les règles que j'ai données ailleurs (§. 213.) ; c'est au praticien à leur substituer les compositions dans lesquelles ce minéral est corrigé ou soutenu par l'action de quelques substances salutaires, ainsi qu'il l'est, par exemple, dans l'essence douce de Sthal, qui fortifie en atténuant l'épaississement de la lymphe, et dans l'opiate mésentérique de

Baumé, qui passe pour avoir des vertus analogues.

283. L'administration du fer devient d'une utilité plus générale, et souffre moins de contre-indication lorsque ce métal est extrêmement divisé,
et tel qu'il se trouve dans les eaux minérales ferrugineuses. Ces eaux ont été célébrées dans les
scrophules; comme dans toutes les obstructions,
dans différens engorgemens et les tumeurs froides,
parce que ces eaux ont presque tous les avantages du fer, sans avoir quelques-uns de ses inconvéniens. Morton comptoit beaucoup sur l'efficacité de ces eaux dans la cure de la phthisie en
général.

284. Le soufre et les eaux minérales qui tiennent de cette substance une partie de leurs propriétés, sont recommandés dans le traitement des
maladies scrophuleuses. Le soufre n'est pas dénué
de vertu, et quoiqu'il ne convienne pas à tous
les cas, une main prudente ne laisse pas d'en retirer quelquefois de grands avantages. On connoît des remèdes éprouvés contre plusieurs maladies d'origine scrophuleuse, dans lesquels le
soufre joue un rôle plus ou moins important; je
ne nommerai dans cette classe que les pilules
balsamiques de Morton, si réputées pour le traitement de la pulmonie scrophuleuse, le baume
et l'huile de soufre que Ruland, leur inventeur,

appliquoit avec le plus grand succès au traitement des scrophules , &c. ; mais les eaux minérales sulfureuses surpassent en vertus le soufre
en substance , et ses diverses préparations. Les
observations et les éloges de Bordeu ont suffisamment fait connoître les propriétés des eaux de
Barèges ; cet auteur nous a même appris que les
eaux Bonnes prises à l'ordinaire, sont un excellent palliatif. M. Darluc rapporte que les eaux
thermales de Vinai, dans la vallée de Barcelo-
nette, sont très-employées, et méritent de l'être;
les eaux de Contrexeville sont également réputées, ainsi que toutes les eaux minérales (1) de
cette classe. En effet, ces eaux doivent être d'autant plus salutaires, que, outre un sulfure de potasse (2) plus ou moins actif, elles contiennent
ordinairement des principes salins et bitumi-

---

(1) On ne trouveroit peut-être pas de livres sur les
eaux minérales, où leurs vertus contre les scrophules
n'ayent été scellées par des observations. Je ne citerai
ici que les eaux d'Ax, sur lesquelles M. Pilhes a écrit;
celles d'Enghien, reconnues utiles par les commissaires
nommés par la Faculté de Paris; celles de Barbotan,
vantées par M. Dufau ; celles de Rancon, suivant
M. Lepecq de la Clôture ; celles de Bourbon-Lanci, si
utiles dans la paralysie scrophuleuse, selon le témoignage de M. Pinot, etc. etc.

(2) Foie de soufre.

neux, qui jouissent eux-mêmes d'une très-grande propriété discussive.

285. Les sels possèdent en général une qualité stimulante et une vertu apéritive; en conséquence, ils sont appropriés contre les scrophules, où, comme je l'ai souvent remarqué, on trouve l'inertie de la fibre jointe à l'épaississement d'une lymphe acrimonieuse. La chimie moderne reconnoît un grand nombre de substances salines; mais toutes ne sont pas également utiles ou convenables au traitement de ces maladies. Celles qu'on a déjà employées avec succès, ou du moins qu'on pourroit mettre en usage avec profit, sont la magnésie pure, l'eau de chaux, les alcalis fixes végétal et minéral, et l'alcali volatil ou l'ammoniaque; quelques sels neutres parfaits, ou à base d'alcali fixe, tels que le sulfate de potasse (1), le sulfate de soude (2), le muriate de soude (3), l'acide boracique (4) et le carbonate de potasse (5); quelques sels neutres imparfaits, à base d'alcali volatil, ou sels ammoniacaux, tels que le muriate d'ammonia-

______

(1) Le tartre vitriolé.
(2) Le sel de Glauber.
(3) Le sel marin.
(4) Le borax.
(5) Sel de tartre, tartre crayeux.

que (1) et le carbonate d'ammoniaque (2) ; quelques sels neutres calcaires, tels que le nitrate calcaire (3), le muriate calcaire (4); enfin, quelques sels neutres magnésiens, tels que le sulfate de magnésie (5), le nitrate de magnésie (6) et le muriate de magnésie (7).

286. Les propriétés absorbantes et légèrement purgatives de la magnésie pure, sont assez marquées pour pressentir qu'on peut appliquer cette matière saline dans plusieurs cas de scrophules. L'eau de chaux est un très-puissant remède dans ces maladies, par la propriété qu'elle a de corriger au plus haut degré l'acrimonie acide, et de produire, à la longue, dans les fluides animaux, une altération contraire. Mais l'eau bénite composée de Bates (8) est d'un usage plus

----

(1) Le sel ammoniac.

(2) Le sel ammoniacal crayeux, ou alcali volatil concret.

(3) Le nitre calcaire.

(4) Le sel marin calcaire.

(5) Le sulfate de magnésie.

(6) Nitre magnésien.

(7) Sel marin magnésien.

(8) Prenez une once de racine de réglisse, demi-once d'écorce de sassafras, soixante-douze onces d'eau de chaux simple ; laissez en digestion pendant deux jours à froid, et coulez.

sûr, parce que son opération est plus douce. Les trois sortes d'alcalis primitifs doivent produire des effets d'autant plus déterminés, qu'ils stimulent fortement les solides, dissolvent sûrement la lymphe, et corrigent le caractère acescent que les humeurs ont contracté. Les carbonates de potasse (1) et de soude (2), ainsi que l'ammoniaque, ont été regardés, par M. Perylhe, comme des remèdes précieux et très-recommandables, sur-tout pour les enfans du peuple. C'est par leur nature alcaline que l'éponge commune, l'algue, appelée éthiops végétal par quelques-uns, le fucus et le varec calcinés, ont pu produire quelques effets dans les scrophules. L'ammoniaque appliqué au-dehors, résout puissamment les glandes engorgées, et réussit parfaitement dans les tumeurs blanches des articulations.

287. Le sulfate de potasse, le sulfate de soude, le sulfate de magnésie, peuvent aider à remplir quelques indications secondaires; mais leur action n'est pas bien déterminée. L'acide boracique, à la dose d'un gros, et dissous avec autant de tartrite acidule de potasse (3), dans une chopine d'eau, forme un fondant doux et très-

---

(1) Alcali végétal.
(2) Alcali minéral.
(3) La crême de tartre.

pénétrant,

pénétrant, même une préparation légèrement
laxative, qui ne fatigue point l'estomac, et ne produit aucune irritation dans les entrailles (1). Le
nitrate calcaire, le nitrate magnésien, et le muriate magnésien, ne sont pas d'usage en médecine ; mais ces substances sont des fondans très-
actifs, et tout indique qu'elles ont une forte
action sur l'économie animale. Le muriate d'ammoniaque est un grand incisif, dont on use avec
fruit au-dehors et au-dedans ; mêlé avec le tartrite de potasse antimonié, qu'il rend très-soluble
dans l'eau, il donne un sel mixte, susceptible
de produire des effets très-énergiques sur le corps
vivant. Le carbonate de potasse a été de la plus
grande utilité, comme fondant, dans plusieurs
maladies de la lymphe ; et des observations concluantes ont démontré son efficacité dans le rachitis et les scrophules. Le carbonate d'ammoniaque a un effet très-marqué dans toutes les
maladies qui dépendent de l'épaississement de
la lymphe, et notamment dans les cas scrophuleux. Enfin, le muriate de soude et le muriate
calcaire, sont des substances dont les vertus
contre les scrophules passent pour être très-
grandes.

288. Parmi tous ces remèdes anti-scrophuleux,

____

(1) *Mémoires de la Société royale de Médecine*, tom. II,
pag. 273 de l'*Histoire*.

T

le muriate de soude est peut-être un des dissol-
vans les plus assurés de la lymphe, parce qu'indépendamment de ses grands effets, il a l'avantage
d'être à la portée de la classe indigente de la société. Il purge, étant donné à dose convenable;
et, administré en petite quantité, il corrige les
liqueurs vicieusement épaissies. On connoît les
éloges et les faits que Russel a publiés en faveur
de l'eau de mer; M. Pasta, habile médecin
d'Italie, s'en étoit servi avant lui; et c'est d'après
eux, qu'on s'est empressé à constater les avantages de ce moyen. Presque tous ceux qui ont
eu occasion de l'employer s'en sont loués; on a
vu qu'à l'intérieur cette eau ranimoit le ton des
solides, atténuoit les molécules grossières des
liqueurs, et qu'extérieurement elle étoit un puissant détersif des vieux ulcères scrophuleux, et
même contribuoit à fondre les tumeurs scrophuleuses. M. *Lée* (1) a vu l'eau de mer, bue chaque
jour à la dose d'une livre, jusqu'à la consommation de vingt-cinq congés, guérir radicalement les scrophules; et M. Lorry (2) nous ap-

---

(1) Dans la lettre à M. Russel, insérée à la page 118
de l'ouvrage de ce dernier, portant pour titre : *De tabe
glandulari, sive de usu aquæ marinæ in morbis glandularum.*

(2) *Mémoires de la Société royale de Médec.*, tom. III,
pag. 160 des *Mémoires.*

prend qu'ayant osé, d'après Russel, faire usage
de l'eau marinée et salée dans les maladies scrophuleuses, il n'avoit jamais été déçu de ses es-
pérances. Il n'est pas jusqu'aux bains pris avec
de l'eau de mer, qui n'aient eu des effets très-
puissans. Quelques auteurs ont été jusqu'à dire
à leur sujet, qu'il n'y avoit guère de remèdes
plus énergiques pour dompter les scrophules.

289. Le muriate calcaire, formé par la combinaison de l'acide muriatique et de la chaux, promet de plus grands succès encore dans toutes les
maladies où il s'agit de fondre et d'altérer la nature
des humeurs. M. de Fourcroy, qui a donné des
détails sur la préparation, les propriétés médicinales, et l'administration de cette matière saline, nous assure l'avoir déjà donné avec un
succès fait pour inspirer beaucoup de confiance,
sur-tout dans les affections scrophuleuses des
enfans, dans les obstructions du mésentère, si
communes à cet âge, et qui portent le nom de
carreau, même dans les tumeurs lymphatiques
des articulations. Hufeland remarque que le muriate calcaire est irritant, excite les sueurs et
porte aux urines. Il l'a donné à un enfant de
six ans, qui depuis long-temps avoit au cou des
engorgemens scrophuleux des glandes. Il fit dissoudre un gros de muriate de chaux dans une
once d'eau distillée, et en donna trente gouttes

toutes les trois heures. Ce remède procuroit jour-
nellement des selles fluides, et poussoit aux
sueurs : au bout de quinze jours, les glandes
étoient beaucoup plus petites et plus mobiles.

290. Le muriate de baryte, substance saline
blanche, résultant de la combinaison saturée de
la baryte avec l'acide muriatique, et découvert
par Schéele, a été introduit dans la matière médicale par Adair Crawford (1), médecin anglais,
et appliqué par lui au traitement des scrophules.
Hufeland en a aussi fait l'histoire et indiqué les
vertus, sous le nom de terre pesante salée (*terra
ponderosa salita*), et M. Van-Mons, chimiste
de Bruxelles, a écrit sur l'usage de ce sel dans les
Actes de la Société de médecine de Bruxelles.

Le muriate de baryte agit par une irritation
particulière sur le système digestif, sur celui
des glandes, et conséquemment sur la lymphe.
Il résout les embarras les plus visqueux du canal
intestinal, ainsi que les engorgemens du mésentère, et facilite la résorption des humeurs atté-
nuées. Hufeland et Crawford diffèrent sur sa
vertu tonique. Le premier, qui la refuse au muriate de baryte, et qui, à raison de ce, lui con-
teste la faculté de détruire entièrement la disposition scrophuleuse, avance néanmoins que ce

_____

(1) *On the Medicinal properties of the muriated baryte*, etc. 1789.

remède affoiblit et dérange moins les digestions que les mercuriels et les antimoniaux. M. Crawl ford, au contraire, lui reconnoît une action décidément et spécialement tonique dans le système lymphatique. Cette action est toujours plus certaine, quand le muriate de baryte contient du muriate de fer, ce qui arrive quelquefois..

291. Parmi les observations connues sur les propriétés antiscrophuleuses du muriate de baryte, les unes présentent cette substance comme un remède très-efficace; les autres comme un remède incertain; quelques unes comme un remède nul. A quoi tient cette inégalité de succès? En employant le muriate de baryte, j'ai vu qu'il ne réussissoit point chez les sujets extrêmement irritables, comme chez ceux qui ne l'étoient point assez. J'ai comparé l'action de ce remède dans le premier cas, à celle d'un animal venimeux, dont les morsures agissent d'autant plus promptement et d'une manière d'autant plus funeste que le sujet mordu est plus jeune et plus éminemment irritable; et à ne juger des vertus du muriate de baryte que par l'effet incertain ou obscur qu'il a produit dans le second cas, il est évident que ce muriate n'agit point comme un tonique, et que pour lui donner cette propriété, il faut l'associer à quelque préparation de fer, ou lui donner un véhicule fortifiant.

T 3

292. On a effectivement un bon antiscrophu-
leux, en administrant le muriate de baryte à la
dose de deux gouttes dans un peu d'eau de cannelle orgée simple, ou dans toute autre eau cordiale. On augmente de temps en temps d'une
goutte, et on s'arrête dès que ce remède produit
des nausées, des légers vertiges, ou quelqu'un de
ces symptômes irréguliers que l'on désigne sous
le nom de *spasme*.

Le muriate de baryte s'administre après avoir
été dissous dans l'eau distillée, dans la proportion d'un demi-gros de cette substance saline sur
une once d'eau. M. Hufeland a remarqué que
l'activité de ce remède dans les affections de la
peau, est singulièrement augmentée, lorsque,
à chaque once de dissolution, on ajoute trois gros
de vin émétisé, ou quand on donne en même
temps le sulfure de mercure noir (1), la douce-
amère, ou la ciguë.

293. Je pourrois recueillir des faits qui atteste-
roient la vertu antiscrophuleuse du muriate de baryte, et prouveroient contre ceux qui ne l'ont pas
vu réussir, qu'il est néanmoins susceptible de le
faire, et très-complètement. Cependant, je ne
me bornerai qu'à citer un malade qui arriva à
Montpellier, avec des engorgemens glandulaires

____

(1) L'éthiops minéral.

très-durs dans le cou. Sa maladie portée au plus
haut point, avoit produit une difformité hideuse.
Tous ceux qui l'avoient examinée ou traitée,
l'avoient jugée incurable. M. Poutingon , professeur en médecine , et chirurgien très-distin-
gué de Montpellier, voulut essayer la dissolution
de muriate de baryte , remède que nul n'avoit
tenté ; et cette dissolution , administrée avec
constance, opéra une guérison radicale. De semblables observations doivent prouver que le muriate de baryte est un des remèdes héroïques de
la matière médicale , et une des plus grandes
ressources que puisse avoir la médecine-pratique.

294. Le tartrite de potasse (1), le tartrite de
soude potassé (2), l'acétite de potasse (3), l'acétite
de soude (4), et l'acétate d'ammoniaque (5), sont
d'autres substances salines, dont la propriété
fondante est plus ou moins décidée. Pour montrer le succès qu'on peut obtenir avec ces différens secours dans quelques cas de scrophules,
je citerai cette observation de M. Nev , dans

____

(1) Le sel végétal, le tartre soluble.
(2) Le sel de Seignette.
(3) La terre foliée de tartre.
(4) La terre foliée cristallisable.
(5) L'esprit de Mindérérus.

laquelle une maladie scrophuleuse invétérée, après avoir résisté au mercure donné sous toutes sortes de formes, au quinquina, à beaucoup d'autres remèdes, et plusieurs espèces de topiques, fut emportée par l'usage soutenu du tartrite de potasse.

295. Le règne végétal fournit, pour le traitement des scrophules, un très-grand nombre de remèdes atténuans et résolutifs, s'il faut ajouter foi aux assertions, souvent précaires, des auteurs de matière médicale. Les plantes qui fournissent ces secours sont, 1°. la filipendule, la cynoglosse, la petite chélidoine, le dompte-venin, le boucage ou pimprenelle-saxifrage, le grateron, la valériane, le polypode, la saponaire, l'arrête-bœuf, la fougère mâle, le split, la squine, le méchoacan, dont on emploie les racines; 2°. les capillaires, la petite saxifrage, le pissenlit, la rue, le cresson, l'herbe aux cuillers, le cerfeuil, le tussilage (1), la petite

____

(1) Le pas-d'âne ou tussilage est un très-bon remède contre les obstructions des glandes, les éruptions cutanées, et sur-tout contre la toux scrophuleuse et les affections des poumons, sans irriter d'une manière sensible. Il réussit fort bien chez les enfans qui ont les poumons foibles, même lorsque la fièvre a commencé à s'établir. On donne le suc frais des feuilles, à la dose d'une à trois ou quatre onces dans la journée; et lors-

marguerite, la germandrée, la grande scrophulaire, dont on donne feuilles et tiges; 3°. le
xanthium , le glayeul, le sorgo, le souci, le
chardon à bonnetier, la grande ortie puante, le
pêcher, la saponaire, le *prunus-padus*, le noyer,
l'arnica, la globulaire à feuilles en cœur, la
digitale, la clématite, dont on administre les
feuilles; 4°. la douce-amère (1), dont on emploie la tige; 5°. la camomille, l'arnica, dont
les fleurs sont d'usage; 6°. la graine de coriandre,
la noix de ben, les glands de chêne; 7°. l'orme
pyramidal, le quinquina, dont on place l'é-
corce; 8°. le sassafras, dont on donne le bois;
9°. l'*elvela acaulis*, toutes les feuilles fraîches
comprises sous le nombre 3, le marrube, la vel-
vote, la coquelourde, la ciguë, l'opium, l'aconit,
la scammonée, dont on donne les sucs épaissis;
10°. la gomme ammoniac, la résine de gayac,
la myrrhe, &c. &c.

296. Quoique ces diverses plantes aient eu, cha-

---

qu'on ne peut avoir que les feuilles sèches, on donne
tous les jours la décoction d'une once de ces feuilles
plus ou moins, suivant l'âge.

(1) La douce-amère peut passer pour un remède
puissant contre les scrophules, depuis les observations
que M. Starck a publiées dans sa traduction allemande
de la dissertation de M. Carrere, sur l'usage de la douce-
amère.

cune en particulier, des apologistes, on peut avancer qu'en général elles ne fournissent que des
remèdes secondaires; cependant, il y en a qui
méritent d'être distinguées. MM. Acrel et Meyer,
deux savans distingués, se sont récriés sur le
peu de cas que l'on faisoit de la racine d'arrête-
bœuf, qui possède, à un haut degré, la vertu
de fondre les glandes engorgées. La saponaire
n'est pas sans utilité. M. Nose, médecin d'Augs-
bourg, a publié sur les vertus antiscrophuleuses
de l'arnica, des faits que M. Baldinger a recueillis dans son nouveau magasin pour les médecins. M. Pallas nous apprend que le suc lai-
teux de l'*elvela acaulis* est un remède familier
en Russie contre les scrophules. L'opium, dont
on a essayé les vertus antisyphilitiques, promet
des avantages contre l'altération de la lymphe,
procurée par le vice scrophuleux, et il mérite
d'être tenté ; on l'a vu réussir en topique dans le
traitement des ulcères douloureux. La scammonée, suivant les observations de Boerhaave et
de Van-Swieten, cause une prompte dissolution
du sang, qu'elle réduit en sérosités ; faisant
rendre des excrétions aqueuses et d'odeur cada-
véreuse : conséquemment, la scammonée est re-
commandable dans la cure des maladies où l'é-
paississement des liqueurs est un vice dominant;
mais la ciguë, le quinquina et la digitale, sont

d'une efficacité plus reconnue, et d'une application plus généralement utile.

297. Je ne discuterai point ici la valeur des témoignages pour et contre l'usage de la ciguë; j'en ai parlé avec assez d'étendue dans mon traité sur la phthisie pulmonaire; mais je ne dois pas oublier de dire, avec M. Tissot, que ce remède guérit plusieurs cas de scrophules, qu'il soulage les cas incurables, qu'il donne de l'appétit, et fortifie l'estomac; enfin, qu'il fortifie, d'une façon marquée, les petits enfans. M. Burggrave s'est convaincu que l'extrait de cette plante a la vertu de dissoudre les humeurs stagnantes dans les vaisseaux des glandes, bien qu'il ne puisse rien contre l'endurcissement du corps glanduleux même; et selon M. Menuret, celui qui voudra tirer parti de ce remède éminemment fondant, doit se souvenir, 1°. que la fièvre et la disposition fébrile contre-indiquent formellement son usage : 2°. que l'action de la ciguë s'exerçant par une simple détente, par le relâchement des fibres nerveuses en crispation, qui sont le noyau de presque tous les engorgemens glanduleux, il résulte de son usage prolongé, la suspension de certaines excrétions, une sorte d'engouement et d'empâtement dans l'estomac et les premières voies, qu'on est obligé de combattre par des purgatifs réitérés, et qu'on diminue, en combi-

nant l'usage du quinquina avec celui de la ciguë.
Des praticiens très-recommandables se méfiant
des différences qu'offrent les extraits de cette
plante, recommandent d'en préférer le suc ré-
cemment exprimé à la dose de dix jusqu'à soixante
gouttes et au-delà.

298. Un médicament qu'on dit agir spécifiquement contre la phthisie tuberculeuse, et l'emporter de beaucoup en efficacité sur la ciguë, est la
graine ou semence de *phellandrium aquaticum*,
fenouil aquatique (1), mise en poudre et réduite
en électuaire ou en pilules. Il paroît que cette
graine est beaucoup usitée dans quelques cantons de l'Allemagne, où l'on est dans l'usage de
l'employer avec succès contre la phthisie pulmonaire. Essayée à Paris, la semence de phellandrium a d'abord produit des effets étonnans;
elle a amélioré rapidement l'état des phthisiques;
mais cette amélioration n'a bientôt plus fait des
progrès. Est-ce faute d'avoir graduellement augmenté les doses du médicament, ou de l'avoir
combiné d'une manière avantageuse? C'est ce
dont je n'ai pu être informé. Mais ces succès,
quoique bornés, n'en doivent pas moins inspirer
la plus haute confiance pour l'usage d'un re-

____

(1) Voyez mon *Traité de la phthisie pulmonaire*,
seconde édition, tome II, page 361, §. 534.

mède qui agit contre les scrophules à l'instar de la ciguë, et promet beaucoup plus d'efficacité qu'elle.

299. Quant au quinquina, on peut se convaincre, par les observations de MM. Fordyce, Fothergill, Bond, Whytt, Bordeu, et autres, que cette écorce est de la plus grande utilité pour le traitement des maladies scrophuleuses. Le docteur Fordyce jugeant bien que tous les alcalins sur lesquels on insiste si fortement dans le traitement des scrophules, pouvoient appauvrir la masse du sang, et procurer un commencement de dissolution dans ce fluide, avant que l'action des remèdes fût sensible sur l'obstruction des glandes, vouloit parer à ces inconvéniens par l'administration soutenue d'un médicament tel que le quinquina, qui, pouvant corriger le vice des liqueurs, s'oppose de même à la foiblesse des solides. Cette écorce est sur-tout utile lorsque, pendant l'usage des fondans nécessaires, les forces diminuent, ou les malades semblent languir, dépérir davantage, ou tomber dans une cachexie plus manifeste.

M. Fothergill, très-expert sur les vertus anti-scrophuleuses du quinquina (1), ne craint pas

----

(1) Voici la formule de quinquina de M. Forthergill. Prenez de quinquina en poudre, une once; faites-le

de dire que c'est le remède sur lequel il compte
le plus, parce que non-seulement on peut le
donner avec la plus grande sûreté, mais même
avec de grands avantages dans plusieurs symptômes scrophuleux. Les ophtalmies invétérées,
ajoute-t-il, cèdent à son action. Il dissout les
tumeurs glanduleuses et commençantes, et arrête
leurs progrès. Il guérit les gonflemens qui arrivent aux lèvres, les taches cutanées qui dépendent de la même cause, et corrige toute tendance
aux scrophules. Le docteur Bond a rendu la même
justice au quinquina. M. Whytt n'a rien vu qui
eût autant de succès que l'usage de cette écorce,
soit en substance, soit en décoction, continuée
pendant plusieurs mois, même lorsqu'il y avoit
une fièvre considérable, comme on peut en juger
par les faits qu'il cite ; et M. Bordeu, qui a eu de
fréquentes occasions de constater les vertus de
ce médicament contre les scrophules, affirme
qu'il ne manque jamais de redonner l'appétit,

---

bouillir dans une pinte d'eau pure réduite à chopine :
ajoutez sur la fin demi-once de racine de réglisse
coupée par petits morceaux. Mêlez dans la colature
deux onces d'eau de noix muscade. On peut prendre
de ce mélange deux, trois ou quatre cuillerées, avec
dix, vingt et jusqu'à soixante gouttes de teinture de
gayac, et cela deux ou trois fois le jour. *Of the use
of cortex Peruvianus in scrofulous disorders.*

de dissiper les langueurs d'estomac et la sorte de
dévoiement et de foiblesse qui arrivent souvent
aux scrophuleux, enfin de changer, en moins
de temps qu'on ne sauroit le croire, l'état de
leurs ulcères.

300. Cependant le quinquina (1), tout efficace
qu'il est, nuit dans la disposition inflammatoire
des glandes; il augmente alors cette disposition,
il étend l'irritation jusques aux glandes lymphatiques encore saines, et pour l'ordinaire ce sont
celles du poumon qui s'affectent : aussi le docteur Eliot a vu que le quinquina procuroit une
phthisie confirmée, lorsqu'il étoit donné dans
les cas scrophuleux avec des signes d'inflammation.

301. Ces médicamens, tels énergiques qu'ils
soient, le cèdent-ils en vertus anti-scrophuleuses à
la digitale? Plusieurs graves médecins se sont expliqués en faveur de cette plante, qu'on a principalement célébrée pour la phthisie scrophuleuse;
et quelques uns, tels que les docteurs Mossman (2),

---

(1) On prétend que le quinquina est efficacement
remplacé par l'alipum (Voyez l'ancien *Journal de
Médecine*, tome LXII; page 377), par la benoite, par
l'écorce du saule, de maronnier, etc.

(2) *Essay on scrofula, glandular consumption, and
observations on digitalis.*

Merz (1), etc. l'ont considérée comme dîrecte-
ment appropriée contre les scrophules.

Van-Helmont avoit déjà préconisé la digitale
dont il employoit la racine. Quelques praticiens
essayèrent successivement cette plante. Haller,
cité par Murray, cite un cas presque désespéré
de scrophules, dans lequel la digitale en décoction opéra une guérison radicale ; et depuis,
d'après le rapport de M. Schiemann (2), M. Stro-
mayer a, dans l'hôpital de Gottingue, guéri plusieurs scrophuleux avec le secours de la digitale
prise intérieurement. L'auteur anglais d'un livre
intitulé *Practical Essays*, etc. rapporte des
exemples de cures aussi remarquables. Un homme
attaqué d'ulcères scrophuleux en diverses parties du corps, et qui en avoit à la jambe droite
dont le mauvais caractère avoit fait songer à
l'amputation, guérit en prenant deux fois en
quatorze jours une cuillerée de suc de digitale,
avec une demi-pinte de bière chaude, et en appliquant sur ses ulcères les feuilles dont on avoit
exprimé ce suc. Une jeune femme éprouva beaucoup de soulagement en prenant une cuillerée
du même suc préparé de la même manière; elle

____

(1) *De digitali purpurea, ejusque usu in scrofulis
medico* : Jenæ, 1790.

(2) *De digitali purpurea.* Gotting. 1786.

étoit

étoit affectée d'une tumeur scrophuleuse à l'œil,
avoit la lèvre supérieure très-gonflée et fendue,
plusieurs articulations des doigts tuméfiées, et
des douleurs presque continuelles dans les membres. Malheureusement la violence du remède
l'empêcha d'en continuer l'emploi autant qu'il
auroit été nécessaire. Un homme ayant depuis
trois ans au coude droit une humeur scrophuleuse d'un vilain aspect et qui lui causoit des
douleurs atroces, fut plus constant, et guérit
presqu'entièrement en un mois, en prenant le
suc des feuilles de digitale à quatre reprises différentes (1).

M. Quarin en a donné et recommandé l'extrait, après l'avoir mise en usage avec succès.

L'application extérieure des feuilles de digitale
passe pour être presque aussi efficace dans les
scrophules que son administration intérieure.
Suivant Parkinson, on applique ces feuilles
broyées ou mêlées à des graisses. Le liniment
fait avec les fleurs possède, selon Bate, la même
vertu; Hulse avoit sur-tout remarqué le succès
de cette pratique dans les scrophules humides
ou suppurantes, et son peu de réussite dans les

---

(1) *Essai sur les propriétés médicales de la digitale
pourprée;* par M. Bidault de Villiers : seconde édit.
pag. 20.

V

tumeurs sèches. Les médecins et chirurgiens de l'hôpital de Worcester ont aussi attesté l'efficacité de ces feuilles en cataplasme et en onguent, et ont vanté leur excellence dans une multitude d'exemples (1).

Ainsi l'expérience a prononcé en faveur de la digitale. Cette plante jouit d'une grande vertu anti-scrophuleuse, et d'autant plus qu'on l'administre convenablement, à dose suffisante et avec des auxiliaires appropriés.

3o2. La meilleure manière de l'administrer n'est point de se servir du suc exprimé des feuilles comme on l'a fait dans un temps où on ne savoit user de cette plante qu'empyriquement, mais en teinture spiritueuse : et cette teinture se donne intérieurement, et même extérieurement en friction. On commence par une petite dose, deux ou trois gouttes, par exemple ; on renforce de temps en temps cette dose par une goutte ; on répète le remède plusieurs fois par jour, comme trois ou quatre fois ; on n'en suspend point l'usage sans de fortes raisons, et dès qu'on s'apperçoit que le malade devient très-sensible à l'action du médicament, on en diminue la dose et d'une manière progressive.

La digitale, donnée à une certaine dose, occa-

---

(1) Bidault de Villiers. *Loc. citat.* pag. 54.

sionne le vomissement. Lorsqu'on traite des scrophuleux robustes, c'est quelquefois une très-bonne pratique d'administrer le remède de manière à faire vomir. Les malades y gagnent toujours, notamment si on répète la secousse du vomissement une ou deux fois par semaine. Si l'on craignoit d'administrer la digitale comme émétique, on pourroit avoir recours au sulfate de cuivre. Le docteur Senter (1) assure avoir guéri par ce remède et la mixture de myrrhe de Griffith, plusieurs hectiques scrophuleux.

303. Les auxiliaires de la digitale sont le sulfate de fer, la myrrhé et le quinquina jaune dans tous les cas de scrophules qui nécessitent l'emploi des toniques. Avec leur secours, et un régime généreux, cette plante produit de très-grands effets, et ce n'est que lorsqu'il y a une période inflammatoire prononcée, qu'on peut en tempérer l'effet à l'aide de l'opium, des diurétiques et des mucilagineux.

L'aconit est la plante qui se rapproche le plus de la digitale; et qu'on pourroit le plus convenablement administrer à sa place.

304. Les praticiens ont varié les formules qu'ils ont données de la digitale. Je ne me permettrai que de citer les plus usuelles.

____

(1) *Transactions of the college of physicians of Philadelphia :* vol. 1.

Formules de M. Lean. Prenez feuilles de digitale pourprée récentes et sèches, une once; alcohol, huit onces, ou bien, feuilles de digitale pourprée fraîches, quatre onces; alcohol rectifié, cinq onces : faites digérer à une douce chaleur pendant sept jours, et coulez.

Formule du docteur Drake. Prenez feuilles de digitale pourprée sèches et réduites en poudre grossière, une once; esprit-de-vin rectifié, eau pure, de chaque deux onces : faites digérer pendant vingt-quatre heures en remuant souvent, et passez le tout pour l'usage.

Formule du docteur Darwin. Mettez deux onces de digitale pourprée, séchée avec précaution et grossièrement pulvérisée, dans un mélange de quatre onces d'esprit-de-vin rectifié et de quatre onces d'eau; placez-les à côté du feu, et laissez-y le vase pendant vingt-quatre heures en l'agitant souvent. Au bout de ce temps, vous pouvez séparer la teinture du sédiment et la filtrer à travers un papier gris.

Formule de la décoction du docteur Fowler. Prenez feuilles de digitale pourprée fraîches, deux onces; faites-les bouillir dans une livre d'eau pure jusqu'à réduction de sept onces et demie. Passez le tout, et ajoutez-y une demi-once de teinture de cardamomum.

3o5. La dose de la poudre, lorsqu'on donne la

préférence à cette forme d'administration, est depuis un grain jusqu'à cinq ; celle de la plus forte teinture depuis dix gouttes jusqu'à trente, quarante, cinquante, soixante et même cent, en allant progressivement ; celle de la décoction et de l'infusion, d'une demi-once deux et trois fois par jour. On diminue de moitié ces quantités pour les enfans de cinq ans et au-dessous , et tous les deux jours ; on ajoute deux gouttes de teinture, ou un demi-grain de la poudre, ou bien une quantité proportionnelle de l'infusion et de la décoction. Dans les pays chauds , il est nécessaire que la dose soit un peu moins forte (1).

306. La digitale , en friction sur le trajet des vaisseaux lymphatiques, ou sur les parties dont les vaisseaux se rendent directement aux glandes engorgées , est susceptible d'un grand succès. J'ai dit qu'on pouvoit employer la teinture à cet effet ; on peut également mettre en usage la poudre délayée avec de la salive, et bien mélangée avec un peu de sain-doux.

307. Comme la digitale est un remède actif et qu'il peut quelquefois occasionner des symptômes qu'il est bon de savoir réprimer , il ne sera pas inutile de dire qu'on oppose à une action trop forte ou délétère, l'eau-de-vie, le sel volatil de

____

(1) M. Bidault de Villiers : *ibid.* pag. 29.

V 5

corne de cerf (ammoniaque), et même un vésicatoire appliqué sur l'épigastre. On, a même
proposé les acides végétaux ou minéraux.

3o8. Je ne dirai rien des avantages qu'on peut
retirer du savon dont j'ai exposé ailleurs les vertus et la manière d'agir ; il est bon cependant
d'ajouter que, autant que l'estomac pourra le
supporter, il faut donner ce remède à haute
dose. L'utilité des absorbans est attestée par tous
les auteurs, et la formule de leur administration
est très-variée. Pour ce qui concerne l'électricité,
des faits présentés par MM. Mauduyt, Mazars
de Cazelles et Roma, annoncent que l'électricité
exerce une action très-forte sur le vice scrophuleux, qu'elle l'atténue et le met puissamment en
mouvement. Mais ses effets ne sont jamais mieux
assurés, et ont réussi d'autant plus efficacement
à guérir les scrophules, qu'on sait associer à propos l'électricité aux remèdes internes.

Edmont, Struve et d'autres, ont proposé des
arcanes assurés contre le vice scrophuleux ; mais
ces remèdes sont ou peu connus, mauvais, ou
infidelles.

3o9. Tous les remèdes que je viens d'indiquer
depuis le §. 262 jusqu'au 3o9, étant doués d'une
vertu résolutive et fondante plus ou moins forte,
peuvent remplir les indications que présente la
première période du traitement général des scro-

phules ; mais ils nuiroient dans la seconde période de ces maladies ; où, comme on l'a déjà
remarqué, les fluides tournent à la dissolution,
et où il prédomine dans toutes les humeurs un
caractère d'âcreté et de tendance à la dissolution.

Ici l'ordre du traitement diététique et médical
doit être renversé ; il ne s'agit plus d'animaliser
la lymphe par l'usage soutenu des substances
tirées du règne animal ; il ne faut plus travailler
à détruire les molécules vicieusement cohérentes
des liquides, par l'administration assidue des
fondans ; il faut, au contraire, nourrir les malades avec les végétaux tempérans, tels que les
carottes, les concombres et autres cucurbitacées,
avec beaucoup de jardinage, y entremêlant de
temps en temps de la viande de boucherie, de la
bonne volaille et du gibier ; le laitage peut être
alors d'une grande ressource, et doit être administré avec confiance.

Quant aux remèdes qui peuvent être donnés
le plus utilement, ce sont les vrais antiseptiques
entremêlés de toniques fortifians, et de quelques
puissans dépuratifs. Je mets dans la première
classe les sucs anti-scorbutiques, le quinquina,
l'eau de goudron ; dans la seconde, l'usage de
la garance, celui des martiaux ; dans la troisième, les bouillons de vipère, l'usage des lé-
zards, la tisane de Felz, la tisane dépuratoire

de Vigaroux, sans compter tous les accessoires
d'un traitement qui doit être modifié suivant
les circonstances. On peut se bien trouver, dans
ces cas, d'un mélange de soufre sublimé (1), de
tartrite acidule de potasse (2), et de thériaque,
ou de quinquina.

SECTION II.

Traitement particulier des scrophules.

310. Après avoir fait une analyse raisonnée
des moyens qu'on a coutume d'employer dans
le traitement général des scrophules, il me reste
à en montrer l'application à la cure des tumeurs
scrophuleuses. Le traitement de ces tumeurs
doit être considéré relativement à leurs divers
états. Dans tous, il y a sans doute l'indication
commune d'atténuer les sucs lymphatiques et
d'augmenter l'action des solides, afin que, par
ce double effet, la lymphe convenablement ré-
solue puisse reprendre son cours habituel, et
que les solides légèrement excités puissent éla-
borer les fluides, et continuer l'ouvrage important des sécrétions et des excrétions. Mais on
sent que l'état respectif des tumeurs scrophu-

____

(1) Les fleurs de soufre.
(2) La crême de tartre.

leuses exige des modifications de traitement ; qu'il importe de détailler et de connoître.

311. Dans la première période des tumeurs scrophuleuses, la lymphe n'a point encore acquis le degré de ténacité et d'acrimonie, qu'elle acquiert de plus en plus par les progrès de la maladie ; et les solides ne sont point encore à ce point de relâchement auquel ils parviennent dans la suite. Les fondans agiront donc, à cette époque, avec plus de promptitude et une plus grande activité ; aussi est-il nécessaire d'en faire précéder l'usage par celui des délayans et des apéritifs savonneux ; on peut encore entremêler ces divers remèdes, ou bien les alterner de manière que l'irritation des solides ne puisse prévaloir sur l'épaississement humoral, et réciproquement.

Par exemple, après avoir débuté par un émétique, secondé par un ou deux purgatifs, selon le besoin, pour balayer les premières voies et emporter les saburres qui nuiroient à l'opération des remèdes ; on prescrira pendant huit jours les apéritifs tempérans, sous forme de bouillons, d'apozèmes, de tisane, de sucs ; choisissant, pour remplir ces vues, les herbes dont la propriété est la mieux constatée et l'action la plus douce. Ces remèdes détrempent les humeurs, délayent un peu la lymphe, assouplissent les solides, sans les énerver, et amènent les conditions nécessaires pour employer les atténuans.

312. Pour l'ordinaire, il est utile, à cette époque, de répéter le vomitif et le purgatif, afin d'enlever le produit des délayans, et de donner une secousse à la machine dont l'état semble quelquefois avoir été détérioré par l'usage des délayans; alors les fondans réussissent à merveille. Il faut qu'ils soient assez actifs pour faire une impression décidée, sans s'inquiéter du mouvement fébrile et de la chaleur qui peuvent survenir, et je ne conseille pas de leur associer des purgatifs, du moins dans les circonstances ordinaires. Je préfère de placer les évacuans, surtout les vomitifs, par intervalles même rapprochés, et toujours quand on voit que les atténuans n'agissent plus, soit comme propres à enlever les produits de la fonte successive, soit comme nécessaires pour troubler l'ordre des mouvemens habituels. J'ai déjà fait mention de plusieurs substances salines neutres, comme pouvant servir au traitement général des scrophules. J'ajouterai ici que rarement les emploie-t-on seules quand il s'agit de purger dans cette maladie. On donne la préférence aux substances purgatives stimulantes et chaudes; de ce nombre sont la rhubarbe, le jalap, l'aloès.

Le docteur Wendt a fait beaucoup de cas des feuilles de gratiole réduites en poudre ; et le professeur Hufeland se sert familièrement des pilules dans lesquelles entrent la résine de jalap, l'extrait panchymagogue, et le muriate doux de mercure. On prend un gros de chacune de ces drogues, et on en forme quatre-vingts pilules.

313. Je place à la tête des fondans, dont je conseille l'usage, une forte décoction des bois sudorifiques, avec le sulfure d'antimoine (1) ; l'aconit et la ciguë, les alkalis, les muriates de chaux et de baryte, les combinaisons de mercure avec les gommes-résines.

Ces médicamens doivent être répétés une, deux ou trois fois dans la journée ; et leurs effets seront d'autant plus prompts, que les malades seront soumis, en même temps, au pouvoir de l'électricité.

314. Les boissons qui conviennent le mieux pendant leur usage, sont l'eau pure médiocrement sucrée, les décoctions ou infusions de capillaire, de tussilage, de polypode, etc.

Si la nature affectoit de dépurer la masse des liqueurs par quelque couloir, ce qu'il faut toujours épier, on la seconderoit par les moyens

____

(1) L'antimoine cru.

convenables; les décoctions diapnotiques, composées avec la racine de scorsonère, les tiges de douce-amère, les feuilles de buglosse, de scabieuse, les fleurs de coquelicot, de sureau, les racines ligneuses de buis ou de squine, la râpure du bois de sassafras, auxquelles on mêleroit au besoin quelques gouttes d'acétate d'ammoniaque , seroient utiles , s'il s'agissoit de pousser par la transpiration; les infusions ou décoctions diurétiques faites avec la pariétaire; le cerfeuil, la bousserole, etc., et aiguisées avec l'acétite de potasse, ou le jus de cloportes écrasés vivans , seroient efficaces, s'il falloit augmenter le cours des urines; enfin, les aloétiques conviendroient pour favoriser les déjections.

Parmi les remèdes qui viennent d'être désignés, et à titre de médicament aromatique et excitant, le sassafras mérite quelque distinction. Il augmente les forces digestives, corrige la disposition scrophuleuse, et anime la force musculaire. Il excite les sécrétions séreuses, et il est utile dans les éruptions cutanées scrophuleuses, et dans les engorgemens des glandes. On en fait une infusion qui doit être prise froide, d'après le conseil de M. Hufeland.

3i5. Plus les évacuations séreuses, avec quelques symptômes d'irritation, augmentent dans le commencement de l'usage des fondans, et plus

on doit administrer les délayans, de crainte que
la dissipation de la partie la plus liquide des
humeurs ne les laisse plus visqueuses et plus ap-
tes à multiplier les embarras. Les bains deviennent quelquefois indispensables; et s'il y avoit
à craindre que ces moyens réunis pussent influer sur l'atonie des solides, il seroit aisé de
prévenir ces effets en donnant le quinquina, le
fer, et en chargeant l'eau du bain d'un principe
stimulant. Les sels lixiviels mêlés en proportion
convenable, donnent un secours utile et peu
dispendieux. On pourroit le remplacer par le
muriate calcaire, ou l'usage de l'eau de mer, et
dans quelques cas par le fer, suivant les procédés
de M. Lentin (1).

316. La diminution du volume (2) des tumeurs scrophuleuses, n'est point un indice du
bon effet des fondans, si la mollesse et la souplesse
de ces tumeurs n'annoncent pas en même temps,
que leur rapetissement est l'effet de l'atténuation de la lymphe. L'endurcissement des tumeurs n'est du tout point favorable à l'usage
des fondans actifs; lorsque cette circonstance a

____

(1) *Neves magazin sur aerzte heransgegében*, von.....
Baldinger, tom. III, pag. 193.

(2) J'ai prouvé ce fait par une observation détaillée
dans le Traité que j'ai publié sur le Carreau, pag. 95.

lieu, il faut suspendre l'administration de ces atténuans, y suppléer par les délayans savonneux, par les vomitifs, et reprendre les fondans lorsque l'état des tumeurs le permet. Dans ces cas, on tire parti des sucs des plantes incisives, apéritives et légèrement toniques, et par préférence, d'un mélange de sucs tirés par expression de la chicorée, du pissenlit, du tussilage et du cresson, et donnés à haute dose.

317. Lorsque les tumeurs scrophuleuses paroissent augmenter de volume dans le temps que leur rénitence diminue, ou bien quand la masse des tumeurs s'amoindrit, tandis qu'elles deviennent sensiblement plus molles, on doit établir un ou deux cautères, placer quelques purgatifs à de courts intervalles, donner plus libéralement le quinquina, ou avoir recours aux eaux minérales sulfureuses, et aux sudorifiques.

318. Les cautères sont de grands remèdes dans les scrophules; ils soutiennent, ils augmentent même le cours de la transpiration, et appellent constamment à la peau la direction des humeurs étrangères qui trouvent en même temps, pour sortir, une libre issue. Les cautères préviennent quelquefois la suppuration des tumeurs, ou du moins ils mettent les organes à l'abri de recevoir l'humeur dépravée par le vice scrophuleux. Il est d'expérience que la résolution des tumeurs

scrophuleuses ne donne souvent qu'un répit dangereux, lorsqu'on n'a pas l'attention de prévenir, par l'établissement des cautères, les accidens secondaires qu'on doit toujours redouter. L'écorce de garou a été proposée, comme propre à arrêter les progrès des tumeurs scrophuleuses; et M. Leroi, qui en a vanté les effets, les a soutenus par une observation remarquable.

319. Les purgatifs ne sont pas moins utiles, parce que, en dirigeant l'action des forces vitales du côté des intestins, ils ouvrent une autre grande voie aux sucs pervertis, sans compter qu'ils débarrassent les intestins des viscosités qui s'y accumulent pendant le cours des scrophules. Les purgatifs dont on se servira avec succès, peuvent être en assez grand nombre; et donnés sous forme pilulaire, ils peuvent développer plus d'action, en même temps qu'ils inspirent moins de dégoût. On connoît plusieurs recettes spécialement consacrées au traitement de la maladie scrophuleuse, et chaque praticien peut en composer à son gré.

320. Mais les remèdes les plus généralement utiles, soit pour hâter la guérison, soit pour prévenir une fâcheuse métastase, sont les sudorifiques trop négligés dans le traitement des scrophules; mais très-recommandables: l'infusion de sassafras mérite d'être louée dans ce cas.

M. de Brieude, qui a fait cette remarque, observe qu'il a toujours employé ces secours avec
succès, et qu'il convient d'user des étuves pendant plusieurs saisons et souvent pendant plusieurs années. On doit présumer qu'il faut préparer auparavant les malades à soutenir ces
sueurs. C'est parce que le fondant de Rotrou
pousse fortement à la peau, et procure des transpirations soutenues, et même des sueurs, que
ce remède bien dirigé est susceptible d'opérer
des cures remarquables.

321. La disparition des tumeurs annonce la
fluidité requise de la lymphe et la résolution des
embarras glanduleux; le temps est venu d'employer les fortifians pour resserrer les solides, et
leur donner ce degré d'élasticité qu'ils ont perdu
par la maladie. On remplit cette 3e indication
à l'aide des toniques, des préparations de fer et
des eaux martiales. Non-seulement, ces remèdes
terminent la cure, mais encore ils la complètent
et ils préviennent très-souvent une rechute.

 Si le médecin, en effet, se contentoit de faire
disparoître un engorgement, sans prévoir les
suites de cet état, il n'auroit pas encore rempli
les obligations qui lui sont imposées. Les viscères qui ont été engorgés, ont souffert des extensions considérables, et par cela même ils ont
perdu leur élasticité, ils sont incapables de
réagir

réagir sur les fluides qui les parcourent, quand les vaisseaux dont ils sont composés, leur livrent une nouvelle route. Ils s'y accumulent, y stasent, s'y épaississent, et forment bientôt d'autres concrétions. Pour prévenir ces accidens, il est essentiel de leur rendre la force qu'ils avoient perdue; c'est alors que le fer et ses préparations, ainsi que les eaux minérales ferrugineuses, sont d'une grande utilité; c'est alors que l'exercice, les frictions, et tout ce qui peut s'opposer à la stase des liquides, devient d'une nécessité indispensable. Négliger ces secours, c'est exposer les malades à des récidives fréquentes et souvent funestes.

322. Il ne faut pas croire cependant que pour l'administration des fortifians, il faille attendre que les glandes scrophuleuses ayent été résolues; et quelquefois il n'y a pas de plus grand moyen pour déterminer leur fonte, que d'user de ces mêmes toniques. Cette considération a sagement fait dire au professeur Hufeland, que c'est agir très-rationnellement que d'associer l'usage du quinquina à celui des fondans, ou de terminer la cure par l'usage de ce remède, qui a les effets les plus avantageux, lorsqu'il est placé convenablement. Souvent, après qu'on a employé les médicamens les plus efficaces, lorsque par leur moyen on a rendu mobile la matière visqueuse

X

et qu'on a fait cesser le spasme, la stagnation
et la langueur subsistent encore, parce qu'il
manque aux vaisseaux la force nécessaire pour
se contracter, et pour réagir avec efficacité sur
les fluides qu'ils contiennent. Le mal ne se maintient que par l'atonie; et l'on auroit beau continuer l'usage des fondans, bien loin de le dissiper, ils l'entretiendroient plutôt, et pourroient
même l'augmenter. Si dans ces circonstances on
donne le quinquina, la cascarille, le cassia, ou
d'autres remèdes fortifians, on est étonné de
voir avec quelle rapidité les engorgemens disparoissent : c'étoit le seul remède qui pût en
terminer complétement la résolution.

323. Le traitement particulier que j'ai proposé,
quoique méthodique, n'est pas, pour l'ordinaire,
suffisant, quoiqu'il ait réussi en apparence; et
pour déraciner tout-à-fait la maladie, je conseille de le reprendre l'hiver suivant.

324. Plus les tumeurs scrophuleuses sont an-
ciennes, et plus il est permis d'insister sur les fondans actifs; il faut même alors insister-très-long-
temps sur ce genre de remèdes, et donner la préférence aux mercuriaux. Au contraire, plus les
tumeurs sont promptes à s'enflammer et à s'ulcérer, et plus il faut être modéré sur l'administration des fondans, ou ne donner que les moins
incendiaires. C'est dans cette dernière circons-

tance que l'application même réitérée des sangsues sur les glandes tuméfiées et irritées, devient un puissant secours; sur-tout quand le sujet est un peu sanguin, et que l'inflammation
locale exerce une action marquée sur tout le
système vital.

L'oximel de Belladone peut aussi dans de tels
cas être singulièrement avantageux.

325. Lorsque l'inflammation s'empare des tumeurs, et que le travail suppuratoire prépare
leur fonte, l'usage des fondans et des purgatifs
commence à être déplacé; mais celui du camphre, selon la méthode de M. Rowley (1), est
des plus efficaces. On sait que cette substance
rend tous les jours des services importans,
comme anti-phlogistique, comme antiseptique,
comme cordiale, enfin comme diaphorétique.
Cette dernière vertu donne au camphre une
propriété précieuse, puisqu'il est nécessaire de
diriger, vers la circonférence, les mouvemens
des humeurs, au moment où il est essentiel

---

(1) *Will. Rowleys treatise on the diseases of the*
breast of women; with the method of preventing the
cancer, and directions tho women during lisingin, etc.
M. Rowley fait au-dehors des embrocations avec du
camphre dissous dans de l'huile; et donne au-dedans,
des altérans, le julep camphré et les mixtures salines.

d'écarter des viscères la matière d'une suppuration acrimonieuse.

326. Les scrophules constituent une maladie et trop commune et trop rebelle, pour que les praticiens ne se soient point appliqués à la recherche de quelques remèdes particuliers, ou d'une méthode spéciale de traitement.

Les remèdes particuliers sont moins utiles sans doute que les méthodes de traitement ; mais les uns et les autres méritent d'être connus, ne fût-ce que pour apprécier les effets qui ont été successivement tentés pour combattre une maladie qu'on ne guérira que d'après des vues empyriques, tant que les demi-médecins, et surtout les mauvais professeurs, laisseront la savante doctrine des causes, pour un ridicule échaffaudage de nosographie et d'analyse.

1°. REMÈDES PARTICULIERS.

327. Ces remèdes consistent principalement en une combinaison de médicamens, dans lesquels dominent, ou les fondans, ou les purgatifs.

Pilules de M. Faure.

328. Prenez du savon d'Alicante, depuis quinze grains jusqu'à une drachme ; de la poudre d'éponge brûlée et calcinée, depuis dix grains jus-

qu'à demi-drachme; de la poudre des deux scrophulaires, depuis six grains jusqu'à un scrupule; de la limaille d'acier, depuis six grains
jusqu'à un scrupule. Liez le tout avec suffisante
quantité de sirop des cinq racines.

Poudre de Dehaen (1).

329. Prenez d'oxide de zinc sublimé, quatre
onces; d'os de seche, des coques d'œuf, de chaque,
une demi-once; de drap écarlate, une once et
demie. Renfermez ces ingrédiens dans un vase
fermé; faites-les brûler, et qu'ils soient ensuite
réduits en poudre.

La dose est de dix-huit grains, deux fois le
jour, pendant six jours de suite. On fait précéder le remède d'un purgatif phlegmagogue,
qu'on place à la pleine lune. On répète le traitement jusqu'à trois fois.

Pilules de M. Grateloup.

330. Prenez d'antimoine diaphorétique non
lavé, de tartre chalybé, de chaque, quinze grains;

---

(1) ♃ *Nihil albi, unc.* iv. *ossium sepiæ, putaminum
ovorum, āā, unc. semis.; panni scarlatini, unc. unam
et semis. : mista vase clauso comburantur, rediganturque in pulverem.*

de savon blanc, demi-drachme; de rhubarbe et de cloportes en poudre, de chaque, dix-huit grains: ajoutez un peu d'aloès succotrin, et faites du tout une masse de pilules, avec suffisante quantité de mucilage de gomme adragant, tiré avec l'eau rose.

Pilules de M. Mareschal de Rougères (1).

351. Prenez de savon de Starkey, quatre onces; d'alkali de tartre, de sel ammoniac, de chaque, une once; de limaille de fer, deux onces; de sassafras, de saponaire et des fleurs de digitale, de chaque, une once : l'alkali de tartre, le sel ammoniac, le sassafras, la saponaire et les fleurs de digitale étant mises en poudre, et la limaille de fer étant simplement passée par un tamis, triturez le savon dans un mortier de fer ou de marbre, et ajoutez-y successivement le sel de tartre, le sel ammoniac, la limaille, enfin les poudres des trois plantes ensemble, dont on facilite les incorporations par de nouvelles triturations. On serre cette masse dans un bocal de verre recouvert d'un parchemin, pour en former

---

(1) M. Pinel, *Nosogr. philosoph.*, tom. III, pag. 346, ayant intention de désigner cette recette, dit, *Remède du maréchal de Fougères;* c'est une dérision dont un auteur grave n'auroit pas dû se donner l'air.

au besoin des pilules dont on administre, suivant l'âge et le tempérament, depuis quinze grains jusqu'à un gros : ayez soin d'entremêler leur usage par des purgatifs, toutes les fois qu'ils sont indiqués par la fonte humorale.

Bols d'un anonyme, accrédités par MM. Coste et Chappot.

332. Un auteur anonyme a déposé dans un mémoire inséré dans le recueil des prix de l'académie royale de chirurgie, une recette dont les éloges de MM. Coste et Chappot garantissent l'efficacité. Ce remède un peu compliqué d'ailleurs, et dont la base est l'antimoine diaphorétique lavé, auquel on joint le mars, le savon et les purgatifs résineux, a trois préparations. La première consiste à pulvériser parties égales de nitre, de sel d'absynthe et d'antimoine de Hongrie (une once de chaque), à les faire détonner ensemble dans un creuset, à laver plusieurs fois dans l'eau chaude ce qui reste dans le creuset, et à porphyriser le tout pour le conserver dans le bocal. La seconde consiste à faire une forte décoction de réglisse, à laquelle on ajoute de la scammonée d'Alep, et qu'on fait évaporer jusqu'à consistance de sirop. La troisième se réduit à prendre du mercure et à le

purifier avec les yeux d'écrevisses et à travers
la peau de chamois. On joint à ces trois préparations les ingrédiens suivans, dans ces proportions :

On prend deux onces de scammonée, une
once et demie d'éthiops minéral, mercure, antimoine préparé comme ci-dessus, et safran de
mars apéritif, de chaque, trois gros ; deux gros
de savon blanc et autant de poudre de cloportes.
On fait une masse du tout avec quelque sirop,
pour en former des bols de dix-sept à dix-huit
grains, qui est la dose d'un adulte, et qui doit
purger trois ou quatre fois. On modère, on augmente la dose suivant ses effets ; on la suspend,
si elle fatigue trop le malade, pendant quelques
jours, qui sont alors remplis par des boissons
délayantes et apéritives.

Pilules de M. Janin.

335. Prenez de séné mondé, une livre ; de crême
de tartre, deux onces : faites bouillir le tout
dans quatre pintes d'eau, jusqu'à la réduction
de moitié ; passez le liquide à travers un linge,
avec forte expression ; versez-le ensuite dans
une casserole de fer, et faites-le bouillir sur un
feu de charbon ; ajoutéz-y peu à peu les drogues
suivantes, en poudre subtile, agaric, méchoa-

can, rhubarbe, scammonée d'Alep, brionne,
hermodattes, de chaque, six onces; turbith
gommeux, gomme gutte, trochiques alhandal,
mercure doux, tartre émétique, de chaque, deux
onces; safran de mars apéritif, sel de nitre, de
chaque, huit onces; jalap, aloès succotrin, de
chaque, une livre; éthiops minéral fait par la
trituration, quatre onces. Agitez sans cesse ce
mél̇ange avec une spatule de fer, et prenez garde
qu'il ne brûle dans le fond; diminuez le feu à
mesure que l'ensemble prendra plus de consistance; et dès que la masse sera assez ferme, for-
mez en des pilules de la grosseur d'un pois; sau-
poudrez-les avec du jalap, et faites-les sécher
au soleil ou à l'étuve. La dose de ce purgatif
qui convient singulièrement dans les maladies
des yeux causées par un vice scrophuleux, est
de dix pilules pour les adultes, de sept pour les
enfans au-dessus de huit ans, et d'une moindre
dose pour ceux d'un âge au-dessous. On les
donne de quatre en quatre jours, remplissant
les jours libres par l'usage d'un opiat anti-scrophuleux, ou des pilules mercurielles qu'on fait
de cette manière :

Prenez du meilleur quinquina, une once ;
d'éthiops minéral fait par la trituration, deux
drachmes; de mercure doux, une drachme; le
tout en poudre subtile sera incorporé avec suf=

fisante quantité de sirop de chicorée, et trois
drachmes d'extrait d'aloès. La dose est de trente
grains pour les adultes, et de douze grains pour
les enfans. Prenez de panacée mercurielle, une
drachme; d'éthiops minéral fait par la trituration, une drachme et demie : le tout porphy-
risé sera mêlé et incorporé dans suffisante quantité de sirop de nerprun. L'usage est de prendre
quatre pilules de deux grains chaque, le soir
et le matin.

Teinture spiritueuse et pilules de M. Noel.

334. Prenez pulpe de coloquinte, dont on aura
ôté les pepins, et réduite en poudre grossière, une
once et demie; de clous de girofle n.º 6, d'anis
étoilé concassé, un gros; de safran, douze
grains; de terre foliée de tartre, une once; mettez toutes ces drogues en digestion dans vingt
onces d'esprit-de-vin pendant un mois, ensuite
filtrez la liqueur et gardez-la dans une bouteille
bien bouchée. On en donne deux gros dans
deux ou trois onces de vin d'Espagne pur ou
mêlé avec de l'eau, le matin de bonne heure
pendant vingt ou vingt-cinq fois, laissant reposer le malade chaque quatrième jour; on fait
boire dans la journée une tisane d'orge et de
réglisse; et s'il survenoit un peu trop d'irrita-

tion, on aurait recours au lait de poule par la bouche et en lavement.

Prenez demi-gros de sublimé corrosif, un gros de mercure doux, un gros de gomme ammoniaque, un gros de gomme de gayac, onze gros de séné, et tout autant de pyrèthre : le tout étant bien mélangé, on en forme une masse avec ce qu'il faut de sirop de nerprun, qu'on divise en pilules de six grains chaque. La dose est de deux ou quatre pilules le matin et le soir, pendant huit ou neuf jours de suite.

Pilules de Valériola.

335. Prenez de turbith végétal et d'hermodattes, de chacun deux drachmes; de racines de deux scrophulaires, une once; de racine de grande angélique, deux drachmes; de séné, une once ; de scammonée, quatre scrupules; avec le tout réduit en poudre, faites avec le sirop de roses pâles une masse de pilules, dont on donnera jusqu'à deux drachmes, incorporant dans chaque dose vingt grains de mercure doux.

2°. MÉTHODES PARTICULIÈRES.

Traitement par le mercure.

336. L'usage intérieur des eaux de Barèges, et les frictions mercurielles, font la base du traite-

ment qui a été recommandé par le célèbre Bordeu.

La méthode du docteur Akenside consiste à faire usage, dans le même temps, sans néanmoins combiner les remèdes ensemble, du muriate suroxigéné du mercure, de l'extrait de ciguë et du quinquina. Lorsqu'il y a des tumeurs articulaires scrophuleuses à traiter, ce praticien applique un vésicatoire sur l'articulation, donne tous les jours un ou deux grains de muriate de mercure doux (calomel), et fait boire une décoction amère, ou une décoction de quinquina.

Le traitement spécial de M. Charmeil roule uniquement sur l'usage de l'extrait de ciguë et du sulfure de mercure noir (1), ayant soin de placer de temps en temps un purgatif.

Enfin, MM. Bouvard, Portal et Salmade ont mis en usage un traitement anti-scrophuleux, dont le sirop mercuriel de Belet forme la base. Ce sirop est administré, dans ce traitement, à la dose d'une cuillerée à café, dans une cuillerée à bouche de sirop anti-scorbutique, qu'on délaye dans une tasse d'infusion de houblon et de saponaire. On réitère ce remède une ou deux fois en vingt-quatre heures, dans le temps qu'on attaque extérieurement les engorgemens glan-

---

(1) L'éthiops minéral.

duleux avec la pommade mercurielle, ou bien avec un liniment d'huile d'amandes douces ou d'alkali volatil.

Les modifications de ce traitement sont d'employer quelquefois un vomitif, et pour véhicule du sirop mercuriel, ou pour une solution de muriate suroxigéné de mercure qui le remplace; le suc des plantes anti-scorbutiques, la décoction de douce-amère, de saponaire, de scolopendre, de salsepareille et de sassafras, de quinquina, de gentiane; celle des racines de scrophulaire et de petit houx, etc. : les remèdes extérieurs consistant en vésicatoire, cautère, applications d'une dissolution de potasse, de muriate suroxigéné de mercure, à l'aide des compresses imbibées ; les sachets de muriate d'ammoniaque, avec les cendres de sarment et le camphre ; le cérat mercuriel, la pommade avec le muriate suroxigéné de mercure (vingt grains), l'extrait d'opium (dix grains), et la pommade mercurielle (une once), etc.

Traitement du docteur Lalouette.

537. Ce remède proposé par M. Lalouette pour la guérison radicale des scrophules, consiste en trois sortes de pilules, dont les unes sont résolutives, les autres laxatives et les dernières toniques.

Les pilules résolutives consistent en une préparation particulière que l'auteur a dévoilée dans le second volume de son Traité des scrophules, et qu'il nomme savon antimonial solaire : cette préparation est en effet un savon composé d'antimoine, de chaux, d'alkali fixe, d'un peu de dissolution d'or, d'huile d'amandes douces, le tout combiné selon les bons principes de la chimie ; il en doit résulter, suivant les proportions et les manipulations indiquées dans le procédé, un foie de soufre, lequel est un vrai savon de soufre, et du savon ordinaire à l'huile d'amandes douces, le tout animé par une portion de régule d'antimoine et d'or. On divise la masse de savon antimonial solaire en pilules de six grains, et l'on dose ce remède depuis trois grains jusqu'à six pour les enfans du premier âge ; depuis six jusqu'à douze grains pour ceux du second ; et par-delà cet âge, jusqu'à vingt-quatre grains, ayant soin de faire prendre par-dessus un peu de sel ammoniac, ou de combiner de temps en temps avec les pilules anti-scrophuleuses, une petite quantité d'alkali volatil concret, pour éviter la décomposition du savon antimonial solaire par les acides des premières voies.

La base des pilules laxatives est aussi le même savon antimonial solaire associé avec l'aloès succotrin ; mettant six gros de ce dernier sur une once et demie de la première substance , et divisant ce mélange exact en pilules du poids de six grains.

Enfin , les pilules toniques sont composées d'un savon alkalin à l'huile d'amandes douces et de foie de soufre, tenant en dissolution une certaine quantité de fer et de savon antimonial solaire ; pour les composer, on prend parties égales de ce savon, et de savon martial dont M. Lalouette donne la composition, on les mêle exactement, et on en forme des pilules du poids de six grains.

Traitement employé dans l'hospice de Vau-girard de Paris.

338. Ce traitement est intérieur et externe ; le premier, le plus important, consiste dans l'usage de quelque boisson appropriée, d'une teinture tonique, d'une teinture alkaline et de quelques pilules magistrales.

La boisson que l'on préfère est une décoction de gentiane, de roquette, de houblon, ou de feuilles de tussilage.

La teinture tonique est le résultat de la digestion, dans l'alcohol, d'une quantité de racine de gentiane et d'écorce d'orange.

La teinture alkaline qu'on appelle indifféremment, dans cet hospice, élixir anti - scrophuleux; teinture anti - scrophuleuse, n'est autre
chose que le produit de la digestion, dans l'alcohol, de la racine de gentiane, avec addition
de deux gros de carbonate d'ammoniaque, par
litre de teinture.

On donne ces teintures, la tonique et l'alkaline, depuis demi-once jusqu'à deux onces par
dose.

Les pilules fondantes sont préparées avec le
quinquina en poudre, l'oxide de mercure sulfuré noir, le muriate de mercure doux, l'extrait
d'aloès, et suffisante quantité de sirop de chicorée.

On prescrit aussi l'extrait de ciguë en pilules,
ou des pilules composées avec l'oxide noir de
fer et le savon médicinal.

On les administre à la dose de six, huit et
douze grains, et on insiste sur leur usage.

Dans le traitement externe entrent

1°. Des applications sur les parties malades
avec les pulpes de ciguë, de jusquiame et de mo-
relle fraîche.

2°. Des applications consistant, soit en des
emplâtres de ciguë et de savon, soit en un mélange de muriate d'ammoniaque et de carbonate
de soude.

5°.

3°. Enfin un digestif composé avec l'onguent de styrax, l'onguent mercuriel double, le cérat, la poudre de quinquina et le laudanum liquide.

339. Avant d'aller plus loin dans l'exposé du plan qui convient au traitement des scrophules, je dois chercher à décider, 1°. s'il est essentiel de seconder par des topiques les effets des remèdes anti-scrophuleux internes ; 2°. s'il convient d'exciter la suppuration, ou s'il faut faire tous ses efforts pour la détourner; 3°. s'il est utile ou dangereux d'extirper les tumeurs scrophuleuses; 4°. s'il est bon d'ouvrir les abcès scrophuleux, ou s'il faut laisser ce soin à la nature.

340. A ne juger de l'utilité des topiques que par l'empressement qu'ont eu les praticiens à en trouver d'efficaces et à les proposer comme tels, la solution de ce problême est bientôt donnée. En effet, rien de plus naturel que d'aider, par des applications extérieures, l'action des moyens administrés au-dedans, pour vaincre la plus tenace des maladies ; et quoique l'opération de ces topiques soit incertaine ou lente, on en retire néanmoins souvent assez de fruit pour engager à les recommander, mais avec des ménagemens et des précautions que je ne vois pas que les auteurs aient indiqués.

341. Les topiques réservés pour les scrophules,

Y

sont tous plus ou moins actifs , pénétrans et
chauds ; pour en juger, on n'a qu'à jeter un
coup d'œil sur les applications proposées par les
auteurs, qui successivement se sont occupés du
traitement des scrophules. Oribase propose la
chaux vive mêlée avec le miel; Dioscoride vante
la cendre de l'écorce de saule; Lotichius ap-
prouve un emplâtre fait avec le soufre, le cresson et la moutarde ; Amatus Lusitanus veut un
onguent composé avec l'encens , le mastic et le
poivre; l'onguent de Zacutus est fait avec la
racine de bryone , la térébenthine et la cire.
Faure et Lombard adoptent le savon dissous
dans l'eau de chaux ; Quarin loue , comme un
très-grand résolutif; un emplâtre dans lequel
entrent quatre parties d'emplâtre de gomme
ammoniac, et une partie d'emplâtre vésicatoire;
Pott emploie l'esprit de sel (1) térébenthiné ;
Plenk a donné son baume de vie externe, comme
Barbette son emplâtre de savon; M. Roux met
au-dessus des résolutifs communs un emplâtre
de son invention formé avec la gomme ammoniac, le sagapenum , le vinaigre et l'antimoine
cru; enfin les auteurs de médecine-pratique ou
les pharmacographes annoncent les grandes propriétés de l'ammoniaque liquide (2), de l'assa

(1) L'acide muriatique térébenthiné.
(2) Alcali volatil fluor.

fœtida, de l'acétate d'ammoniaque (1), du romarin pilé, de l'infusion de tabac, de la mumie minérale de Poterius, du suc caustique de l'anarcade, du suc de concombre sauvage, du suc de la racine de flambe de rivière, du suc des vésicules du chêne marin, de la racine fraîche pilée du pain de pourceau, ou de celle de bryone, de l'écorce de la racine de mandragore, des feuilles vertes de noyer, de celles d'aulne, de la fiente de pigeon, des emplâtres de ciguë, de belladona, du sulfate calcaire chaud, &c. &c.

542. Si, comme on ne sauroit en douter, ces topiques, pour la plupart, sont d'une nature âcre et stimulante, ils ne peuvent être employés qu'avec réserve, et seulement par intervalles destinés à l'application des émolliens, des adoucissans et même des résolutifs anodins, parce que la résolution des glandes engorgées ne pouvant marcher de pair avec l'activité du topique appliqué pour la déterminer, on risque d'irriter la tumeur, de l'enflammer, et même de déplacer désavantageusement la matière qu'elle renferme. En général, je crois qu'il faut régler l'emploi des remèdes externes fortement résolutifs, d'après les modifications qu'exige l'usage des fondans internes. Quelques praticiens sont parvenus à

---

(1) Esprit de Mindererus.

résoudre des tumeurs scrophuleuses, en donnant trois ou quatre fois par jour, sur les parties tuméfiées, une centaine de petits coups avec un morceau d'étoffe mouillée, et cette méthode a été vantée par Van-der-Haar.

343. A la tête des secours qui peuvent résoudre le plus complètement les tumeurs froides, ou seconder le plus efficacement l'action des remèdes internes, il faut sans contredit placer le fer rouge présenté à la tumeur plusieurs fois dans la journée l'espace d'un quart-d'heure ou d'une demi-heure, à une distance assez considérable pour que le malade n'éprouve pas une sensation trop désagréable. Ce remède, recommandé par le traducteur de la thérapeutique générale, publiée par M. Hecker, a effectivement eu les meilleurs effets. Cet auteur rapporte, pour le prouver, l'observation d'un marin de dix-huit ans, dont la face annonçoit évidemment la cachexie scrophuleuse, et qui portoit au côté gauche du cou, derrière l'angle de la mâchoire inférieure, deux tumeurs froides très-volumineuses et très-dures, qu'une suppuration de leur centre n'avoit pu fondre, et qui fut radicalement guéri après un usage constant et pendant plusieurs mois, du cautère objectif. Il est vrai que, durant le traitement, ce jeune homme prit une grande quantité d'eau de mer, boisson qui, sans doute,

contribua pour quelque chose à son rétablissement (1).

344. Quelque disposition qu'il faille faire pour décider la résolution des tumeurs scrophuleuses, il convient de surveiller les effets de cette résolution, principalement lorsqu'en même temps on néglige l'emploi des remèdes internes, parce qu'on a vu que la phthisie scrophuleuse est quelquefois la suite de l'application imprudente des topiques astringens sur les glandes du cou. Cet exemple, cité par M. Portal, n'est point équivoque.

Une demoiselle âgée d'environ dix-huit ans, et dont l'écoulement périodique n'avoit éprouvé aucun dérangement, avoit eu les glandes engorgées à diverses reprises, et sur-tout pendant les hivers des cinq années précédentes. Ses parens lui firent appliquer divers topiques astringens, entr'autres l'éponge brûlée et imbibée du vinaigre le plus fort, etc. ; et l'on négligea l'usage des remèdes intérieurs. Le volume des glandes du cou diminua ; mais dans peu la jeune demoiselle commença à maigrir, la toux se déclara, la respiration devint laborieuse, et la fièvre survint ; enfin la malade éprouva tous les

______

(1) *Thérapeutique chirurgicale*, pag. 208, note *.

Y 3

symptômes de la phthisie qui se termina d'une manière funeste (1).

345. Pour décider s'il convient d'exciter la suppuration ou de tâcher de la détourner, il n'y a qu'à voir si la destruction des tumeurs scrophuleuses par la suppuration, peut aider ou donner lieu à la désinfection de la lymphe par le vice scrophuleux; et s'il ne peut résulter aucun inconvénient des suites inévitables de cette suppuration. On ne peut pas supposer que cette suppuration influe beaucoup sur la dépuration de la lymphe, et l'on doit appréhender que l'accès de l'air dans les abcès ouverts, n'augmente l'absorption de la matière purulente et ichoreuse. On a vu plus d'une fois les glandes lymphatiques voisines des tumeurs scrophuleuses, s'engorger après que celles-ci étoient tombées en suppuration, et avoient été ouvertes; ce qui prouve que ces tumeurs successives étoient uniquement le produit de la matière purulente absorbée par les extrémités des vaisseaux lymphatiques coupés et béants dans le foyer du pus. Ces tumeurs successives, pour le dire ici en passant, n'exigent pas d'abord des topiques fondans, mais bien des émolliens et des

____

(1) *Observations sur la nature et le traitement de la phthisie pulmonaire*, pag. 66 et 67.

relâchans, parce qu'elles sont plus irritées et tuméfiées, quelquefois même enflammées, qu'engorgées.

346. Sur cet apperçu, on doit empêcher, s'il est possible, les tumeurs de suppurer (1), tant qu'il est raisonnable de penser que ces tumeurs n'en sont point encore susceptibles. Mais si, par le changement dans l'état et la couleur de ces tumeurs, on peut présumer qu'elles tendent inévitablement à une suppuration prochaine, pour lors il faut la hâter par les moyens convenables, parce que la fonte de ces tumeurs est relative à l'activité de la suppuration, et que la guérison est proportionnée à la promptitude avec laquelle les duretés se détruisent. C'est sur-tout lorsque la suppuration des tumeurs qui se fondent lentement et par parties, donne lieu à une petite ouverture, qu'il faut déterminer la maturité de ces tumeurs et presser la dissolution de la peau par le moyen d'épithèmes appropriés. En géné-

____

(1) M. le Tual pense qu'on doit toujours échouer contre les scrophules, si on ne détruit pas la glande malade par la suppuration; je ne le pense pas : M. le Tual suppose donc que les glandes engorgées contiennent le vice scrophuleux; ce qui ne me paroît pas exact. J'ai opéré la résolution des tumeurs scrophuleuses par des remèdes internes et externes, et beaucoup de praticiens peuvent en dire autant.

ral, il convient de pousser fortement la suppuration quand on traite des sujets foibles et des
complexions délicates.

347. L'état des tumeurs indique quelle est l'espèce de suppuratif qu'il faut mettre en usage. Si la
tumeur est un peu molle, suffisamment échauffée
et douloureuse, il suffira de la couvrir de quelque
suppuratif relâchant, tel que la pulpe des oignons
de lys et de racines de guimauve, les feuilles
de seneçon et de poirée, avec les onguens de la
mère ou d'althéa : un simple épithème fait de
fleur de farine et de jaune d'œuf, recommandé
par Underwood, est encore souvent préférable.

Si, au contraire, la tumeur ne peut suppurer
qu'avec peine et seulement dans quelques petites
parties, si elle est inégalement dure et indolente,
on aura recours aux maturatifs irritans, tel que
le cataplasme des racines de bryone, de pain de
pourceau et de concombre sauvage, des semences
de staphysaigre et de moutarde, où l'on ajoute
le miel, le vieux levain et les fientes de vache et
de pigeon. M. Hevin dit que le mélange d'oignons cuits sous la cendre, de savon noir, de
poix et d'onguent basilicum, est un maturatif
excellent pour ce genre de tumeurs ; et M. Underwood veut qu'on la traverse avec un séton, et
qu'on induise de temps en temps la mèche d'un
onguent stimulant. On peut se contenter encore

des topiques emplastiques, comme le diachylon gommé, bien ramolli et appliqué fort épais.

348. L'extirpation des tumeurs scrophuleuses a eu ses partisans. Marc-Aurèle Severini la pratiquoit. Sanctorius la recommande; et quelques praticiens, séduits par de pareilles autorités, ont osé y avoir recours. Cette pratique est au moins inutile, et elle est en général dangereuse, parce que le retranchement de ces tumeurs n'enlève rien à la maladie, et que le vice qui les a produites n'en est pour cela ni corrigé, ni détruit. M. de Bordeu a vu emporter de grosses glandes sous l'aisselle et aux mamelles, des testicules scrophuleux, des doigts des pieds, des mains et des jambes aussi scrophuleuses : toutes ces opérations, dit-il, avoient été faites avec adresse et selon les règles; cependant les malades moururent, et nous trouvâmes dans les cadavres des suppurations internes, des développemens de glandes scrophuleuses, qui nous semblèrent être la suite des manœuvres employées pour combattre les extérieures.

Ces malheureux événemens et ce que je viens de dire, doivent nous faire respecter les tumeurs scrophuleuses, et réserver leur extirpation pour ces cas rares, que le génie de l'observateur sait distinguer et traiter heureusement par une opération d'ailleurs infidèle. Le retran

chement des membres dont les solides sont ulcérés, et les os attaqués par la carie, n'est pas
même utile, puisque, par les observations de
M. Lecat, et celles de quelques autres praticiens judicieux, des membres entiers cariés ont
été conservés par un traitement méthodique.

349. On sait que la suppuration s'établit difficilement dans les ulcères scrophuleux; que le
pus est un des meilleurs consomptifs, et que le
contact de l'air nuit beaucoup aux ulcères, notamment aux ulcères scrophuleux : l'ouverture
des abcès scrophuleux n'est donc ni recomman-
dable, ni exempte d'inconvéniens, du moins
pour l'ordinaire ; aussi les chirurgiens expéri-
mentés ne la pratiquent point, ou ne s'y déterminent qu'avec une répugnance extrême. Cependant, dans les tempéramens foibles et les
sujets un peu épuisés, comme dans les abcès
dont le local n'est pas en très-mauvais état, cette
ouverture devient avantageuse, pourvu qu'on la
fasse petite, dans la partie la plus déclive, et
mieux encore qu'on cherche à vider l'abcès au
moyen d'un séton. Ce procédé est d'autant
plus utile, que par-là on garantit intérieurement l'ulcère du contact de l'air : point essentiel
auquel on ne fait pas toujours assez attention
dans le traitement des ulcères, et que l'irritation continuelle que cause le séton, aide la fonte

des duretés qui restent aux glandes, et beaucoup
plus qu'aucun cataplasme ordinaire. On sent que
c'est dans les hôpitaux où le séton doit l'emporter communément sur les incisions, pour vider
les abcès scrophuleux.

Une circonstance qui décide l'ouverture précoce des tumeurs scrophuleuses, est lorsque ces
tumeurs sont voisines des os ou de leurs articulations, parce que lorsqu'on veut attendre la
fluctuation, la carie des os est alors arrivée.
M. Vigaroux a senti cette vérité, qui est de la
plus grande importance pour les tumeurs scrophuleuses de cette espèce.

35o. Les tumeurs scrophuleuses ayant éludé
l'action des moyens employés pour les résoudre,
s'enflamment et finissent par suppurer. Le pus
acrimonieux qu'elles contiennent, se fait jour
par plusieurs petits trous, et ce n'est qu'après
une fonte plus considérable ou des progrès plus
rapides, que ces petites ouvertures se réunissent
et forment un ulcère plus ou moins étendu, et
d'une nature plus ou moins mauvaise.

Le traitement des ulcères scrophuleux est
long et difficile, parce que leur incarnation et
leur cicatrisation ne peuvent s'effectuer, tant
qu'il restera quelques duretés dans la glande.
Sous ce point de vue, les escarrotiques et les
suppuratifs les plus chauds, ont paru convenir

et mériter la préférence, tant qu'il y aura dans l'ulcère ces duretés, qui doivent tomber en fonte et qui font l'office d'un corps étranger. Lorsqu'on est parvenu à ce point, les simples digestifs et même les dessicatifs, terminent heureusement la cure.

351. Les auteurs de chirurgie qui ont le mieux considéré le traitement des ulcères scrophuleux, recommandent d'avoir recours aux escarrotiques.

M. Champeaux les propose avec confiance, lorsque l'inflammation est dissipée par quelques jours de pansemens avec les suppuratifs ordinaires, et lorsque la suppuration est peu abondante : recommandant, quel que soit l'onguent dont on se serve pour le fond de l'ulcère, de couvrir toute sa surface d'un digestif ou d'une toile d'araignée pour ramollir et dissiper les duretés qui accompagnent presque toujours le bord de ces ulcères. M. Camper nous dit avoir souvent retiré quelqu'utilité de l'application d'un emplâtre, dans lequel il entroit une partie d'oxide de mercure (1). Suivant quelques-uns, le sulfate d'alumine (2) brûlé, incorporé dans un onguent doux, réussit souvent à merveille;

____

(1) De précipité.
(2) L'alun calciné.

M. Selle vante l'oxide de mercure par l'acide nitrique (1), et même l'acide arsénieux (2) ; M. Geoffroy prétend que l'aimant arsénical (3) ouvre les scrophules, les mondifie, les ferme, sans qu'il soit nécessaire de se servir d'un autre onguent ; mais personne n'a fait un usage plus libéral des escarrotiques pour les ulcères scrophuleux que M. Underwood.

352. Selon ce chirurgien expérimenté, il faut remplir d'oxide de mercure l'ulcère scrophuleux ; et s'il y occasionne une escarre, ce qui n'arrive pas fréquemment, on y applique un épithème suppuratif, jusqu'à ce que cette escarre soit ôtée ; pour lors on réitère l'oxide. Le premier avantage qu'on en tire, dit l'auteur de cette méthode, est un prompt changement dans la matière que rend l'ulcère, tant pour la qualité que pour la quantité ; après avoir rendu, ou très-peu de matière, ou beaucoup de sanie corrosive, il jette une quantité modérée de pus louable, et l'ulcère paroît toujours net, excepté le cas où le topique occasionne l'escarre dont on a parlé. Ce n'est pas tout, on voit changer en

______

(1) Le précipité rouge.

(2) L'arsenic.

(3) Il est composé de sulfure d'antimoine, ou antimoine cru ; de soufre jaune et d'acide arsénieux ou arsenic cristallin.

peu de temps les parties contiguës de l'ulcère, l'enflure baisse; la peau ambiante, qui est rouge et enflammée, reprend sa couleur naturelle, et le changement avantageux de la plaie est on ne peut plus apparent.

Au reste, en conseillant l'usage journalier de l'oxide de mercure, M. Underwood entend la chose presque à la lettre, parce qu'il s'est convaincu que lorsqu'une partie de la glande a été détruite, on voit l'ulcère et la peau ambiante se contracter, comme si l'on avoit employé un astringent, et se rétrécir à vue d'œil. On mesure la quantité d'oxide à employer sur le temps que la tumeur a mis pour venir en suppuration, et sur ce qui reste à fondre des glandes tuméfiées. En général, plus la résolution est avancée, et moins on aura besoin de faire un grand usage d'oxide de mercure. Dans les cas de tumeurs considérables, il sera important de conserver une assez grande partie de la peau, pourvu que rien ne s'y oppose.

353. L'usage de l'oxide de mercure (1), dans le

----

(1) L'oxide de mercure, comme tous les oxides métalliques, agit spécifiquement dans les tumeurs scrophuleuses, s'il faut en croire M. le Tual. On peut voir son opinion développée dans ses réflexions sur la coagulation du lait et l'engorgement des glandes, insérées dans l'ancien *Journ. de Médec.*, tom. LX, pag. 32 et suiv.

traitement des ulcères scrophuleux, remplace une foule de pratiques ou inutiles, ou dange-reuses, ou effrayantes et cruelles, développées par les auteurs qui ont cherché à modifier ou raccourcir le traitement de ces maladies. Il est avéré que ces ulcères font de grands progrès sous les graisseux, auxquels les gens du peuple ont grande confiance. Les digestifs relâchans ou balsamiques, quoique animés de baume de Fioraventi, d'essence de térébenthine et de quin-quina, sont bons ; mais le traitement traîne en longueur. Le cautère actuel, dont on pourroit tirer parti dans quelques cas de chairs mollasses et blafardes, intimide les moins intrépides. Les détersifs un peu actifs, comme le mondificatif ou l'onguent de tabac, mêlés avec la pommade mercurielle et les consomptifs, tels que le baume verd, l'onguent brun, le baume d'aiguilles, &c. sont avantageux ; mais la guérison ne fait pas de progrès rapides. L'eau de chaux et les on-guens faits avec les fossiles dessicatifs, peuvent bien dessécher les ulcères et parvenir à les faire fermer ; mais ils se rouvrent bientôt, quand on n'a pas eu soin de détruire les callosités inté-rieures. Par la méthode des escarrotiques sage-ment dirigée, on n'éprouve pas ces inconvé-niens ; on abrége le temps nécessaire à la cure, et l'on n'obtient, après la consolidation, qu'une espèce de couture et un peu de rougeur sans cicatrice proprement dite.

354. On a appliqué au traitement du cancer, des escarrótiques plus ou moins mitigés, dont l'acide arsénieux fait la base : tels sont le re-mède du frère Côme contre l'ulcère chancreux du visage, la poudre de Rousselot (1) contre les cancers ouverts, etc. Ils peuvent remplacer les oxides de mercure.

355. On sent bien, quelle que soit la propriété des escarrotiques, que ces moyens seroient dange-reux dans les cas d'ulcères où il ne se trouve pas de duretés à consumer. Pour lors, on emploie, avec plus de succès, les topiques recommandés par les praticiens; tels sont l'eau alcaline de M. Faure, une solution très-saturée de camphre dans l'huile d'amandes douces, l'huile de troène qui est en grande vénération dans toute l'Alle-magne, une lessive de cendres de sarment, l'on-

---

(1) Elle est composée d'une once de sulfure de mer-cure, d'une demi-once de sang dragon et d'un demi-gros d'oxide d'arsenic, que l'on mêle avec de l'eau et du cérat, et dont on fait une espèce de pâte ou de bouillie. On en étend sur-toute la surface de l'ulcère. On reste vingt-quatre heures sans y toucher. Lorsque l'escarre occasionnée par l'application de ce remède est tombée, on panse avec de la charpie et de l'eau de guimauve miellée.

guent

guent de soufre de Ruland, une solution de tartrite de potasse antimonié, une décoction de
clématite, l'eau froide toute pure, l'onguent
de zinc oxidé (1), celui d'oxide de zinc sublimé, sur-tout les préparations de plomb,
parmi lesquelles la dissolution d'acétate de
plomb cristallisé (2) dans l'eau, le cérat de Gou-
lard et l'onguent de saturne, sont celles qui paroissent le mieux réussir ; le suc gastrique, le
suc de limon, sur-tout les feuilles de la petite
oseille, *oxalis acetosella*, employées en Angleterre avec un grand succès, les fumigations de
sulfure de mercure (3) suivant la méthode de
Rowlei, le diapalme, &c. &c.

356. C'est au praticien à discerner les cas qui
sont les plus favorables à tel genre de topique, à
les combiner, et à les remplacer les uns par les
autres à mesure que l'état des ulcères change,
et que la qualité prédominante des humeurs
influe, pour en déterminer le choix. Quand les
ulcères sont douloureux, on emploie les topiques
anodins, tels que l'emplâtre anodin de Decker,
celui de Wildegan, les emplâtres de belladona,
de ciguë, de galbanum avec safran et jus-

---

(1) Pierre calaminaire.
(2) Le sucre de saturne.
(3) Cinabre.

Z

-quiame, &c. On peut voir dans le Dispensaire de M. Reuss, la composition de ces emplâtres, auxquels on peut suppléer par l'opium si efficace entre les mains de MM. Hunter et Michaelis; du reste, il est communément inutile, et M. Bell en a fait sagement la remarque, de tenter la guérison des ulcères scrophuleux, tant que la diathèse morbide générale subsiste dans le système; il seroit même quelquefois dangereux d'y parvenir, parce que les ulcères étant desséchés dans un endroit, reparoissent très-communément dans quelque autre, et se portent avec autant de facilité sur les poumons ou sur quelque organe essentiel à la vie, que sur toute autre partie.

357. Comme les topiques sont très-avantageux dans la cure des tumeurs scrophuleuses, de même, dans le traitement des ulcères scrophuleux, les remèdes internes sont très-efficaces.

Sans doute ces remèdes doivent être choisis dans la classe de ceux qui conviennent aux périodes respectives des scrophules; cependant il existe ici une indication générale, qui est de soutenir plus fortement l'action tonique, et de diriger les humeurs vers la surface du corps. Aussi les purgatifs peuvent être placés rarement avec avantage; mais le quinquina, administré notamment en décoction aiguisée par l'alca.i pur ou caustique (1), devient de plus en plus nécessaire, de même que sont utiles les émétiques, l'usage de la salsepareille ou celui du houblon, le sulfure d'antimoine dans une décoction des bois ou de souci de vigne, la teinture antimoniale de Huxam, le tout secondé par les effets de l'électricité, des frictions, des vapeurs aromatiques, des cautères.

358. Si les ulcères se multiplioient, sembloient s'agrandir, ou jetoient une trop grande quantité de matière putride, outre les topiques convenables, tels que le suc de limon, la râpure de carotte jaune humectée avec la décoction des feuilles de ciguë, et lorsque le siége des ulcères le permet, les bains locaux ou des membres affectés, dans une décoction des bois sudorifiques, ou dans celle des feuilles de noyer, de grande ciguë, &c. il faudroit avoir recours aux anti-septiques fortifians, et généralement aux analeptiques et aux restaurans : parmi lesquels on peut placer la myrrhe dissoute dans l'eau de chaux, selon le procédé de M. White (2),

----

(1) On peut employer indifféremment la potasse, la soude ou l'ammoniaque ; terres alcalines ou réputées telles, et appelées alcalis purs ou caustiques.

(2) *A treatise on struma or scrofula*, pag. xiv de l'introduction.

Z 2

l'électuaire ou le café des glands de chêne (1),&

On a vu effectivement les atrophies scrophuleuses les plus menaçantes, disparoître après un
long usage de ce remède.

359. La carie scrophuleuse, cet ulcère des
parties dures, n'exige pas toûjours des moyens
différens de ceux qui ont été recommandés à
l'intérieur et à l'extérieur pour les tumeurs et
les ulcères scrophuleux ; cependant, comme la
carie est un obstacle à la cicatrisation de l'ulcère
des parties molles, qui l'accompagne toujours,
du moins quand la carie a fait certains progrès,
comme les caries scrophuleuses n'existent souvent que dans les extrémités et les parties spongieuses des os ; enfin, comme il convient souvent de déterminer l'exfoliation de toute la partie altérée de l'os, on doit alors traiter la carie
comme carie ; c'est-à-dire, se faire jour avec
l'instrument, jusqu'à la partie offensée, pour y
porter immédiatement les topiques qui peuvent
arrêter les progrès du mal et le terminer d'une
manière avantageuse.

360. Je ne m'arrêterai pas sur le traitement de la
carie scrophuleuse, qui ne diffère pas, au fond,
de celui de la carie ordinaire, et que tous les

____

(1) Voyez les ouvrages de M. Marck, la lettre de
M. Schroeder au docteur Baldinger, et l'*Année rurale.*

auteurs de chirurgie ont parfaitement détaillé.
Je remarquerai seulement que, comme l'exfoliation se fait en général assez promptement
dans les enfans, il ne faut pas se décider trop
légèrement à combattre directement la carie,
sur-tout lorsque les os attaqués sont spongieux
ou peu importans. Tous les praticiens ont vu,
après un laps de temps considérable, des exfoliations de grandes portions d'os cariés, se séparer naturellement, le gonflement se dissiper,
le fond de l'ulcère se déterger, et la guérison
suivre en peu de temps. Si quelque chose peut
accélérer ce grand effet, ce sont les bains ou les
cataplasmes composés avec les feuilles de noyer,
la garance, la sabine, le *calamus aromaticus*,
et autres doués d'une propriété semblable.

361. Les exercices forts et soutenus sont encore ici de la plus grande ressource, comme dans
les circonstances les plus ordinaires de la maladie scrophuleuse. Je me suis déjà expliqué sur
ce point, et j'ai notamment invoqué l'autorité
d'un bon praticien, de M. David, qui, voulant exposer les grands effets du mouvemen
dans la curation des maladies, n'a pas pu oublier les scrophules : genre d'affection morbide
dans laquelle il importe le plus d'avoir recours au mouvement, même lorsque les extrémités pelviennes ou inférieures sont attaquées

d'ulcères fistuleux avec carie. Mais, observe expressément M. David, il faut continuer ces moyens assez long-temps pour qu'ils puissent ramener la lymphe à la fluidité naturelle et la lui conserver (1).

362. Une ressource, cruelle sans doute, mais quelquefois nécessaire, est l'amputation de la partie désorganisée par une carie scrophuleuse. A la vérité, il ne faut pas trop se presser de retrancher les parties ainsi frappées par la maladie, parce que les scrophules sont peut-être l'affection morbide qui exclut le plus généralement ces cruels retranchemens. Mais il est des cas où le salut du malade, ou sa guérison même, demandent une opération salutaire. C'est sur-tout lorsque la carie est considérable, que le délabrement de la partie est porté bien loin, et que la partie malade est un foyer d'où s'absorbe continuellement une humeur âcre et putride qui va infecter tous les fluides, en déterminant la fièvre hectique et une colliquation effrayante.

____

(1) *Dissertation sur les effets du mouvement et du repos*, pag. 81, 82, et ci-devant pag. 255.

SECTION III.

Des maladies scrophuleuses secondaires et de leur traitement.

363. On a vu ailleurs, lorsque je rendois compte des effets multipliés du vice scrophuleux, que, en se jetant sur les glandes de l'œsophage, du poumon, du mésentère, ce vice donnoit naissance à la dysphagie, aux étisies et phthisies pulmonaire et mésentérique; que, en se fourvoyant du côté des yeux, des lèvres, des parties de la génération, de la peau, il occasionnoit l'ophtalmie, la cataracte (1), la gerçure des lèvres, la blennorragie, et des éruptions d'une mauvaise espèce; que, en attaquant le corps des vertèbres et les têtes des os longs, il produisoit la *vertebralitis* et les tumeurs appelées blanches; que, en s'associant avec d'autres vices particuliers, il formoit des complications plus ou moins défavorables; enfin, que, en se

____

(1) Quand la cataracte est causée par le vice scrophuleux, elle a presque toujours son siége dans la capsule du crystallin, et demande des secours internes, lors même que l'opération a été faite avec succès, afin d'éviter une cécité d'un nouveau genre ou d'autres accidens graves. Brunner, *de cataractá.*

Z 4

rencontrant avec des maladies aiguës, il en dé-
rangeoit la marche et les crises naturelles. Je
dirai quelque chose sur les nuances du traitement relatif à ces divers cas ; j'étendrai même
mes réflexions sur les modifications que ce traitement exige de la part de la seconde dentition,
de l'époque de la puberté et des crues fortes et
rapides. Ainsi, j'acheverai de réunir tout ce qui
concerne la cure des maux dérivés du vice scrophuleux, et les moyens de prévenir ou d'arrêter
le développement des maladies secondaires qui
en découlent.

364. On se flatteroit en vain d'aller au-devant
de ces maladies secondaires, avec des moyens
différens de ceux que j'ai dit être propres à prévenir les scrophules et à les guérir quand elles
sont une fois déclarées. En effet, que le vice scrophuleux attaque les glandes du dehors ou celles
du dedans, ce sont toujours des parties analogues
qui en sont le siége. Ainsi, en détruisant de bonne
heure le vice scrophuleux lui-même, on détruit,
dans sa source, cette foule de maux qui en dérivent ; mais quand l'engorgement des glandes
est une fois formé, il y a cette différence entre
les scrophules internes et les externes, que si
les dernières passent à la suppuration, sans un
inconvénient bien réel, celles du dedans ne sau-
roient subir le même sort, sans entraîner la

perte du malade : aussi les scrophules internes exigent en général un régime et une méthode tempérante et antiphlogistique, lorsque les fondans appliqués de bonne heure n'ont pu réussir à en opérer la résolution. J'ai déjà remarqué plusieurs fois, que lorsque les scrophules sont dans toute leur vigueur, il faut, pour éloigner le mal des viscères et pour s'opposer à ses ravages intérieurs, soutenir les forces vitales, diriger les mouvemens des liqueurs du centre à la surface, et opérer des diversions utiles en établissant des cautères.

365. La dysphagie, qu'on appelleroit beaucoup mieux œsophalgie (1), est une difficulté douloureuse de la déglutition sans gêne de la respiration : elle est quelquefois de nature scrophuleuse, et est, de toutes les maladies dépendantes du vice scrophuleux, une de celles qui exige le plus d'être traitée à bonne heure au moyen des remèdes indiqués dans la cure méthodique des scrophules. Les vomitifs et les fumigations de sulfure de mercure dirigées sur le cou, sont sur-tout avantageuses contre cette maladie.

_____

(1) Voyez mes *Fondemens de la Science méthodique des maladies*, tome II, page 405.

366. Le carcinome scrophuleux ne permet pas l'amputation.

367. L'étisie pulmonaire n'admet point l'usage du lait ni celui des pectoraux adoucissans ou vulnéraires. Il faut, pour là combattre et prévenir, la pulmonie (1) tonjours incurable quand elle est bien déclarée, insister long-temps sur les fondans soutenus par les toniques doux, ou par les délayans incisifs. Les eaux de Barèges combinées avec le mercure, produisent des effets salutaires dans cette maladie, si on a soin de faire précéder ces moyens par l'usage des demi-bains, dans quelques cas, par de petites saignées, par un cautère au bras, enfin, par l'équitation et même par la navigation. On peut encore employer efficacement les sucs des plantes chicoracées, seuls d'abord, et ensuite mêlés avec l'acétite de potasse, et à mesure que le besoin d'employer les apéritifs plus énergiques, devient plus urgent, on a les sucs de cresson et de beccabunga, le polygala en poudre, les préparations antimoniales, enfin le muriate suroxigéné de mercure, la digitale, la ciguë et le quinquina. Malheur aux étiques qui crachent du sang, et qu'on traite sur les indications tirées de la pneu-

(1) Voyez mon *Traité sur la Phthisie pulmonaire*, seconde édition. Paris, an XIII.

morragie (1) : ils succombent à une mort inévitable, parce qu'on n'a pas vu qu'il falloit attaquer l'effet presqu'indifférent du mal dans l'engorgement des glandes lymphatiques pulmonaires.

368. Parmi les remèdes qui viennent d'être indiqués pour combattre la phthisie pulmonaire scrophuleuse, la digitale mérite d'être distinguée, puisque l'autorité de plusieurs observateurs concourt pour établir ses vertus. Ce que dit le docteur Beddoes est remarquable; et il conste, des faits qu'il a eu occasion de vérifier, qu'on n'a pas de médicament plus énergique et d'un usage plus sûr. MM. Fowler et Drake ont, par leurs témoignages, donné du poids à cette assertion. La digitale réussit dans les hémorragies du poumon, quels que soient ses résultats dans la phthisie, contre laquelle elle a toutefois des succès considérables. M. Mossman, instruit des éloges donnés à la digitale par des observateurs non prévenus, ne laissa pas que de s'en servir d'abord avec une sorte de défiance et beaucoup de scepticisme. Le premier malade auquel il la donna mourut; mais ensuite il eut occasion de la faire prendre à un grand nombre d'individus, et les effets qu'il obtint, surpassèrent de beaucoup son attente; en un mot, il a fini par la regarder

____

(1) L'hémoptysie.

comme un spécifique dans les premières périodes de la phthisie, et par être persuadé que si on partage cette maladie en quatre degrés, on peut, au moyen de la digitale, guérir les trois premiers, et alléger de beaucoup les symptômes les plus fâcheux du quatrième.

Il seroit facile de multiplier les témoignages sans ajouter à l'importance des résultats. C'est une pratique commune en Angleterre de traiter la phthisie pulmonaire scrophuleuse avec la digitale, et nul remède n'a montré autant d'action que celui-là, contre cette redoutable maladie. Plus les malades ont une constitution forte, et plus ils courent de chances en faveur de la guérison. Ceux d'une constitution foible et délicate, les tempéramens radicalement énervés, tels que les nécessiteux, sont aussi les sujets chez lesquels ce remède réussit le moins; et s'il n'y a pas erreur ou un mal-entendu dans la dénomination de la maladie, il y a de quoi être étonné des succès que l'on a obtenus avec la digitale.

369. En effet, et il résulte d'un mémoire du docteur Magennis, médecin de l'hôpital R. N. de Plymouth, que soixante-douze phthisies commençantes ou confirmées ont été traitées par ce végétal. Vingt-cinq de ces malades attaqués d'ulcération aux poumons, ont été guéris, ainsi que quinze qui en étoient à la période qui précède

l'ulcération. Outre cela, treize dans un degré peu avancé d'ulcération ont été laissés considérablement soulagés, ainsi que neuf qui en étoient à une période moins fâcheuse. Dans dix cas, le remède a manqué de succès, mais il a apporté un soulagement considérable dans plusieurs de ces cas. Chez quelques individus, il n'a été employé que de dix jours à trois semaines. Chez d'autres la guérison sembloit presque assurée, mais on a jugé qu'elle avoit été prévenue par l'exposition au froid, de manière que l'on est à-peu-près autorisé à supposer qu'à l'aide des moyens auxiliaires et des soins subséquens, presque tous les malades auroient été guéris de la phthisie.

L'instant le plus favorable pour faire prendre la digitale dans cette maladie, est à-peu-près une demi-heure avant le retour accoutumé du paroxisme fébrile, et plus particulièrement avant l'exacerbation du soir. On réussit quelquefois par ce moyen à prévenir ou à modérer considérablement l'accès de fièvre hectique, ce qui est extrêmement important. Néanmoins quelques-uns ont fait un précepte d'en supprimer l'usage après cinq heures du soir, parce que c'est à cette époque que le retour du paroxisme ou de l'exacerbation fébrile se déclare, que la digestion en seroit troublée et l'estomac dérangé : que la

toux et la difficulté de respirer en résulteroient,
rendroient la nuit mauvaise et affoibliroient le
sujet (1).

370. Les obstructions des viscères du bas-ventre, compliquées d'épanchement et d'ascite, sont
avantageusement combattues , entr'autres secours appliqués méthodiquement, par les scilli-
tiques, par la digitale, par les pilules toniques
de Bacher, suivies des substances mercurielles
salines, des martiaux, etc. Le sulfure de mercure noir antimonié (2) a été particulièrement
vanté par M. Selle dans ces circonstances, et
le muriate suroxigéné de mercure a rendu quelquefois des services importans. Mais c'est le
plus souvent par la voie des lavemens qu'il faut
introduire ces remèdes ou tels autres jugés convenables. Kaempf a introduit cette méthode
des lavemens viscéraux, et on ne sauroit nier
qu'elle ne soit très-efficace.

371. L'ophtalmie, qui est occasionnée par le
vice scrophuleux, est opiniâtre et réfractaire aux
méthodes ordinaires ; les vomitifs sont moins
utiles pour la combattre, que les purgatifs réitérés. Mais pour abréger la cure, il faut avoir

_____

(1) *Essai sur les propriétés médicinales de la digitale
pourprée*, pag. 7 - 51 , etc.
(2) L'éthiops antimonial.

recours au muriate suroxigéné de mercure, administré au-dedans, mieux encore au muriate
de mercure doux , donné suivant la méthode de
M. Clare ; et extérieurement à l'oxide de mercure
blanc (1), uni à la tuthie préparée, au bol d'Ar-
ménie et au camphre, le tout incorporé dans
suffisante quantité de beurre récent ou de sain-
doux, pour former une pommade, dont on introduit une petite quantité dans l'œil deux ou trois
fois par jour. Ware recommande l'onguent ci-
trin , pour frotter le bord de la paupière après
une expérience réitérée (2). Des fomentations,
faites avec les feuilles de jusquiame, et les fleurs
de mauve bouillies dans du lait , auxquelles on
ajoute quelques gouttes d'acétite de plomb ou de
la très-bonne eau de Cologne , sont encore un
excellent topique dans les ophtalmies scrophuleuses.

372. Le vice scrophuleux, en se jetant par métastase sur le sac lacrymal, cause quelquefois la
fistule lacrymale, que M. Richter, qui l'a souvent
observée, a combattue heureusement avec les
égouts artificiels, le mercure, la ciguë, l'antimoine, le quinquina et le topique froid. Je ferai

____

(1) Précipité blanc.

(2) Wallis vante la teinture thébaïque et l'*aqua sa-
phirica* : ancien *Journal de Médecine*, tome LXXIII.,
pag. 934 - 5.

observer que la fistule lacrymale étant produite par le vice scrophuleux, est, dès le commencement, dans son deuxième degré, parce que les humeurs viciées ont pour siége les points glanduleux de la membrane interne du sac lacrymal qui, en ce cas, sont toujours dans un état inflammatoire, et sécrètent une mucosité purulente. Le sac lacrymal est toujours plus ou moins rouge et douloureux ; la matière qu'on exprime et qui sort par les points lacrymaux, est plus ou moins purulente et d'une couleur non naturelle : l'humeur renfermée dans le sac lacrymal, peut être expulsée par la narine, en faisant la compression d'une manière convenable.

373. La gerçure des lèvres demande la pommade mercurielle bien faite, qu'on mêle avec une quantité arbitraire de pommade de limaçon récente, ou de roob de noix de la pharmacopée de Wirtemberg.

374. La blennorragie scrophuleuse, bien loin d'exiger les délayans et les rafraîchissans, comme la syphilitique, ne veut être combattue que par les dépuratifs, et sur-tout par les sudorifiques. Aussi ordonne-t-on alors avec avantage l'extrait de salse pareille, l'infusion de la râpure de sassafras, etc.

375. Enfin les éruptions cutanées produites par le vice scrophuleux, si difficiles quelquefois

à bien reconnoître, outre le traitement qui convient à la blennorragie, sont très-avantageusement traitées par les tablettes antimoniales de Kunkel, les fumigations de sulfure de mercure et l'infusion de scabieuse pour boisson ordinaire. J'ai déjà (§. 314) rappelé les vertus éminentes du sassafras dans les maladies cutanées scrophuleuses.

376. La *vertebralitis*, ou comme M. Pott l'a appelée, la paralysie ou l'impotence des extrémités inférieures, qui reconnoît pour cause un vice de la moelle épinière, se guérit par une méthode simple, qui achève de confirmer l'éminente propriété des cautères dans le traitement des maladies scrophuleuses. Il s'agit de pratiquer à chaque côté du siége du mal indiqué par le gonflement et la courbure au moyen du caustique, une ouverture très-grande et ovalaire dont on entretient l'écoulement pendant très-long-temps, à la faveur d'une petite quantité de poudre de garou, d'euphorbe ou de cantharides qu'on répand dans le fond de l'ulcère tous les deux ou trois jours, pour réveiller et exciter la suppuration, autant peut-être que pour donner lieu à l'absorption des particules actives des cantharides qui, suivant M. Goubelly, portent une action déterminée sur la vessie, sur la matrice et sur les glandes lymphatiques du cou.

A a

Pour réussir complètement, il faut avoir recours de bonne heure à ce moyen curatif, placer les cautères directement à côté des os malades qui forment la courbure, et entretenir par-là une abondante décharge, jusqu'à ce que le malade ait recouvré sa santé et ses membres. Mais la méthode de M. Pott, en guérissant la paralysie des extrémités inférieures, causée par un dérangement dans les vertèbres, ne porte point remède à la distorsion de l'épine du dos; M. Sheldrake a complété cette méthode, en inventant un instrument pour remédier à la distorsion de la colonne épinière, préférable à ceux de MM. le Vacher et Jones. En combinant ces deux formes de traitement, on peut avoir des succès complets.

377. L'efficacité des cautères dans la maladie précédente, forme une présomption très-forte en faveur du même secours employé contre les articulations (1) scrophuleuses, qui, parvenues à un certain point, résistent à tous les efforts de

____

(1) Il ne faut pas confondre les articulations scrophuleuses, par exemple, avec la tumeur articulaire du coude, occasionnée par le déplacement de l'extrémité supérieure du rayon. Ce cas a été profondément discuté dans une dissertation qui a été l'objet d'un acte public aux écoles de Chirurgie de Paris en 1787 : *Dissertatio anatomico-chirurgica de radii superioris extremitatis dimotione,* etc. etc.

l'art, et rendent une opération dangereuse absolument nécessaire. On a obtenu encore de très-bons effets des frictions mercurielles faites le long de la jambe, d'un large vésicatoire ou d'un emplâtre de styrax, avec le soufre sublimé(1) appliqué autour de l'articulation malade, des embrocations faites sur la tumeur elle-même avec une solution de colophane dans l'alcohol, et mieux encore avec l'ammoniaque; et ces secours réussissent d'autant plus vite, que la tumeur du coude ou du genou est occasionnée par l'engorgement du réseau lymphatique qui se trouve autour de ces articulations : du reste, la guérison de ces maladies est accélérée par l'usage des vomitifs, suivant l'expérience de plusieurs praticiens très-célèbres. Mais pour peu que la tumeur résiste et paroisse vouloir s'abcéder, M. Withe (2) conseille, fondé sur une heureuse observation, de ne pas se fier à la nature, mais de faire de bonne heure à la tumeur, avec la pointe d'une lancette, une petite ouverture qui permette l'écoulement de la matière ramassée, après quoi d'y injecter avec une petite seringue une solution de myrrhe, appliquant extérieurement le cérat de savon, et entourant la tumeur d'un bandage convenable.

_____

(1) La fleur de soufre.

(2) *A treatise on struma or scrofula*, pag. 95 - 97.

378. Le goître (1) est une autre forme de scrophules qui demande peut-être des remèdes particuliers ; car l'expérience semble avoir démontré que la méthode générale de son traitement
exige autant de modifications qu'il y a de formes
de la maladie.

Quoi qu'il en soit, ceux qui ont traité le goître avec le plus de succès, se réunissent à con-
seiller l'usage intérieur de l'éponge calcinée,
soutenue par les amers. L'éponge brûlée paroît
agir en stimulant le système lymphatique, et en
augmentant particulièrement l'action des vaisseaux absorbans. Ses effets tiennent probablement à la combinaison des substances alcalines,
calcaires et empyreumatiques qui en sont les
parties constituantes : et tel qui réprouve ce remède de la matière médicale, n'a pas été à portée
d'en étudier l'action. Le fameux arcane, qui se
débitoit à Cowentry, n'étoit autre chose que
l'éponge calcinée, alliée, selon quelques-uns, au
liége et à la pierre ponce brûlée, qu'on donnoit
après la pleine lune, ayant fait précéder un
émétique et un purgatif, et qu'on répétoit plusieurs jours de suite jusqu'à deux ou trois fois,
suivant en cela le cours de la lune. Tous les sep-

____

(1) Voyez mes *Fondemens de la Science méthodique
des Maladies*, tome II, page 246.

tièmes jours de l'usage du remède, on plaçoit une poudre composée avec la fleur de camomille, la racine de gentiane et les sommités de petite centaurée. La poudre contre les goîtres de la pharmacopée de Wirtemberg, est formée de l'éponge brûlée, de sulfate de potasse (1), de la racine de dompte-venin et de la cannelle, qu'on donne en poudre avec du sucre, ou qu'on réduit en électuaire avec du sirop. M. Quarin s'est beaucoup loué de l'éponge brûlée avec l'éleo-sacharum d'anis : peut-être que les coquilles d'œufs calcinées, réduites en poudre délayée dans du vin, seroient suivies du même succès, s'il faut en croire M. Dapeyron de Cheyssiol. Du reste, les étuves sont très-utiles dans le traitement de cette maladie, ainsi que s'en est convaincu M. de Brieude, et l'onguent suivant a été fort recommandé dans un livre allemand sur le véritable usage de l'extrait de saturne : Prenez acétate de plomb en liqueur (2), trois onces; huile de térébenthine, une once ; axonge de lièvre, une once et demie; pétrole, demi-gros; mêlez dans un mortier de marbre.

379. Si la maladie qu'on traite est formée par la complication des vices scrophuleux et syphilitique, le mercure sagement dirigé devient le

---

(1) *Arcanum duplicatum*, tartre vitriolé, etc.
(2) Extrait de saturne.

secours le plus efficace, parce que ce minéral attaque avec beaucoup d'avantage la maladie syphilitique, tandis qu'il n'est pas sans vertu pour affoiblir et détruire le vice scrophuleux. Les faits les moins équivoques, et les guérisons opérées avec le mercure en Espagne et en Italie, où les scrophules sont souvent confondues avec la syphilis, nous ont souvent attesté l'efficacité des mercuriaux administrés dans la première période de la maladie, seule époque où les effets du remède sont innocens et victorieux. Les sudorifiques sont également utiles, et l'on a eu à se louer du gayac, de la salsepareille, administrés en poudre ou en extrait, plutôt qu'en décoction; les dépuratifs, notamment la saponaire, le bois de putiet, l'*astragala monspeliensis* et l'extrait de ciguë, peuvent être placés avec fruit; et d'après les vertus anti-syphilitiques qu'on attribue à l'opium, il se pourroit que ce remède fût de quelque ressource dans les cas qui tiennent des scrophules et de la syphilis.

380. Le vice rachitique, joint au scrophuleux, n'exige pas de grandes modifications dans le traitement; on peut néanmoins donner les préparations de fer avec moins de timidité, et employer l'eau froide en topique sur les ulcères. Cette application renouvelée quand les linges se sèchent, est très-avantageuse.

381. Mais les scrophules entées sur le scorbut, n'exigent, ni des dépuratifs efficaces, ni des fondans trop actifs. Les mercuriaux sont des moyens dangereux. On peut tirer parti du gaz acide carbonique qu'on obtient, en donnant en même temps le carbonate de potasse et l'acide sulfurique, l'un et l'autre suffisamment étendus d'eau, et administrés séparément, mais tout de suite. Les balsamiques, comme la térébenthine cuite, le baume du Pérou, celui de Tolu, les anti-scorbutiques, et de préférence les astringens, tels que la noix de galle, les cônes de cyprès, sont très-convenables. Le soufre combiné avec le quinquina forme encore un remède héroïque, et quand le vice scorbutique paroît céder aux moyens que l'on met en usage pour le détruire, il faut encore être très - circonspect dans l'administration des remèdes anti-scrophuleux, faire choix de ceux dont l'activité fondante est la moins tumultueuse, et contre-balancer leurs vertus par l'usage simultané du lait, ou d'une nourriture végétale. Les savons acides méritent d'être préférés contre les scrophules qui sont plus ou moins dénaturées par le vice scorbutique.

382. Quand les vices dartreux et scrophuleux se combinent ensemble, on se sert avec fruit de la méthode sudorifique. Cependant, très-rare-

ment on peut se dispenser, après avoir insisté
sur les dépuratifs et les diaphorétiques connus,
d'attaquer les éruptions dartreuses avec l'oxide
de mercure blanc incorporé dans une pommade
adoucissante. C'est le topique qui m'a toujours
le mieux réussi, et qui m'a servi pour terminer
les maladies cutanées les plus rebelles.

383. De quelque nature que soit la maladie
chronique qui se rencontre avec les scrophules,
si les méthodes qui doivent les combattre séparément ne sont point inaliénables, il faut les combiner et faire ainsi marcher de pair la guérison
des maladies compliquées : sinon, on doit toujours se souvenir que les scrophules venant avec
une dégénération muqueuse des liqueurs, et un
affoiblissement considérable dans le systême
des forces, il faut toujours travailler, tant qu'il
n'y a pas de contre-indication, à combattre ces
deux états par l'usage soutenu des remèdes toniques. Ainsi, M. Sims a vu le quinquina singulièrement utile dans le rhumatisme dont
étoient attaquées des constitutions scrophuleuses : sur ce principe, il est peu de maladie aiguë,
si on excepte la *fièvre pituiteuse* de Sarcone,
la fièvre muqueuse de Rœderer et Vagler, et la
variole, qui croisent réellement la marche des
scrophules ; au contraire, la fièvre qui les accompagne, les mouvemens organiques auxquels

celle-ci donne lieu, sont plus profitables que
nuisibles aux scrophuleux ; mais , comme dans
les affections chroniques, il faut encore, ou
soutenir constamment, ou exciter les forces de
la vie, et employer à cet effet, soit les vésicatoires, soit les substances salines les plus propres à
remplir les indications difficiles de ces maladies
composées.

384. En attribuant aux maladies scrophuleuses
un défaut d'énergie vitale, joint à la dépravation
muqueuse des liqueurs, je ne dois pas exclure
l'irritation nerveuse des complications plus ou
moins communes des scrophules. Cette irritation se rencontre, pour l'ordinaire, à l'époque
de la seconde dentition, dans le temps des crúes;
et pendant la puberté. Aussi, quelque utile qu'il
soit de saisir ces momens d'éveil des forces vitales, si l'on peut parler ainsi, pour hâter la
guérison des malades par l'administration des
remèdes actifs, on est cependant forcé pour lors
d'être avare de ces moyens, de les mitiger , et
d'affoiblir l'action nerveuse par un usage méthodique des délayans, et même des anti-spasmodiques. C'est alors que dans le choix des fondans réputés nécessaires, on use de l'extrait de
jusquiame, de la douce-amère ; et que la saignée
par les sangsues peut être suivie de bons effets :
l'opium même réussit.

385. Quand les révolutions de la puberté viennent modifier l'action du tissu cellulaire et du
système lymphatique, en développant celle du
système artériel qui la contrebalance, l'emploi
des substances trop énergiques seroit souvent déplacé et pernicieux, si le pouvoir nerveux, trop
excité, n'étoit avantageusement réprimé par
tout ce qui peut le réduire à de justes bornes.
Sans doute, c'est lorsque les scrophuleux sont
parvenus à la puberté, que leurs maux doivent
être presque rangés, comme le veut M. Jaubert,
dans la classe de ceux qui sont du ressort de la
médecine expectante; c'est-à-dire, qu'à cette
époque il faut beaucoup compter sur les mouvemens et les ressources des forces vitales, et se
souvenir que toutes les fois que l'irritation du
genre nerveux a lieu, cette irritation contre-in-
dique toute méthode active, et change pernicieusement l'effet des remèdes irritans. Mais ce
que la puberté et cette irritation ne condamnent
point, c'est, pendant ces époques, de frapper
vivement l'imagination par ces pratiques d'ap-
pareil, dans le fond très-puériles, et qui ont besoin de l'activité que la constitution reçoit de la
puberté, pour justifier les éloges qu'on a pu
leur donner. Ces pratiques sont le toucher des
rois, l'application de la main d'un mort (1), ou

____

(1) Voyez *Anecdotes de médecine*, pag. 129.

de celle qui a étouffé une taupe (1), et autres semblables.

CONCLUSION.

JE m'étois imposé la tâche, en commençant ces recherches, de publier tout ce que je connoissois d'important sur la nature et sur les effets du vice scrophuleux.

Pour saisir dans toutes ses nuances les effets de ce vice et donner un tableau des désordres dont il est la cause immédiate, j'ai exposé, en premier lieu, ce que c'est que la constitution scrophuleuse ($. 6.), à quels signes on peut la reconnoître ($. 7 à 12.); et quoiqu'il ne fût pas d'abord entré dans mon plan de toucher à la théorie d'un sujet dont je ne voulois donner que des notions cliniques, entraîné comme malgré moi, j'ai jeté quelques apperçus sur le siége du vice scrophuleux ($. 12.), sur la nature de son acrimonie ($. 13 à 15.), et même sur ses élémens ($. 16 à 31.), ce qui m'a conduit à considérer si les scrophules sont héréditaires ($. 32.), si elles sont contagieuses ($. 35.), et si le vice scrophuleux influe sur l'organisation, même

---

(1) Voyez Geoffroy, *Matière médicale*, tom. vi, pag. 341.

quels sont les effets et les signes de cette influence (§. 37 à 43.).

On a vu (§. 12.) que les glandes et les vaisseaux lymphatiques sont le siége ordinaire et
naturel du vice scrophuleux ; je devois en conséquence suivre les effets de ce vice sur les différens ordres des glandes, afin de montrer quels
en sont les vrais résultats, et quelles sont les
maladies secondaires dont l'engorgement des
glandes des diverses parties est la cause. Ce
point a été suffisamment discuté dans les §. 44
à 77. Mais ce vice porte quelquefois sa principale action (§. 78. 79.) sur d'autres parties, et
(§. 80 à 107.) il résulte des faits suffisamment
vérifiés, que des maladies très - dissemblables
proviennent d'une origine commune, et cela,
en raison des organes attaqués par une seule
cause. J'ai décrit avec soin les affections dépendantes du vice scrophuleux ; et lorsque j'ai cru
qu'on pourroit les confondre avec les maladies
qui découlent d'une autre source, j'ai tâché de
les faire connoître. Du reste, j'ai considéré ce
vice, tantôt comme stationnaire, tantôt comme
porté par une métastase sur différentes parties
(§. 108.), tantôt enfin comme associé avec d'autres virus, et après avoir rappelé (§. 109.) les
désordres vérifiés par l'ouverture des cadavres,
j'ai suivi (§. 110 à 138.) les effets de ces com-

plications toujours plus ou moins fâcheuses.

Parmi les causes qui excitent le vice scrophuleux, les unes (§. 139 à 178.) paroissent plus
propres à le développer; les autres (§. 179 à
196.) à en favoriser les progrès : je me suis
étendu sur cette partie, parce qu'elle est importante, parce qu'elle forme un des points principaux de la matière que je desirais d'éclaircir.
Tous ces détails m'ont conduit à traiter de la
métastase (§. 197 à 201.) et des crises (§. 202 à
208.) du vice scrophuleux, enfin à exposer en
général le pronostic (§. 209 à 218.) des maladies qu'il occasionne.

La partie historique, critique et pathologique de mon travail étant complète, autant qu'il
étoit en mon pouvoir de le faire, j'ai dû passer
à la thérapeutique des scrophules. Dans cette
partie, j'ai traité de la méthode préservative
(§. 219 et 221 à 259.), de la cure radicale des
maux procurés par le vice scrophuleux (§. 260 à
359.), et par conséquent des moyens de prévenir
les maladies auxquelles ce vice dispose, enfin du
traitement des maladies secondaires (§. 363 à
379.) Sans doute il y a des soins particuliers à
prendre dans le traitement des scrophules, lorsque le mal est dans toute sa vigueur, pour l'éloigner des viscères, et pour s'opposer à ses ravages intérieurs, desquels dépendent les affections

secondaires qui peuvent en être la suite. En m'expliquant sur ce sujet, j'ai montré (§. 511.), quand l'occasion s'est présentée, qu'un bon régime, que les cautères, que les évacuans, que les sudorifiques, remplissoient très-bien cette indication décisive.

J'ai lu les meilleurs auteurs qui ont écrit sur les scrophules, et nourri de leurs observations, je les ai comparées aux miennes, pour pouvoir les rectifier ou les confirmer ; de manière que sans avoir détaillé un grand nombre de cas, appuyé sur les faits et l'expérience, j'ai donné les résultats d'une longue pratique, mûrie par la réflexion et étendue par les vues qu'elle suggère.

FIN.

TABLE DES MATIÈRES

TRAITÉES DANS CET OUVRAGE.